Übungsbuch EEG bei Kindern und Jugendlichen

Gerhard Kurlemann • Hubertus Kursawe

Übungsbuch EEG bei Kindern und Jugendlichen

Atlas mit 370 Beispielen

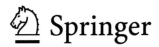 Springer

Gerhard Kurlemann
Münster, Deutschland

Hubertus Kursawe
Berlin, Deutschland

ISBN 978-3-662-62748-8   ISBN 978-3-662-62749-5   (eBook)
https://doi.org/10.1007/978-3-662-62749-5

Die Deutsche Nationalbibliothek verzeichnet diese Publikation in der Deutschen Nationalbibliografie; detaillierte bibliografische Daten sind im Internet über http://dnb.d-nb.de abrufbar.

Fotonachweis Cover: © Viacheslav Iakobchuk/stock.adobe.com, (Symbolbild mit Fotomodellen)
Umschlaggestaltung: deblik Berlin

Springer ist ein Imprint der eingetragenen Gesellschaft Springer-Verlag GmbH, DE und ist ein Teil von Springer Nature.
Die Anschrift der Gesellschaft ist: Heidelberger Platz 3, 14197 Berlin, Germany

Geleitwort

Trotz diagnostischer Fortschritte auf dem Gebiet zentralnervöser Erkrankungen ist das Elektroenzephalogramm nach wie vor eine unerlässliche Untersuchungsmethode zur Abklärung von epileptischen Anfällen, unklaren Bewegungsmustern, die gerade im Kindesalter immer wieder zur Verdachtsdiagnose Epilepsie führen, und unklaren Bewusstseinsstörungen. Das EEG ist eine nicht schmerzhafte, nicht belastende, beliebig oft wiederhohlbare Untersuchung mit einem hohen diagnostischen Wert in der Hand des in der Interpretation Geübten. Bisherige Publikationen bzw. EEG-Bücher haben vordergründig das EEG des Kindes-bzw. Erwachsenenalters im Blickfeld. Die Autoren, selbst ausgewiesene Experten, wollen anhand typischer EEG-Kurven sowohl Neuropädiatern als auch Neurologen ein wichtiges, praxisnahes Nachschlagewerk in die Hand geben. Ein besonderes Augenmerk wurde in einem eigenen Kapitel den richtungsweisenden EEG-Mustern des EEGs im Kindesalter gewidmet, die eine Blickdiagnose nicht nur für die Epilepsie, sondern auch für andere, nur im Kindesalter auftretende neurologische Krankheitsbilder, ermöglichen.

Ich wünsche diesem EEG-Übungsbuch eine weite Verbreitung, damit Fehlinterpretationen mit den damit verbundenen unnötigen therapeutischen Maßnahmen und sozialen Restriktionen vermieden werden.

Universitätsprofessor (em)., langjähriger Leiter der Abteilung Neuropädiatrie und des EEG-Labor der Kinderklinik des Universitätsklinikum Carl Gustav Carus Dresden Dresden, Deutschland Januar 2021

Horst Todt

Vorwort

Der vorliegende Atlas ist ein Praxis- und Übungsbuch und soll dem klinisch tätigen Arzt und der neurophysiologischen Funktionsassistentin dazu dienen, die in der Weiterbildung erworbenen Kenntnisse zum EEG zu vertiefen und selbst zu überprüfen. Es entstand aus der langen Tradition der Berliner und Potsdamer EEG-Seminare sowie vieler pädiatrischer EEG-Seminare der beiden Autoren. Die Sammlung enthält ein breites Kurvenmaterial in einer thematischen Reihenfolge vom normalen bis zum pathologischen EEG mit dem im Titel genannten Schwerpunkt. Eine Vollständigkeit wird allerdings nicht näherungsweise erreicht, da es ja vorrangig als Übungsbuch zur Einführung in die klinische Elektroenzephalografie des Kindes- und Jugendalters und jungen Erwachsenenalters gedacht ist. So sind bei zwei Autoren und Kurven aus vier Laboren Überschneidungen und im Einzelfall sogar Doppelungen nicht zu vermeiden – sie sind hingegen ausdrücklich erwünscht, um die „EEG-Handschrift" der Interpreten erkennen zu lassen und die Flexibilität in der Auswertung zu schulen.

Auf methodische, physiologische und pathophysiologische Grundlagen wurde bewusst verzichtet. Der EEG-Sammlung wurden lediglich die wesentlichen Begrifflichkeiten in einem Kapitel über Definitionen von Graphoelementen und Mustern des EEG vorangestellt, die bei den Kurzbefunden unter den Abbildungen verwendet wurden. Im Anhang finden sich dann EEG-Epochen, an denen der Leser seine eigenen Fähigkeiten anhand eines Kurvenquiz überprüfen kann.

Nicht alle Kurven wurden nach dem 10:20-System von Jasper abgeleitet, besonders bei den Kurven des Kindesalters. Es ist heute noch vieler Orts üblich, mit einem reduzierten Elektrodensystem das EEG abzuleiten, insbesondere bei Früh- und Neugeborenen, das eine bipolare Längsreihenableitung auch in diesem frühen Lebensalter bei kleinen Köpfen ermöglicht. Mit einem reduzierten Elektrodensatz werden iktuale Muster mit einer Sensitivität von 96,8 % und einer Spezifität von 100 %, sowie Veränderungen der altersabhängigen Grundaktivität/Hintergrundaktivität mit einer Sensitivität von 87 % und einer Spezifität von 80 % erfasst. Für diese Altersklasse wird die elektroenzephalografische Überwachung in fast allen Kinderkliniken mit dem aEEG durchgeführt mit nur begrenztem Aussagewert. Das EEG mit einem erweiterten Elektrodensatz ist dem aEEG in der Aussagekraft deutlich überlegen. Auch bei reduzierten Elektroden werden i. d. R. auch bipolare Längsreihen abgeleitet. Wenn die Montage nicht besonders vermerkt wurde, handelt es sich um bipolare zentrale alternierende Längsreihen. Einzelne Beispiele bei fokalen Epilepsien wurden unter zusätzlicher Ableitung mit den tiefen Temporalelektroden T1 und T2 erstellt, die vom EEG-Computer oft als Pg1 und Pg2 gekennzeichnet wurden. Die Frequenzfilterung erfolgte bei einem Großteil der EEG abweichend vom üblichen Verfahren mit einer oberen Grenzfrequenz von 30 Hz, was nur in Einzelfällen extra vermerkt ist. Wichtige Veränderungen der Empfindlichkeit wurden extra erwähnt und sind bei einem Großteil der Kurven an dem an der linken unteren Ecke des Blattes verstärkt gedruckten Balken erkennbar (100 µV). Wenn von der „Routineableitung" abgewichen wurde, ist es bei dem jeweiligen Beispiel erwähnt. Die Zeiteinteilung der Kinder-EEGs ist an den senkrechten Linien erkennbar, der Abstand zwischen den Markierungen entspricht jeweils 1 Sekunde, besondere Abweichungen sind erwähnt.

Das Buch basiert auf dem 2018 erstmalig im Springer-Verlag erschienenen „Übungsbuch Klinisches EEG", aus dem auch einige das Kindes- und Jugendalter betreffende Beispiele übernommen wurden. Da dieses Buch eine überwiegende Zustimmung der Kollegen in der EEG-Ausbildung gefunden hatte, wurde das Konzept beibehalten und nicht wesentlich verändert. Allerdings wurden alle Kapitel und speziell die Teile, die Neu- und Frühgeborene und das weitere Kindes- und Jugendalter betreffen, neu konzipiert. Die durch den Springer-Verlag möglich gewordene Erweiterung mit knapp 370 EEG-Kurven betrifft vor allem die neuen Kapitel zu Epilepsien, wo eine Einteilung in interiktuale und iktuale EEG-Befunde versucht wurde und in Kapitel 12 besondere EEG-Muster ausführlich demonstriert werden. Auch werden die Variabilität und diagnostische Ausdruckskraft des EEG nach epileptischen Anfällen paradigmatisch gezeigt. Ergänzend sind im Kapitel über diffuse und lokalisierte Funktionsstörungen einige für den klinischen Neuropädiater und -psychiater wichtige Fallbeispiele zu Enzephalitiden und medikamentösen Einflüssen bis zur Narkose enthalten.

Unser großer Dank gilt in erster Linie unseren Mitarbeiterinnen in den Laboren. Für die Ableitung aus Potsdam waren die EEG-Assistentinnen Frau Busch und Frau Johl, der wir auch für die ausgezeichnete Auf- und Nacharbeitung danken, verantwortlich; in der Universitäts-Kinderklinik Münster waren es besonders Frau J. Böcker und I. Schmittgall; in der Kinderklinik des Bonifatius Hospital Lingen Frau P. Horn. Unser besonderer Dank gilt auch Frau Dr. Lerche und Frau Conrad vom Springer-Verlag für die Anregungen bei der Erstellung und Verwirklichung dieses von uns für die weitere EEG-Ausbildung angestrebten Projekts.

Wir wünschen uns insbesondere von unseren Seminarteilnehmern eine rege Diskussion und Hinweise zu möglichen Verbesserungen.

Gerd Kurlemann
Münster

Hubertus K. Kursawe
Berlin, Januar 2021

Inhaltsverzeichnis

Über die Autoren

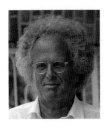

Prof. Dr. med. Gerd Kurlemann

Bis 2018 war er seit über 20 Jahren Leiter des Bereiches Neuropädiatrie der Univ. Kinderklinik Münster, aktuell ist er Mitarbeiter der Kinderklinik am Bonifatius Hospital Lingen mit einer neuropädiatrisch-epileptologischen Sprechstunde. Er beschäftigt sich seit vielen Jahren mit der EEG-Diagnostik im Kindesalter, mit einem besonderen Schwerpunkt der Mustererkennung im kindlichen EEG für viele syndromale Erkrankungen; er hat die Leitlinie zum Fieberkrampf erstellt. Das vorliegende Buch entstand u. a. auch aus seinen zahlreichen epileptologischen Aktivitäten im Rahmen von neuropädiatrisch-epileptologischen Fortbildungen. Seit 2019 ist er Ehrenmitglied der Deutschen Gesellschaft für Epileptologie.

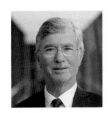

Prof. Dr. med. Hubertus K. Kursawe

Geb. 1944 im ehemaligen Bückgen Land Brandenburg. Studium der Philosophie und Theologie in Erfurt mit Abschluss „Philosophicum". Nachfolgend Medizinstudium an der Humboldt-Universität (Charité-Universitätsmedizin) in Berlin und Facharztweiterbildung zum Facharzt für Neurologie und Psychiatrie in Brandenburg/Havel. Nach Zwischenstationen von 1987 bis 1991 Leiter der Abteilung für klinische Neurophysiologie der Nervenklinik der Charité mit Spezialisierung in Epileptologie und Elektroenzephalografie. Von 1994 bis 2009 Chefarzt der Klinik für Neurologie des Alexianer St.Josefs-Krankenhauses Potsdam und ab 2001 apl. Prof. der Universität Potsdam. Seit 30 Jahren Leitung von EEG-Ausbildungen im deutschsprachigen Raum und international in der spanischsprachigen Welt.

Definitionen von Graphoelementen des EEG

© Springer-Verlag GmbH Deutschland, ein Teil von Springer Nature 2021
G. Kurlemann, H. Kursawe, *Übungsbuch EEG bei Kindern und Jugendlichen*,
https://doi.org/10.1007/978-3-662-62749-5_1

1

aEEG   Amplitudenintegriertes EEG

Abflachung (= Kurvendepression)   Fokale oder allgemeine begrenzte Abnahme der Amplituden der dominanten Frequenz, aber auch Wechsel zum Beispiel von α- auf β-Aktivität, die in der Regel amplitudengeringer als die α-Aktivität ist.

Amplitudenverlust   Abnahme der Amplitude bis zum Nulllinienbefund. Am aussagekräftigsten bei wiederholten seriellen Ableitungen für die Beurteilung seltener Stoffwechselerkrankungen.

Aktivierung   Örtlich oder zeitlich begrenzte Zunahme einer schon vorhandenen Aktivität.

α-Aktivität   Aktivität im Frequenzbereich von 8–12/s (bis 13/s), zum Beispiel im Wachzustand der okzipitale α-Rhythmus oder die zentrale μ-Aktivität, im Schlafzustand die α-Tätigkeit bei den Arousal-Reaktionen.

α-Grundrhythmus   Vorherrschen von α-Aktivität über den posterioren Anteilen der Konvexität und über den hinteren Temporallappenregionen.

α-Koma   Unscharfer Begriff bei tief komatösen Patienten mit einer α-Tätigkeit im EEG, die während der gesamten Ableitdauer monoton und meistens mit niedriger Amplitude diffus verteilt registriert wird; meist keine Reaktion auf Schmerzreize. Hinweis auf pontine Läsion und schwere diffuse Hirnschädigung.

„Anteriorisierte" α-Aktivität   Bei zunehmender Vigilanzminderung und Zerfall der okzipitalen α-Aktivität Herausbildung einer α-Tätigkeit mit frontalem Amplitudenmaximum und einer Frequenz im unteren α-Bereich. Wiederkehren eines ähnlichen α-Rhythmus in den Arousal-Reaktionen im Schlaf.

Arousal-Reaktion   Enzephalografisch definiert durch das plötzliche Auftreten einer frontozentral betonten α-Aktivität, die in der Regel durch einen K-Komplex eingeleitet wird. Häufig ist damit ein abrupter Übergang von einem tieferen in ein leichteres Stadium des Non-REM-Schlafes oder in den Wachzustand mit der Möglichkeit des endgültigen Erwachens verbunden.

Benigne epileptiforme Transienten des Schlafs (BETS)   Auch „small sharp spike" (SSS). Kleine, steile, häufig (20–25 %) im leichten Schlaf (Schlafstadium 1–2) auftretende temporal gelegene mono- und biphasische Einzelpotenziale, die keine Beziehung zur Epilepsie besitzen.

Berger-Reaktion (= On-off-Effekt)   Prompte und normalerweise vollständige Blockade des α-Grundrhythmus bei visuellen Reizen durch Augenöffnen (On-Effekt). Die α-Tätigkeit wird durch eine amplitudengeringere höherfrequente Hirnrindentätigkeit aus dem β-Bereich abgelöst. Nach Lidschluss tritt der zuvor blockierte α-Grundrhythmus wieder auf und zeigt eine kurze Aktivierung mit Amplitudenzunahme und oft auch passagerer Steigerung der Frequenz der α-Wellen.

β-Aktivität   Alle Wellen im Frequenzbereich über 13 Hz. β-Wellen sind die eigentliche lokale Spontanaktivität der Hirnrinde unter der Vigilanzbedingung „hellwach/konzentriert".

„Bilateral independent periodic discharges" (BiPLEDs) Bilateral unabhängige PLEDs, die auf eine schwerwiegendere Prognose hinweisen als PLEDs.

Bipolare Ableitung Potenzialdifferenzen werden zwischen 2 hirnnahen Ableitpunkten registriert. Prinzipiell sind alle Ableitungen zwischen 2 Elektroden „bipolar" und geben die Differenz zwischen den beiden Elektroden wieder. Sogenannte „unipolare" Ableitungen sind solche einer „aktiven" Elektrode gegen einen elektrotechnisch zusammengefassten Mittelwert aus allen anderen Elektroden (s. Referenzableitung).

Bispike-wave-Komplexe (= Doppel-Spike-wave-Komplex) Komplex aus 2 „spikes" und einer langsamen Welle.

BNS-Syndrom Blitz-Nick-Salaam-Syndrom altersabhängiges epileptisches Enzephalopathiesyndrom. BNS im deutschsprachigen Raum, angloamerikanisch auch West-Syndrom oder infantile spasms

„Breach rhythm" (= lokale abnorme Aktivierung) Präzentral bis frontal gelegene unregelmäßige β-Tätigkeit oder amplitudenbetonte Mischaktivität aus α- und β-Wellen als Residualbefund nach einem Knochen- und Duradefekt. Die Abgrenzung gegen lokale epileptische Erregbarkeitssteigerungen ist in Einzelfällen problematisch.

„Burst suppression" Sehr flache Abschnitte unter 5 μV, die mit Ausbrüchen („bursts") von Spitzen und/oder steilen Wellen und/oder polymorphen Komplexen abwechseln.

Delta-Brushes „ripples of prematurity": 0,3–1,5/s Deltawellen (25–250 μV), die im aufsteigenden Teil der Welle überlagert sind von spindelförmigen, nieder-bis mittelamplitudigen (10–25 μV) raschen Frequenzen. Sie können zentral und okzipital lokalisiert sein. Delta-Brushes treten ab der 28. SSW auf, sie sind in der 31. und 32. SSW im REM-Schlaf betont ausgeprägt und ab der 33.SSW häufiger im nREM als im REM-Schlaf zu finden. Ab der 35. SSW abnehmend und im Verlaufe der Hirnreifung dann immer seltener nachweisbar, etwa bis zu 44.SSW. sollten sie später noch mal nachweisbar sein, kommt diesem Nachweis keine Pathologie zu. Delta-Brushes sind ein Normalbefund.

δ-Wellen EEG-Aktivität mit einer Frequenz von weniger als 4 Hz.

δ-Wellen der Jugend (= „δ of youth" oder „δ de jeunesse") Monomorphe hohe 3–4/s-Wellen parietookzipital mit Ausbreitung nach okzipitotemporal, die meist bilateral synchron, aber auch asymmetrisch und wechselnd seitenbetont vorkommen können.

δ-Schlaf (= „slow waves sleep") Nach den Kriterien von Rechtschaffen und Kales sind δ-Wellen von 2 Hz oder langsamer und 75 μV oder höher das bestimmende Merkmal.

Desynchronisation Elektroenzephalografische Beschreibung für die Verschiebung von einer synchronen, meist langsamen Aktivität zu einer amplitudengeringeren und schnelleren Aktivität.

Einzelblitze bei NCL   spezifischer Befund für die spätinfantile neuronale Zeroidlipofuszinose Jansky-Bielschowsky. Bei Fotostimulation mit der langsamen Frequenz 1–2/Sek Lichtreizen isolierte Spikes variabler Amplitude, okzipital betont, aber auch generalisiert

Epilepsietypische Potenziale (ETP)   Pathologische Wellenformen im EEG, die bei epileptischen Erkrankungen beobachtet werden und folgende Kriterien erfüllen:

- Das ETP besteht aus einer steilen Welle, die klar aus der Grundaktivität herausragt und diese unterbricht.
- Die steile Welle ist in der Regel von einer trägen Nachschwankung gefolgt.
- Die elektrische Feldverteilung ist logisch, d. h. vereinbar mit einem zerebralen Generator, der fokal oder generalisiert aktiv ist.

Fotosensibilität   Unscharf definierter Begriff, der eine Überempfindlichkeit des Gehirns gegenüber Lichtreizen mit Auftreten von epilepsietypischen EEG-Veränderungen (fotoparoxysmale Reaktion), epileptischen Anfällen (Reflexanfälle) oder Myoklonien bezeichnet.

Fotostimulation   Ansteigende Blitzserien, intermittierend für jeweils 8–10 s, anschließend eventuell gleichmäßig die Reizfrequenz verlangsamend oder beschleunigend für die Dauer von mindestens 2 min. Die Fotostimulation kann verschiedene normale und abnorme Effekte im EEG auslösen, wie eine Änderung der normalen Grundaktivität durch Vigilanzmodifikation, rhythmische Folgereaktionen, verschiedene Ausprägungen der Fotosensibilität und fotomyoklone Reaktionen.

Fotomyoklone Reaktionen (= fotomyogene Reaktion)   Unspezifisches Phänomen auf der Basis eines gesteigerten physiologischen Reflexes, der über den Hirnstamm geschaltet wird. Im EEG in den frontalen Ableitungen Muskelspitzen, die mit feinen Myoklonien der periorbikulären Muskulatur verknüpft sind. Die Latenz ist an den Lichtreiz gebunden. Das Phänomen endet mit der Fotostimulation.

Fotoparoxysmale Reaktion   Pathologische Reaktion des EEG bei der Fotostimulation, die durch „polyspikes" bzw. Spike-wave-Komplexe gekennzeichnet ist, die von okzipitalen, stimulationssynchronen „spikes" bis zu generalisierter epilepsietypischer Aktivität reichen, welche die Stimulation überdauern können. Nur generalisierte (Poly-)Spike-wave-Komplexe sind eindeutig mit Epilepsie assoziiert, insbesondere dann, wenn sie nicht spontan sistieren und/oder die Stimulation überdauern. Wenn darüber hinaus ein epileptischer Anfall ausgelöst wurde, benutzte man früher die Bezeichnung fotokonvulsive Reaktion.

Fotoparoxysmale Reaktion nach Waltz   Grad 1: okzipitale spikes; Grad 2: parietookzipitale spikes gefolgt von biphasischen slow waves; Grad 3: parietookzipitale spikes gefolgt von biphasischen slow waves mit Ausbreitung nach frontal; Grad 4: generalisierte Spike-Waves und Polyspike-Waves

Fotokonvulsive Reaktion   Fotoparoxysmen in der beschriebenen Weise, die einen generalisierten epileptischen Anfall auslösen.

Frontale intermittierende rhythmische δ-Aktivität (FIRDA) Frontale, meist in kurzen Gruppen und besonders monomorph auftretende δ-Wellen um 2,5/s mit sinusförmiger Konfiguration. Typisch ist die prompte Blockade durch Augenöffnen. Korrelation besteht zu größeren oder tiefer liegenden Hemisphärenprozessen und stärkerem perifokalem Ödem (Begriff wird von Zschocke und Hansen (2011) eng begrenzt als Ausdruck eines umschriebenen Hemisphärenprozesses oft einseitig oder seitenbetont angewandt, spricht aber für eine funktionelle Auswirkung dieses Prozesses auch auf die Mittellinienstrukturen). Der rhythmische Charakter gilt als allgemeiner Hinweis auf eine sogenannte projizierte δ-Aktivität.

Frontale scharfe Transienten des Früh -und Neugeborenen nachweisbar ab der 33. SSW; sie zeigen ab der 35. SSW die charakteristische biphasische Konfiguration. Sie können uni- oder bilateral auftreten mit Amplituden bis zu 200 μV. Ab der 38. SSW sind sie bilateral frontal im NonREM-Schlaf zu finden. Ab der 8. Lebenswoche sind sie nicht mehr nachweisbar. Cave: unreife Komplexe mit polyphasischen Komponenten finden sich selten bereits in der 27.–31. SSW.

Funktionsstörung, diffuse Verlangsamung der Grundaktivität ab 8/s (≈ „leichte" Funktionsstörung) bis in den ϑ- (≈ „mäßige" Funktionsstörung) und δ-Bereich (≈ „schwere" Funktionsstörung). Diffuse Funktionsstörungen sind kontinuierliche generalisierte Verlangsamungen, die unabhängig vom Alter immer als abnorm oder pathologisch beurteilt werden. Es gibt aber keine strenge Korrelation zwischen dem Grad der Frequenzverlangsamung und der Schwere der diffusen zerebralen Funktionsstörung. Ausgenommen von dieser Korrelation sind auch jegliche Vigilanzminderungen bis zum Schlaf, etwaige medikamentöse Einflüsse und besondere EEG-Veränderungen im Koma, bei denen zum Beispiel der Befund eines α-Komas eine „schwere" Hirnschädigung anzeigen würde.

Funktionsstörung, regionale oder lokale (= „Herd" oder „Herdstörung") Lokalisierte Veränderungen, die immer pathologisch beurteilt werden. Dabei kann es sich um eine unregelmäßige lokalisierte Tätigkeit, eine örtlich begrenzte Abnahme der Amplituden einer schon vorhandenen Aktivität oder um eine örtlich begrenzte Zunahme der Amplituden einer schon vorhandenen Aktivität handeln (z. B. α- oder β-Aktivierung). Der Begriff fokal wird in der Epileptologie für interiktuale und iktuale epilepsietypische Entladungen benutzt, die mit invasiven Elektroden abgeleitet werden und sich auf eine oder 2 Elektroden beschränken. Bei der Ableitung mit Skalp-Elektroden wird in der Epileptologie der Begriff regional als die höchst mögliche Lokalisationsstufe bezeichnet.

Grundaktivität, normale Grundaktivität oder Grundtätigkeit ist jede mehr oder weniger kontinuierliche EEG-Aktivität einer bestimmten Hirnregion, von der sich normale und abnorme generalisierte und regionale EEG-Wellen abheben. Normale Grundaktivität ist die bei der Mehrzahl gleichaltriger gesunder Probanden im wachen Ruhestand über bestimmten Hirnregionen zu beobachtende dominierende EEG-Tätigkeit.

Grundaktivität, abnorme Generalisierte, kontinuierliche Veränderungen der Grundtätigkeit, die bei der Mehrzahl gesunder Menschen unter Berücksichtigung der physiologischen Parameter wie Alter und Schlaf nicht vorkommen. Es handelt sich dabei um Veränderungen, die per se keinen Krankheitswert besitzen.

1

Grundaktivität, unregelmäßige oder irreguläre Erweiterung des Frequenzbereichs mit so unregelmäßigen Mischverhältnissen, dass eine dominante Aktivität nicht erkennbar ist. Grenzbereich zur diffusen Funktionsstörung.

Grundaktivität, instabile Schwankungen der Frequenz der dominanten Aktivität innerhalb eines begrenzten Bereichs.

Grundrhythmus Regelmäßige EEG-Tätigkeit über den hinteren Schädelregionen (siehe α-Grundrhythmus).

Grundrhythmusvariante – Theta-Grundrhythmusvariante langsame Grundaktivität überwiegend 4/s mit einer Streubreite von 3–5/s, deren Generierung offensichtlich genetisch determiniert ist, weshalb es sich lohnt, Eltern und Geschwister abzuleiten. Die 4/s-Aktivität werden durch Augenöffnen sofort blockiert und unter Fotostimulation anhaltend supprimiert; nach Augenschluss treten typischer Weise kurzfristig eine α-Aktivität auf, die dann in die Thetaaktivität wechselt; i. d. R. wird die α-Aktivität halbiert, daher auch subharmonische Thetaaktivität. Kein pathologischer Befund.

Grundrhythmusvariante – β-Grundrhythmusvariante bei okzipitaler Lokalisation bei gesunden Kindern kann die β-Aktivität als eine Variante der jeweils altersphysiologischen Grundaktivität nachweisbar sein. Frequenz vorwiegend zwischen 14–18/s. Wie der α-Rhythmus reagiert der β-Grundrhythmus auf visuelle Reize, in dem sie durch Augenöffnen prompt blockiert wird. Die Variante des schnellen α-Grundrhythmus kommt durch Verschmelzungseffekte aus β- und α-Wellen zustande.

Hyperventilation Überatmung mit geschlossenen Augen für 3 min unter Beibehaltung der eingangs gewählten Montage. Bewertet werden kontinuierliche und intermittierende Verlangsamungen (siehe dort) und Unregelmäßigkeiten bis zu generalisierten δ-Wellen hoher Amplitude als definitionsgemäß abnorme Phänomene. Eine generalisierte unregelmäßige langsame Tätigkeit kann noch bis zu 90 s nach Hyperventilation auftreten und erfordert eine besondere Bewertung. Pathologisch sind deutlich seitendifferente Hyperventilationsveränderungen und epilepsietypische Potenziale.

Hypnagoge ϑ-Wellen Frontal betont auftretende, relativ frequenzstabile ϑ-Aktivität von 6–7/s-Wellen als Ausdruck der Ermüdung im beginnenden Schlafstadium 1.

Hypsarrhythmie EEG-Muster mit kontinuierlicher Folge unregelmäßig hoher, langsamer Deltawellen (250–300 µV) – sowohl symmetrisch als auch asymmetrisch und interhemisphärischer Synchronie mit multiregionalem Spitzenpotenzialen-Spikes oder Sharp Waves. Das EEG-Bild wirkt dabei chaotisch mit, eine Hypsarrhythmie tritt nie als rhythmisches und gut organisiertes Muster auf. Hemihypsarrhythmie: einseitiges Muster des oben beschriebenen EEG-Musters.

Intermittierende rhythmische δ-Aktivität (IRDA) Intermittierendes Auftreten von kurzen Gruppen monomorpher und rhythmisierter δ-Wellen einer Frequenz von 2–3/s, meist als Projektion von tiefer liegenden und ausgedehnten Prozessen einer Hemisphäre mit Beeinträchtigung der Hirnstrukturen der Mittellinie, insbesondere in der Umgebung des dritten Ventrikels oder des Aquädukts (s. auch FIRDA).

Intermittierende Verlangsamung   Intermittierende irreguläre, eher rhythmische Unterbrechung der Grundaktivität von langsamen Wellen, soweit dies nicht durch Ermüdung bedingt ist. Eine intermittierende Verlangsamung kann generalisiert oder regional bzw. lateralisiert auftreten, wobei Letzteres für eine gleichseitige Hirnfunktionsstörung spricht, was allerdings nicht für infratentorielle Prozesse zutrifft. Die intermittierende Verlangsamung ist unspezifisch und kann auch andere unterschiedliche Ursachen haben (z. B. Medikamente, frühkindlicher Hirnschaden, Migräne). Seltener ist sie Ausdruck vorausgegangener epilepsietypischer Veränderungen, wie zum Beispiel beim postiktualen Syndrom oder als Intervallbefund bei generalisierter idiopathischer Epilepsie.

Komplex   Koppelung von 2 oder mehr Wellen verschiedener Systeme, zum Beispiel eines erregenden und eines hemmenden, oder Wiederauftreten mit einer annähernd gleichen Form, die sich von der Grundaktivität abhebt (siehe auch K-Komplex).

K-Komplex   Besteht aus einer kleinen schärferen negativen Komponente (Erregung) mit zentralem Maximum und einer langsamen amplitudenhohen negativ-positiven Nachschwankung (Hemmung) mit einem frontalen Maximum. Die Bezeichnung rührt von der akustischen („knock") Auslösbarkeit her. Häufig Auslaufen des Komplexes in einer spindelartigen 12–15/s-Überlagerung. K-Komplexe treten spontan und durch Reize induziert im Schlafstadium 2 auf.

λ-Wellen   Steil akzentuierte Potenziale der Okzipitalregion, die bei offenen Augen im Zusammenhang mit sakkadischen Augenbewegungen auftreten. Ableitung stets bilateral, wenn auch oftmals asymmetrisch. Korrelation zur aufmerksamen Betrachtung einfacher Bildmuster.

Langsame α-Variante (5–6/s)   Dabei handelt es sich um okzipitale Frequenzen um 5–6/s, die in einem festen Frequenzverhältnis von 1:2 zu den ebenfalls vorhandenen α-Wellen stehen und gut an den durch Überlagerung entstandenen Potenzialformen („Einkerbungen") erkennbar sind.

Lateralisiert   Seitenbetonter Beginn oder seitenbetonte Ausprägung einer bilateralen Veränderung.

µ-Rhythmus   Zentroparietaler Rhythmus im α-Frequenzbereich mit arkadenförmiger Potenzialform und häufig einseitigem oder links-rechts-alternierendem Auftreten. Keine Beeinflussung durch visuelle Reize. Unterdrückbarkeit durch Aktivierung der motorischen Hirnregion, zum Beispiel durch kontralaterale Daumenbewegung.

Midline spikes   Midline spikes sind epilepsietypische Potenziale der Mittellinie. Isolierte Mittellinienspitzen sind bei Kleinkindern häufiger als bei Jugendlichen. Midline Spikes können im Schlaf aktiviert werden, aber auch nur im Schlaf auftreten. Sie können in Clustern auftreten. Bei Nachweis ohne klinischen Befund in der Regel nicht pathologisch.

Multifokal   Mehr als 2 asynchron auftretende Herde über einer oder beiden Hemisphären (in der Epileptologie ausschließlich benutzt für interiktuale Entladungen bei mehr als 3 unabhängigen Foci, diagnostiziert mit invasiven Elektroden).

1

Non-REM-Schlaf   Schlafstadien 1–4 entsprechend der Definition von Rechtschaffen und Kales.

Okzipitale intermittierende rhythmisierte δ-Aktivität (OIRDA)   Okzipital betont projizierte δ-Wellen bei Kindern, wie bei FIRDA und IRDA beschrieben.

Paroxysmus   EEG-Tätigkeit, die sich durch ihre Form und Amplitude von der Grundaktivität deutlich abhebt, plötzlich auftritt und endet und zumeist nur flüchtig besteht. Beschreibung nach Häufigkeit, zeitlicher Abfolge, Form, Amplitude, Frequenz und Topografie notwendig (Benutzung üblicherweise bei epilepsietypischen Potenzialen).

Pathologische EEG-Veränderungen   Gewisse Veränderungen der Grundaktivität, regionale Verlangsamungen und epilepsietypische Potenziale, bei denen nach empirischen Kriterien sicher ein krankhafter Zustand des Gehirns besteht.

„Periodic lateralised epileptiform discharges" (PLEDs)   Auch periodisch lateralisierte epileptiforme Komplexe (PLK) genannt. Besondere Form von Graphoelementen, die im Regelfall auf eine Hemisphäre begrenzt, fokal betont, längere Zeit quasi periodisch auftreten und die mit epileptischen Erregbarkeitssteigerungen verknüpft sind, selbst jedoch nicht unbedingt epileptischen Phänomenen entsprechen müssen. Meist Komplexe bi- oder triphasischer Potenziale mit langsamer Nachschwankung und wechselnder Ausbreitung innerhalb der betroffenen Hemisphäre sowie geringer Projektion in die kontralaterale Hirnhälfte. Häufig als Ausdruck eines akut umschriebenen Prozesses bei multimorbiden Patienten, meist mit fokalen Anfällen oder Status verbunden. In seltenen Fällen treten sie als BiPLEDs („bilateral independent periodic discharges") auch unabhängig über beiden Hemisphären auf.

Periodisch   Gruppen oder Komplexe treten in relativ gleichen Zeitabständen für einen definierten Zeitraum wiederholt auf.

Phasenumkehr   Besonderes Produkt der bipolaren Reihenableitungen zur besseren Identifizierung von regionalen Funktionsstörungen. Manifestation der Phasenumkehr in 2 Formen:
- Eine **enge Phasenumkehr** entsteht, wenn die Elektrode, die der Aktivität am nahesten liegt, in der Reihenschaltung einmal in den B- und in der Schaltung dahinter in den A-Eingang des Verstärkers eingeht, also F3/C3, C3/P3.
- Bei ausgedehnter regionaler Funktionsstörung, die mehr als 2 Elektroden betrifft, führt die gegenseitige Verschaltung von 2 benachbarten Elektroden im Herd selbst zu einer Potenzialunterdrückung, weil in beide Verstärkereingänge praktisch das gleiche Potenzial einfließt, d. h. beide Elektroden auf einer Iso- oder **Äquipotenziallinie** liegen. Die benachbarten herdferneren Elektroden bilden in der bipolaren Längsreihe Potenzialdifferenzen zueinander in Gegenphase ab (**weite Phasenumkehr**).

Phasisch   Damit verbinden sich 4 Unterbegriffe:
- **monophasisch** – das Potenzial geht nur nach negativ oder positiv und kehrt anschließend wieder zur Grundlinie zurück
- **biphasisch** – das Potenzial geht primär nach negativ (bzw. positiv), sekundär nach positiv (bzw. negativ) und kehrt dann wieder zur Grundlinie zurück

- **triphasisch** – das Potenzial geht primär nach negativ (positiv), sekundär nach positiv (negativ), tertiär nach negativ (positiv) und kehrt es dann wieder zur Grundlinie zurück
- **polyphasisch** – Potenzialablauf ab 4 Phasen

Photic-driving-Effekt Physiologischer Ankopplungseffekt in Form einer rhythmischen Folgereaktion im EEG, erkennbar an okzipital betonten, seitensymmetrischen Wellen, die mit den Lichtreizen streng korrelieren.

Polymorphe δ-Aktivität (PDA) Arrhythmische, unregelmäßige δ-Wellen von 0,5–3/s mit variablem ϑ- und Subdelta-Anteil. Prinzipiell ist die PDA generalisiert oder fokal möglich. Der Begriff wird jedoch von Zschocke und Hansen (2011) als Ausdruck für eine lokale Störung der neuroglialen Funktion, zumeist auch für eine Läsion gebraucht.

„Polyspike" Gruppe aus 2 oder mehreren „spikes".

Polyspike-wave-Komplex (PSW-Komplex) Komplex aus mehr als 2 „spikes", gefolgt von einer oder mehreren langsamen Wellen.

Positive okzipital scharfe Transienten im Schlaf (POSTS) Maximal über der okzipitalen Mittellinie ausgeprägte, oberflächenpositive, einzeln oder repetitiv auftretende scharfe Transienten im Schlaf mit variierender Amplitude, meist unter 50 µV. Auftreten in den Non-REM-Schlafstadien. POSTS erscheinen okzipital oberflächenpositiv, jedoch nur aufgrund des Prinzips der Differenzverstärkung in den bipolaren Reihenschaltungen mit negativen Auslenkungen, weil die okzipitalen Elektroden in den B-Kanal des Verstärkers eingehen.

Rademecker-Komplexe Es handelt sich um kurze Komplexe steiler, hochamplitudiger und langsamer Wellen 0,5–1 s Dauer, die in einem Rhythmus von bis zu 10 s periodisch auftreten. Die Wiederholungsfrequenz ist im Einzelfall konstant. Präfinal sind die Rademecker-Komplexe nicht mehr nachweisbar.

Re-build-up Phänomen etwa 20 bis 60 Sekunden nach Beendigung der Hyperventilation kommt es zum Auftreten hochamplitudiger langsamer Wellen als Zeichen einer sekundären regionalen Reduktion der Hirnperfusion. Die Dauer dieser „erneuten" Verlangsamung kann sehr variabel sein. Cave: den Hyperventilationsversuch immer in der Mitte der EEG-Ableitung durchführen, um dieses EEG-Muster nicht zu übersehen. Tritt nur im Kindesalter bei Moya-Moya-Syndrom auf.

Referenzableitung Ableitung zwischen einem hirnnahen und einem relativ indifferenten hirnfernen Ableitpunkt.

REM-Schlaf Traumschlaf mit schnellen Augenbewegungen (REM = „rapid eye movement"), flacher, unregelmäßiger ϑ- oder wachähnlicher α-Grundaktivität sowie stark abgeflachtem oder aufgehobenem tonischem EMG.

Schlafspindeln Frequenzstabile, an Amplitude zu- und abnehmende Aktivität aus dem unteren β-Bereich mit einer Dauer von 0,5–1 s. Frontale Schlafspindeln haben eine Frequenz um 12/s, parietale Schlafspindeln eine Frequenz um 14/s. Die Schlafspindel ist Definitionsmerkmal für das Schlafstadium 2, kommt aber abnehmend auch in den Stadien 3 und 4 vor.

1

Schlafstadium 1 Gekennzeichnet durch eine flache, unregelmäßige Aktivität von α-, β- und ϑ-Wellen mit Vertexwellen.

Schlafstadium 2 Gekennzeichnet durch K-Komplexe und/oder Schlafspindeln bei einer Grundaktivität des Schlafstadiums 1. Bis zu 20 % dürfen δ-Wellen des Tiefschlafs auftreten.

Schlafstadium 3 Kennzeichnendes Merkmal sind δ-Wellen von 2/s oder langsamer und 75 µV oder mehr, die wenigstens 20, aber höchstens 50 % der Epoche ausmachen.

Schlafstadium 4 Gekennzeichnet durch mehr als 50 % der oben definierten δ-Aktivität während der Epoche.

Schnelle α-Variante (16–18 [–20]/s) Dabei handelt es sich und einen Grundrhythmus im β-Bereich (meist 16–18/s) mit zeitweiligem Wechsel in den α-Bereich, wobei die schnellen Frequenzen zu diesen α-Wellen in einem Frequenzverhältnis von 2:1 stehen und durch Überlagerungen Formbesonderheiten („Bifurkationen") zeigen.

„Sharp wave" (steile Welle) Steil ansteigender Transient mit variabler Amplitude (primär negativ, sekundär positiv, mono-, bi- oder triphasisch), der sich deutlich von der Grundaktivität abhebt und eine Wellendauer von etwa 80–200 ms aufweist.

Sharp-slow-wave-Komplex (SSW-Komplex oder Slow-spike-wave-Komplex) „Sharp wave" gefolgt von einer langsamen Welle, deren Frequenz und Amplitude angegeben werden müssen.

Spannungsabfall Abnahme der Amplitude einer elektrischen Spannung; i. d. R. von okzipital nach frontal, in Abhängigkeit der zerebralen Pathologie in jeder Verteilung möglich.

Spitzenpotenziale Graphoelemente, die auf das Vorliegen einer abnormen Erregbarkeitssteigerung hinweisen. Häufig gebrauchter Oberbegriff für „spikes" und „sharp waves" (abzulehnen sind Begriffe wie Krampfpotenziale, Krampfstrompotenziale und hypersynchrone Potenziale).

„Spike" (Spitze) Steil ansteigende und abfallende Welle, meist negativ, gelegentlich biphasisch oder triphasisch mit einer Dauer von weniger als 80 ms.

Spike-wave-Komplex (SW-Komplex oder Spitze-Welle-Komplex) Komplex aus einem „spike" und einer langsamen Welle, deren Frequenz und Amplitude beschrieben werden müssen. In der Regel ist der „spike" der langsamen Welle vorgelagert, kann sich aber auch im aufsteigenden Schenkel der langsamen Welle formieren.

„Subclinical rhythmic EEG discharges in adults" (SREDA) Bei Erwachsenen (>50 Jahre) im Wachzustand und Schlafstadium 1 selten vorkommende uni- oder bilaterale ϑ-Wellen-Gruppen (5–7/s), die keine nachfolgende Verlangsamung haben und nicht mit Epilepsie assoziiert sind.

Subvigiles β Schnelle β-Aktivität von 20–40/s, im Wachzustand und Schlafstadium 1 sowie im REM-Schlaf auftretend.

Synchronizität   Synchrones Auftreten von gleichen Mustern unter verschiedenen Ableitpunkten.

ϑ-Wellen   EEG-Aktivität einer Frequenz von 4–7/s.

Trace alternant   Diskontinuierliches EEG-Muster des Frühgeborenen ab der 34. SSW mit niedrigamplitudiger Aktivität zwischen den Bursts im NonREM-Schlaf; im Wachen nicht nachweisbar. Daher sollten schlafende Frühgeborene geweckt werden, ob das Trace alternant Muster blockiert wird; bis zur 42. SSW abnehmend und ab der 46. SSW ist es nicht mehr nachweisbar. Wenn doch, muss es als pathologisch gewertet werden im Sinne einer Reifungsverzögerung des ZNS.

Trace discontinu   diskontinuierliches EEG-Muster des Frühgeborenen vor der 30. SSW. Die maximalen Interburst-Intervalle variieren zwischen 12 und 76 s. Ab der 30.SSW findet sich dieses EEG-Muster nur noch im NonREM-Schlaf. Altersabhängig findet sich ein Übergang zum Trace alternant Muster.

Transient   Einzeln auftretendes Graphoelement, das sich von der Grundaktivität eindeutig abhebt. Dabei kann es sich auch um einzeln auftretende komplexe Phänomene handeln. Der Begriff „Transient" ist unabhängig vom physiologischen oder pathologischen Wert eines Musters. Aufeinander folgende Transienten müssen durch kurze Abschnitte von Grundaktivität voneinander getrennt sein.

Vertexwellen   Meist als transientes, gelegentlich aber auch seriell auftretendes, steiles, kortexoberflächennegatives oder negativ-positives Potenzial im frühen Non-REM-Schlaf, seltener auch im REM-Schlaf, mit Amplituden bis zu 200 µV und der maximalen Ausprägung über dem Vertex.

Empfehlungen zur Beschreibung und Beurteilung des EEG

© Springer-Verlag GmbH Deutschland, ein Teil von Springer Nature 2021
G. Kurlemann, H. Kursawe, *Übungsbuch EEG bei Kindern und Jugendlichen*,
https://doi.org/10.1007/978-3-662-62749-5_2

2

Die Internationale Föderation der Gesellschaften für Klinische Neurophysiologie (IFCN) hat 1999 eine Reihe von Überarbeitungen und neuen Empfehlungen herausgeben (Deuschl und Eisen 1999). Die Terminologie für klinische Elektroenzephalografie wurde als *Glossar der meistgebrauchten Begriffe in der klinischen Elektroenzephalografie und Vorschläge für die EEG-Befundung* ins Deutsche übertragen (Noachtar et al. Klin Neurophysiol 2004, 35: 5–21 oder Z Epileptol 2005, 18: 78–97). Inzwischen sind auch eine Reihe von Neuerungen in die klinische Elektroenzephalografie eingeführt worden, wie z. B. das digitale EEG, die eine Überarbeitung der von der Deutschen Gesellschaft für Klinische Neurophysiologie in den 80er-Jahren herausgegeben Empfehlungen erforderlich machten.

Vor dem Hintergrund, die Terminologie international zu vereinheitlichen, sind einige lokale, in der deutschen Tradition verwurzelte Begriffe, nicht mehr in der Empfehlung abgebildet, so dass vertraute Begriffe wie die „Allgemeinveränderung" und der „Herd" jetzt fehlen. Sie sind unter dem Oberbegriff „Verlangsamungen" zu finden. Diese umfassen (1) Verlangsamung des okzipitalen Grundrhythmus (Grundrhythmusverlangsamung) und (2) Verlangsamungen (Theta- und Deltaaktivität), die entweder intermittierend oder kontinuierlich auftreten. Der Begriff der „Allgemeinveränderung" subsumierte diese Kategorien, wenn die Verlangsamungen generalisiert waren. Treten Verlangsamungen regional (fokal) auf, wurde bisher meist der Begriff „Herd" benutzt. Dabei blieb im Alltag oft unklar, ob damit lediglich regionale (fokale) Verlangsamungen oder epilepsietypische Veränderungen gemeint waren. Verlangsamungen sind aber im Gegensatz zu epilepsietypischen Potenzialen unspezifisch und haben keine Assoziation zur Epilepsie. Deshalb wird jetzt auf der ersten Ebene zwischen „Verlangsamungen" und „epilepsietypischen Mustern" unterschieden, ehe eine Unterscheidung nach der Lokalisation (generalisiert vs. regional [fokal]) erfolgt. Die in den folgenden Richtlinien zur Beschreibung und Beurteilung des EEG vorgeschlagenen Formulierungen sollen als allgemeine Anleitung gelten und können zur Erfassung besonderer Situationen entsprechend angepasst werden.

A. **Beschreibung des EEG**

Die Beschreibung des EEG erfasst alle unten aufgeführten Bereiche entweder frei formuliert oder verwendet ein vorgegebenes Schema. Letzteres bietet den Vorteil einer knappen und damit übersichtlichen Notation und erleichtert die systematische Berücksichtigung aller Kriterien (s. u., IV Schema zur EEG Beschreibung).

I) Allgemein

Die Grundaktivität (Synonym: Grundtätigkeit, Grundrhythmus; obsolet: Hintergrundaktivität) des normalen EEG in allen Altersstufen reicht vom Beta- bis Deltabereich. Sie ist über den verschiedenen Hirnregionen unterschiedlich zusammengesetzt und beinhaltet dabei charakteristische Aktivitäten (Muster), die kontinuierlich, intermittierend oder als einzelne Wellen auftreten können.

Diese unterschiedlichen Aktivitäten sollten sorgfältig erfasst und anhand folgender Merkmale charakterisiert werden:
1. Frequenz
2. Amplitude
3. Lokalisation (Verteilung, Distribution)
4. Morphologie (einschließlich Symmetrie und Modulation)
5. zeitliches Verhalten/Häufigkeit (Ausprägung)
6. Reagibilität (Reaktivität)

Anmerkungen

Ad 1. Frequenz

Sie wird als Zahl der Wellen pro Sekunde oder in Hertz angegeben. Bei singulären Potenzialen wird die Dauer (Wellenlänge gemessen und daraus als Reziprokwert die dazugehörige „Frequenz" errechnet). Anzugeben sind die unteren und oberen Grenzen der jeweiligen Frequenzbereiche, wobei seltene Abweichungen vernachlässigt werden können. Einzelne Wellen oder Komplexe können repetitiv in Intervallen von längerer Dauer als ihrer Wellenlänge auftreten und werden dann periodisch genannt, wobei als Periode das Zeitintervall zwischen ihnen bezeichnet wird.

Ad 2. Amplitude

Ihre Höhe hängt entscheidend von der benutzten Montage ab, weshalb bei jeder absoluten Angabe in µV die zur Messung benutzte Montage mit angegeben werden muss. Die Messung erfolgt über die gesamte vertikale Ausdehnung eines Potenzials, d. h. von Maximum bis Minimum. In der klinischen Praxis ist oftmals eine semiquantitative Abschätzung ausreichend (niedrig, mittel, hoch). Anzugeben sind die Amplituden-Minima und -Maxima der jeweiligen Frequenzbereiche, wobei seltene Abweichungen vernachlässigt werden können.

Ad 3. Lokalisation

Die Lokalisation kann sehr ausgedehnt über alle Hirnregionen oder sehr umschrieben auf ein Hirnareal beschränkt sein. Generalisierte oder diffuse Aktivität tritt nahezu gleichzeitig überall auf der Kopfoberfläche auf, kann dabei aber ein umschriebenes Maximum aufweisen. Lateralisierte Aktivität ist auf eine Hemisphäre beschränkt. Regionale bzw. fokale Aktivität tritt nur an einigen oder wenigen Elektroden auf. Ist sie auf eine Elektrode beschränkt, muss sie differenzialdiagnostisch von einem Elektrodenartefakt abgegrenzt werden. Sind die Elektroden nach dem 10/20-System gesetzt, gewährleistet die definierte Lage der involvierten Elektroden eine topografische Zuordnung zu den verschiedenen Hirnarealen, so dass die Lokalisation anatomisch-topografisch (frontozentral links, biokzipital) oder unter Verwendung der Elektrodenbezeichnungen (F3/C3, O1/O2) erfolgen kann.

Ad 4. Morphologie

Die Wellen werden monophasisch, bi-, tri- oder polyphasisch genannt, wenn sie die Grundlinie nicht, einmal, zweimal oder mehr als zweimal kreuzen. Wenn die Wellen uniform sind, d. h. annähernd gleiche Frequenz, Amplitude und Form aufweisen, wird die Aktivität als regelmäßig, regulär oder rhythmisch (Sonderform sinusoidal) bezeichnet. Wenn die Wellen morphologisch unähnlich auf Grund unterschiedlicher Frequenz, Amplituden und Form sind, ist die Aktivität unregelmäßig, irregulär oder arrhythmisch. Monomorph bzw. polymorph beschreiben den gleichen Sachverhalt. Lagern sich einzelne Wellen zu kurzen Abfolgen zusammen, bilden sie Komplexe, die wiederum eine reguläre oder u. U. auch bizarre Konfiguration aufweisen können.

Scharfe oder steile Transienten haben eine spitze Konfiguration und heben sich klar von der Grundaktivität ab. Unter Symmetrie versteht man die Übereinstimmung der EEG-Aktivitäten über homologen Hirnregionen zur gleichen Zeit. Stellt die Polarität ein wesentliches Charakteristikum einer Aktivität dar, sollte sie ebenfalls erwähnt werden (wie z. B. POSTS, 6 Hz positive Spitzen). Modulation betrifft das Anwachsen und Abnehmen der Amplituden, z. B. spindelförmig, und bisweilen auch Frequenzen im Bereich von Sekunden.

Ad 5. Ausprägung (zeitliches Verhalten)

Aktivität kann entweder kontinuierlich während einer Ableitung oder inter-mittierend auftreten. In letzterem Fall kann dies rhythmisch, periodisch oder irregulär geschehen. Sie kann als einzelne intermittierende Wellen oder einzelne Komplexe oder in kurzen Ausbrüchen (Gruppierungen, Paroxysmen) er-scheinen. Bei bilateralem Auftreten kann dies synchron, d. h. gleichzeitig über der rechten und linken Hemisphäre (Alpha-Rhythmus), oder asynchron (μ-Rhythmus) geschehen. Unter Ausprägung wird der prozentuale zeitliche Anteil einer Aktivität in einem repräsentativen Kurvenabschnitt verstanden, z. B. Alphaaktivitätsindex: gut (>60 %), mäßig (30–60 %) oder gering (<30 %).

Ad 6. Reagibilität

Sowohl physiologische als auch pathologische Aktivitäten können evoziert oder blockiert werden durch spezielle Sinnesreize oder Manöver. Diese Reagibilität sollte bei der EEG-Registrierung nachgewiesen werden:
- Blockieren des Alpha-Rhythmus durch Augenöffnen
- Blockieren des μ-Rhythmus durch Fingerbewegungen

Sie umfasst außerdem:
- Auslösen von K-Komplexen durch akustische Stimuli
- Auslösen von Lambda-Wellen durch horizontale, abtastende Augen-bewegungen. Bei komatösen Patienten kann das Verhalten pathologischer langsamer Aktivität auf verschiedene Stimuli wie akustische, taktile oder Schmerzreize wichtige prognostische Hinweise geben.

II) Beschreibung normaler Aktivität

Jede EEG-Befundung sollte die Beschreibung physiologischer Aktivitäten und Muster unter Verwendung o. a. Parameter beinhalten:
1. Im Wachen:
   - Alpha-Rhythmus (okzipitaler Grundrhythmus – bei Kindern altersab-hängig im Delta-Theta-Bereich)
   - μ-Rhythmus
   - Lambda-Wellen
   - Entsprechen weitere Aktivitäten wie Beta- und Theta-Aktivität einem normalen Befund (insbesondere die Ausprägung von Theta-Aktivität weist eine starke Altersabhängigkeit im Kindes- und Jugendalter auf)
   - bei Kindern und Jugendlichen: okzipitales Delta der Jugend
2. Im Schlaf:
   - Vertex-Wellen
   - Schlafspindeln
   - K-Komplexe
   - POSTS
   - Arousal
   - bei Kindern: hypnagoge Thetagruppen
3. Unter Provokationsmaßnahmen:
   - photic driving als normale Reaktion während Fotostimulation
   - diffuse Verlangsamung als physiologische Reaktion unter Hyper-ventilation

III) Beschreibung pathologischer Aktivität:

Pathologische Aktivitäten werden nach genau den gleichen Kriterien wie physiologische Muster analysiert und beschrieben. Pathologische Aktivitäten werden folgendermaßen unterteilt:

1. Verlangsamungen

   Sie manifestieren sich erstens in Form einer intermittierenden oder kontinuierlichen Verlangsamung und zweitens in einer Verlangsamung des okzipitalen Grundrhythmus. Diese Verlangsamungen können generalisiert oder regional (fokal) auftreten. Hiermit sollen die Begriffe Allgemeinveränderung und Herdbefund ersetzt werden.

2. Epilepsietypische Muster

   Diese EEG-Veränderungen sind bis auf einige wenige typische Ausnahmen häufig mit Epilepsie assoziiert und umfassen Wellenformen wie Spitzen (Spikes), scharfe Wellen (Sharp Waves), Polyspikes und Spitze-Wellen-Komplexe (Spike-Wave-Komplexe).

3. Besondere Muster

   Diese EEG-Muster sind bevorzugt bei bestimmten Syndromen oder klinischen Konstellationen anzutreffen.
   - Triphasische Wellen
   - Periodische Muster
   - PLEDs, BiPLEDs
   - Asymmetrien (beruhen auf einer pathologischen Erhöhung z. B. bei Knochenlücken oder Erniedrigung, z. B. bei subduralem Hämatom/Hygrom oder kortikalen Resektionen der Amplitude physiologischer Aktivität).

4. Koma-Muster

IV) Schema zur EEG Beschreibung

Aktivität Frequenz (Hz) Amplitude (µV) Lokalisation Morphologie
Ausprägung
Reagibilität
Wach (%)
Schlaf (%)
Hyperventilation
Fotostimulation

B. Beurteilung des EEG

Die Beurteilung des EEG berücksichtigt alle EEG-Aktivitäten im Hinblick auf die klinische Fragestellung. Ist der Befund normal,

d. h. alle sorgfältig protokollierten Aktivitäten stellen einen altersentsprechenden Befund dar, genügt eine kurze entsprechende Bemerkung. Anderenfalls werden die pathologischen Befunde aus der Beschreibung extrahiert und in der Reihenfolge ihrer klinischen Bedeutung im Hinblick auf die klinische Fragestellung vor dem Hintergrund anamnestischer und klinischer Daten beurteilt.

Gerade im Kindesalter kann bei bestimmten richtungsweisenden EEG-Mustern dieses als Muster beschrieben werden ohne auf ausführliche Details einzugehen. Richtungsweisende Mustererkennung.

Darmstadt, Mai 2006

Die Mitglieder der Kommission:

R. Besser, A. Ebner, U. Hegerl, R: Korinthenberg, S. Noachtar, B.J. Steinhoff, F. Tergau, K.J. Werhan

Das normale EEG des Früh- und Neugeborenen

3

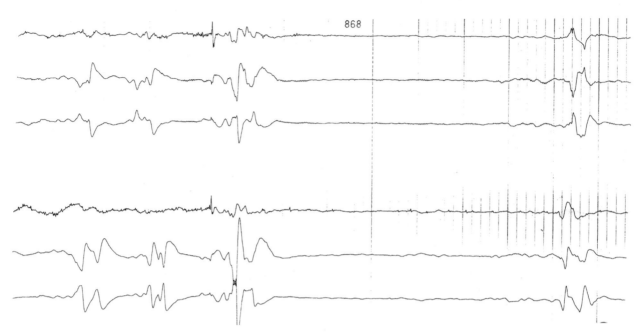

Frühgeburt 25. SSW

reduzierter Elektrodensatz, 1–3, rechtshemisphärisch, 4–6 linkshemisphärisch; Ableitung unter Beatmung, Augen geschlossen; EEG: Trace discontinu, rhythmische hochamplitudige Sharp-Waves, physiologisch, Wechsel aus Amplitudendepression variabler Dauer und z. T. rhythmischen steilen Transienten. Spannungsabfall nach frontal. Altersphysiologisches EEG-Muster

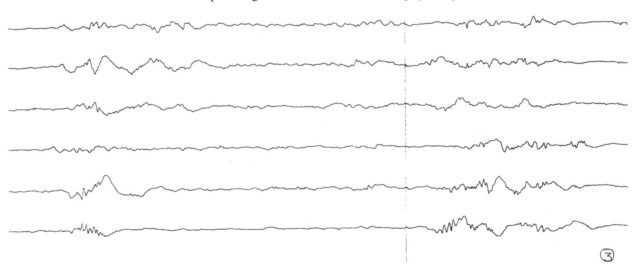

Frühgeburt 32. SSW

reduzierter Elektrodensatz, 1–3, rechtshemisphärisch, 4–6 linkshemisphärisch; bipolare Längsreihenschaltung Spontanatmung, Augen geschlossen; EEG: Schlaf, Trace alternant, okzipitale Delta-Brushes, links deutlicher rechts, Interburststrecken weniger amplitudendeprimiert. Normalbefund

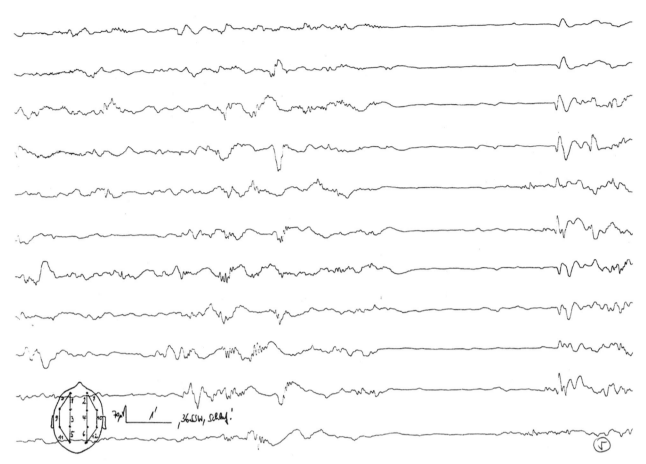

Schlaf, bipolare Längsreihenschaltung, EEG: Trace alternant, variable Amplitude in den Interburststrecken, Delta-Brushes parieto-okziptal bds. Altersphysiologischer Befund.

Frühgeburt 36. SSW

3

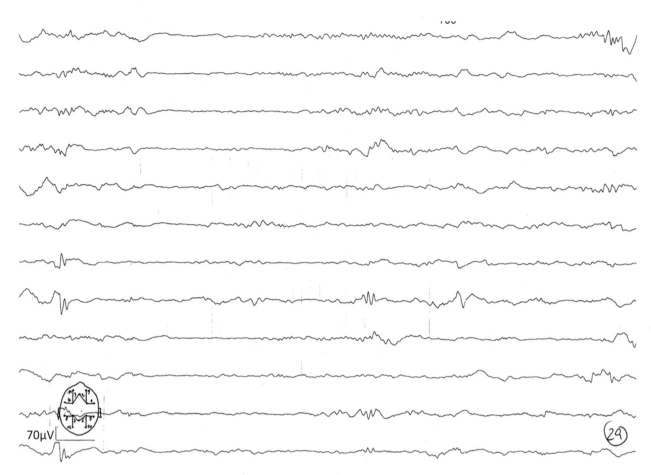

70µV

Frühgeburt 36. SSW

Schlaf, bipolare Längs- und Querreihenschaltung, EEG: leichte Amplituden-minderung, Trace alternant, links frontale spikes, Alter 7 Tage, korrigiert 37. SSW, frontale scharfe Transienten links. Normalbefund

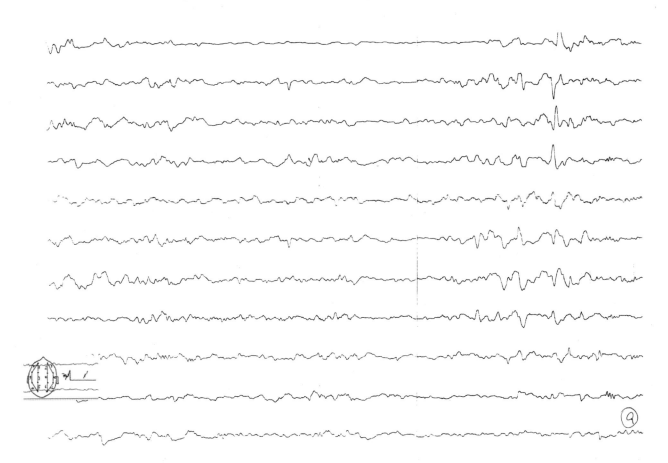

Schlaf, bipolare Längsreihenschaltung, Schlaf; EEG: ausklingendes Trace alternant, rechts frontale scharfe Transienten, Hemispärensynchronie, altersphysiologischer Befund   **Frühgeburt 37. SSW**

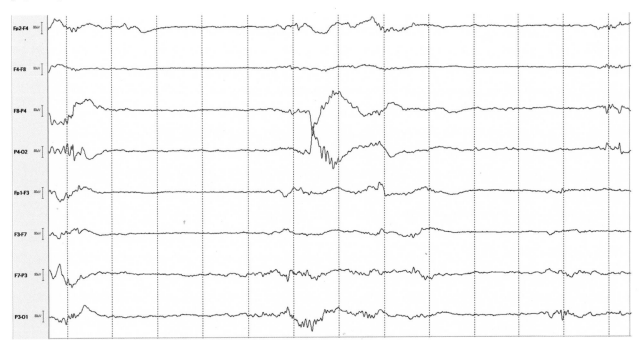

38. SSW, Schlaf: bipolare Längsreihenschaltung, EEG: Trace alternant, symmetrische okzipitale Delta-Brushes, asynchrone okzipitale scharfe Transienten, altersphysiologischer Befund   **Frühgeburt 38. SSW**

3

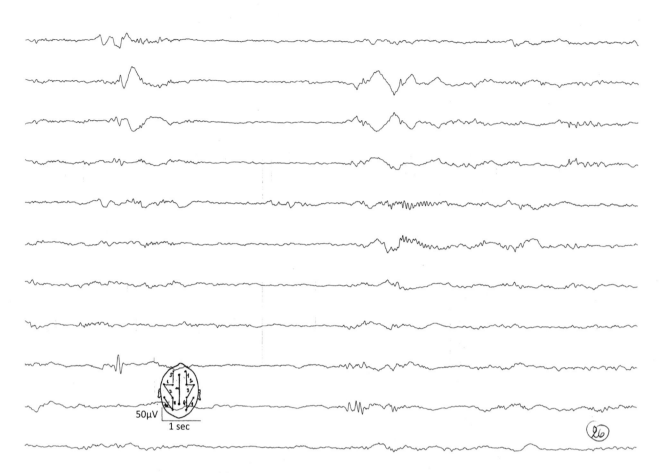

Neugeborenes 39. SSW

Alter: 5 Tage, EEG: bipolare Längsreihe; EEG: Trace alternant, rechts frontale spikes, NREM Schlaf, okzipitale Delta-Brushes rechts, Merke: durch Wecken des Kindes ist das Trace alternant Muster supprimierbar, bei Persistenz pathologisch

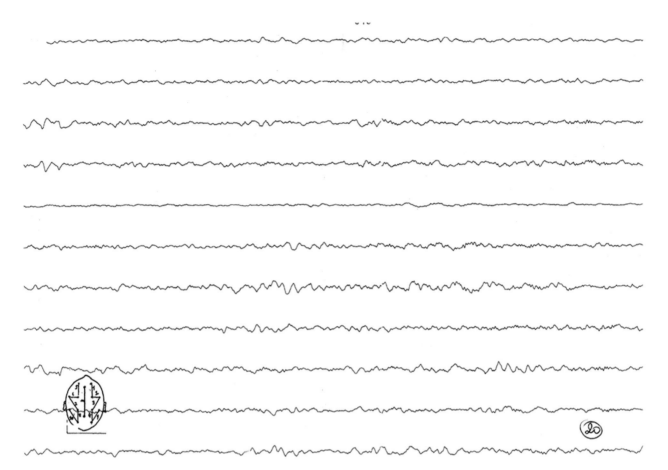

Gleiches Kind am errechneten Geburtstermin, jetzt 6 Wochen alt: EEG: bi- **Frühgeburt 34. SSW,**
polare Längsreihe: kontinuierliche EEG-Aktivität, Hemisphärensynchronie.
Altersentsprechender Befund. Normale „elektrische Reifung" im EEGs

3

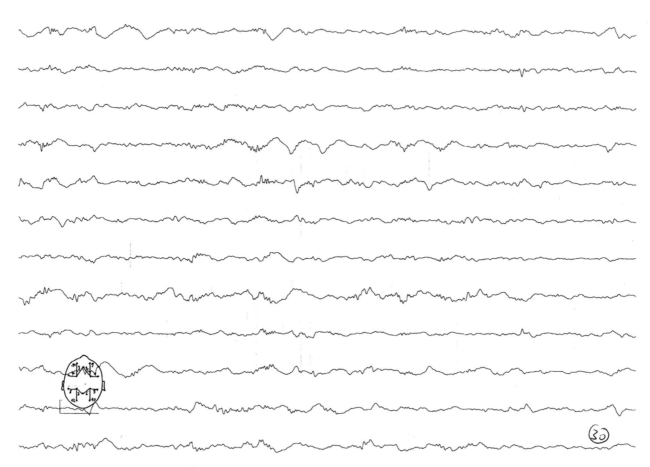

Reifes Neugeborenes 39. SSW

Schlaf, Augen geschlossen. EEG: bipolare Längs- und Querreihenschaltung; kontinuierliche Aktivität Theta-Deltaaktivität, niedrigamplitudige Betaaktivität überlagert, Hemisphärensynchronie. Altersphysiologischer Befund im Schlaf: REM-Schlaf

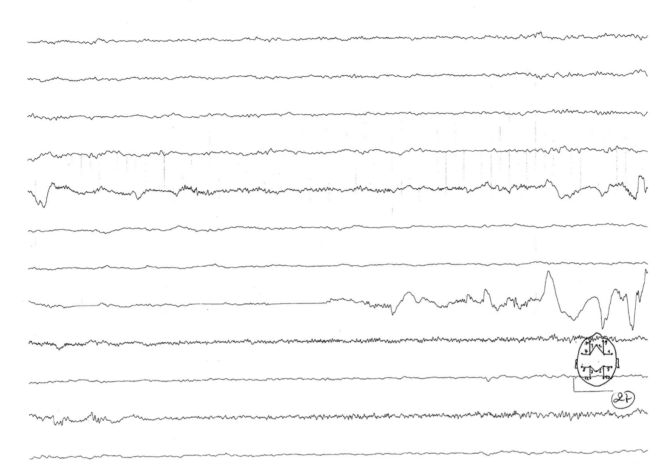

Alter 2. LT, Augen geschlossen, wach! Keine Medikamente; EEG: bipolare Längs- und Querreihe: kontinuierliche niedrigamplitudige Theta-Deltaaktivität mit überlagerter β-aktivität, Hemisphärensynchronie; links parietotemporal Elektroden-Artefakt

Reifes Neugeborenes

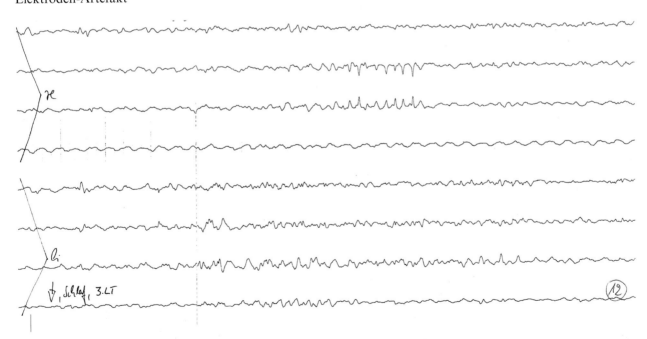

Schlaf, bipolare Längsreihe; EEG: kontinuierliche Thetaaktivität, Hemisphärensynchronie, rechts frontale physiologische Spikes. Normalbefund

Reifes Neugeborenes, 3. Lebenstag

3

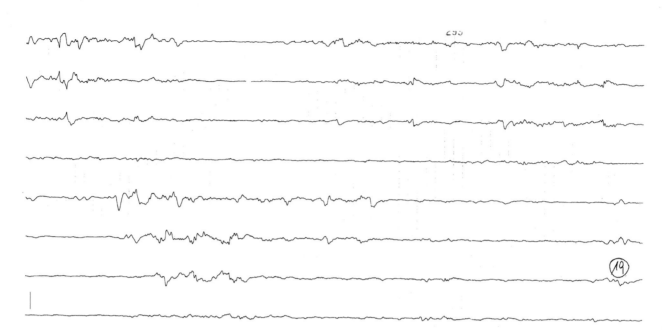

**Reifes Neugeborenes, 15. Lebenstag,
Asphyxie**

wach, Augen geöffnet, nicht beatmet, bipolare Längsreihe, EEG: hemisphärische Asynchronie, Trace alterant, frontale scharfe Transienten, bihemisphärische asynchrone periodische niedrigamplitudige Sharp waves, hoch pathologisch, weil Trace alternant im Wachen und bei geöffneten Augen, prognostisch fraglich

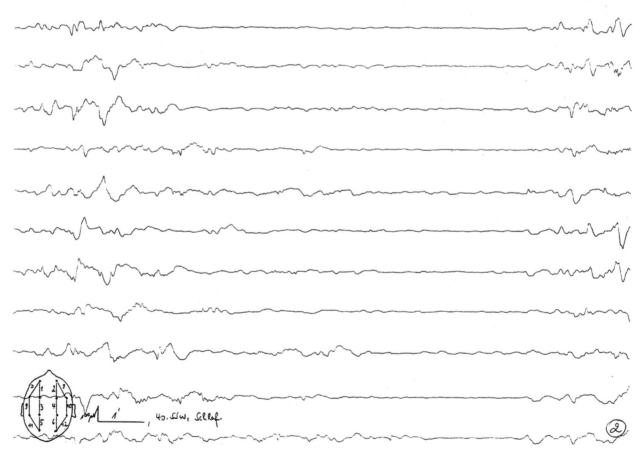

Reifes Neugeborenes, 40. SSW

40. SSW, Schlaf, bipolare Längsreihenableitung, Trace alternant, Hemisphärensynchronie

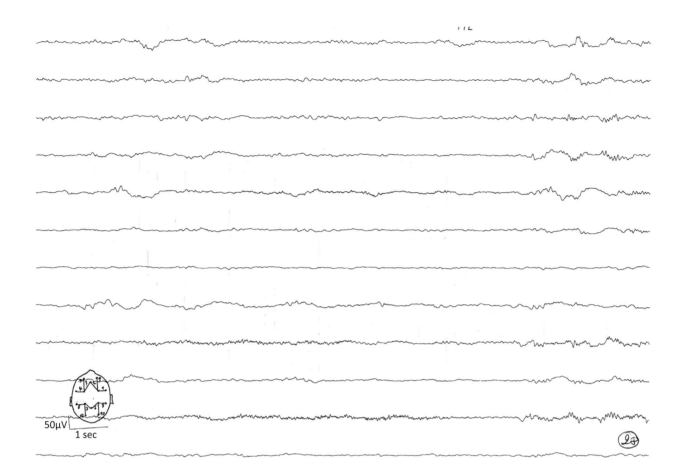

Gleicher Patient wie Abb. zuvor, jetzt 42 SSW, bipolare Längs- und Querreihe; **Reifes Neugeborenes (NG)**
EEG: ausklingendes Trace alternant, NREM Schlaf, zunehmende Interburst
Aktivität, zunehmend kontinuierliche EEG-Aktivität; altersphysiologische
elektrische Entwicklung.

3

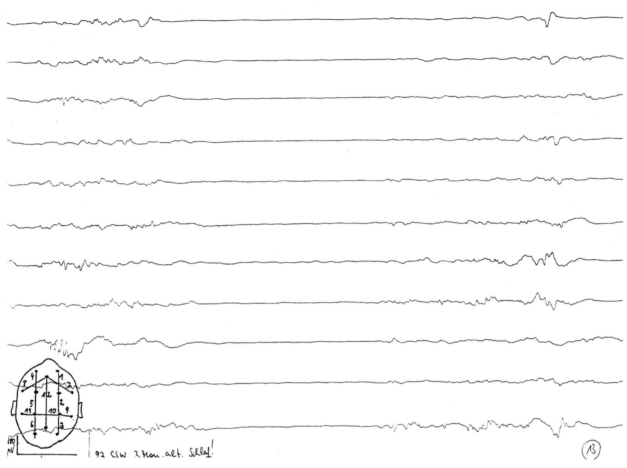

korrigiert 41. SSW nach Frühgeburt
27. SSW, jetzt 3 Monate alt

Schlaf, Augen geschlossen; bipolare Längs- und Querreihe, EEG: Trace alternant. Delta-Brushes. Bezogen auf das korrigierte Altes des Kindes altersphysiologischer Befund.

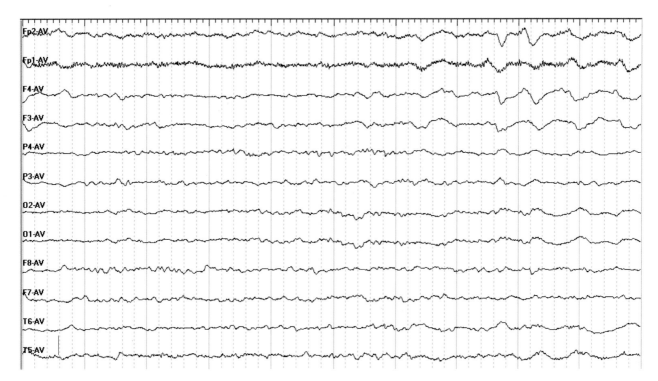

wach, Augen geschlossen, Referenzableitung; EEG: Hemisphärensynchronie, niedrigamplitudige EEG-Aktivität aus den Frequenzbändern: Theta, Delta- und Alphawellenfrequenz, frontal bds. rhythmische Deltawellen. Altersphysiologischer Befund **Reifes NG, 4. Lebenswoche**

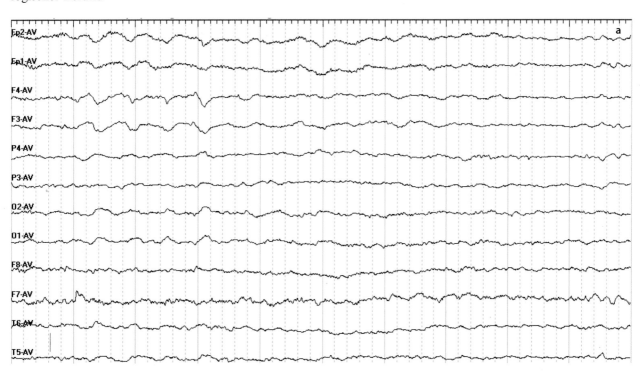

Gleicher Patient wie Abb. zuvor, Augen geschlossen, Referenzableitung; EEG: kontinuierliche frontale Deltawellen variabler Amplitude. Altersphysiologischer Befund, beginnt müde zu werden. **Reifes NG, 4. Lebenswoche**

3

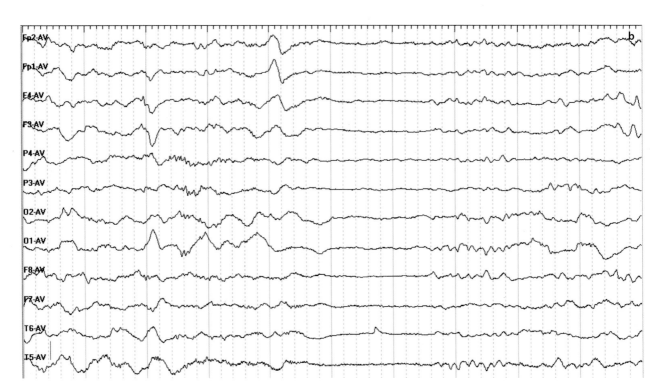

Reifes NG, 4. Lebenswoche Augen geschlossen, Referenzableitung; EEG: Hemisphärensynchronie, Trace alternant, angedeutete okzipitale Delta-Brushes. Physiologischer Befund, im NREM-Schlaf, noch erlaubt, bis zur 8. Lebenswoche

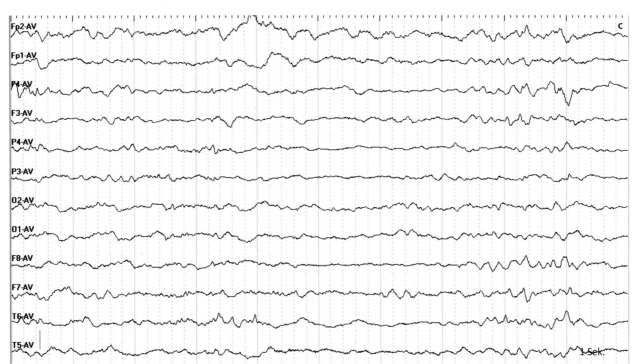

Reifes NG, 4. Lebenswoche Augen geschlossen, Referenzableitung; EEG: Hemisphärensynchronie, Trace alternant, zunehmend kontinuierliche Aktivität auch im Schlaf aus Delta- und Thetawellen. PhysiologischerBefund, im NREM-Schlaf.

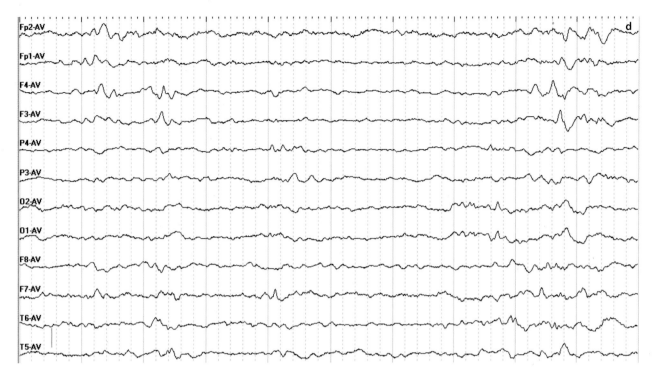

Gleicher Patient wie Abb. zuvor, Augen geschlossen, Referenzableitung; EEG: **Reifes NG, 4. Lebenswoche**
Hemisphärensynchronie, zunehmend kontinuierliche Aktivität im Schlaf aus
Delta und Thetawellen mit frontalen scharfen Transienten. Physiologischer Be-
fund im NREM-Schlaf.

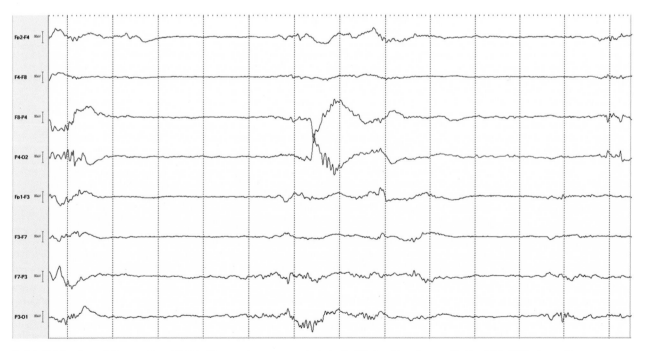

Schlaf, bipolare Längsreihe; EEG: Trace alternant, okzipitale Delta-Brushes. **Reifes NG, 5 Wochen alt**
Merke: Zur sicheren Beurteilung wäre das Wecken des Kindes sinnvoll ge-
wesen, ob das Trace alternant Muster supprimiert wird.

3

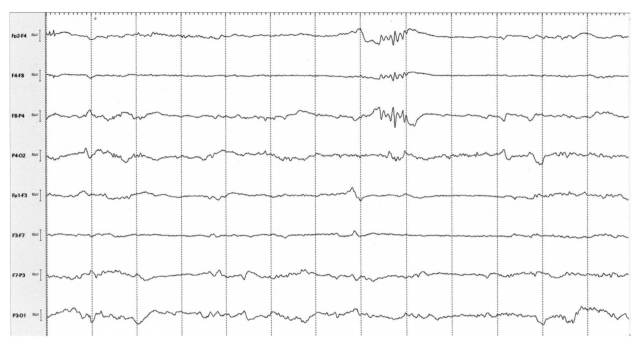

Reifes NG, 7 Wochen alt   Schlaf, Augen geschlossen. Bipolare Längsreihenableitung, kontinuierliche niedrigamplitudige Aktivität aus Theta-Delta und Alphawellen, rechts frontale scharfe Transienten, REM-Schlaf, physiologisches EEG-Muster

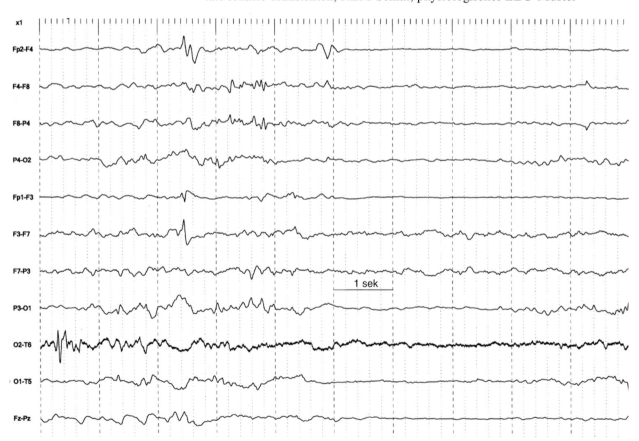

Reifes NG, 21 Tage alt   Schlaf, Augen geschlossen, bipolare Längsreihenableitung, EEG: diskontinuierliches EEG-Muster: synchrone und asynchrone frontale scharfe Transienten, altersphysiologisch

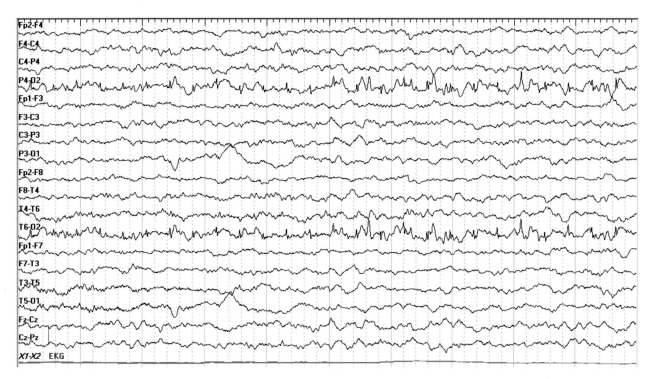

4 Tage alter Säugling mit Apnoen; wach, Augen geschlossen; bipolare Längs-   **Reifes NG**
reihenschaltung; EEG: rechts okzipital kontinuierliche niedrigamplitudige
Spitzen, fehlendes EKG!, sehr rhythmisch, streng an O2 gebunden; EKG-
Artefakt

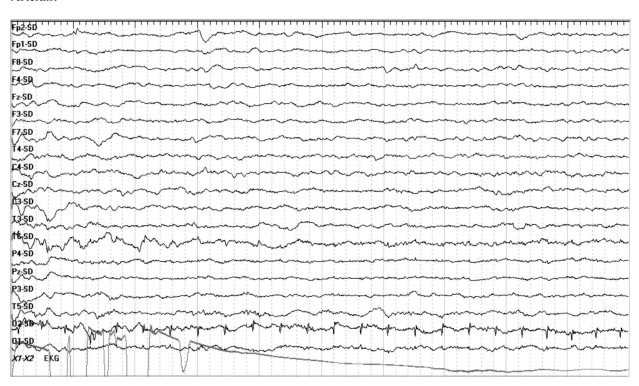

Referenzableitung; EEG: rechts okzipital kontinuierliche niedrigamplitudige   **Reifes NG**
Spitzen, fehlendes EKG!, sehr rhythmisch, streng an O2 gebunden; EKG-
Artefakt; Elektrodenartefakt unter T6

3

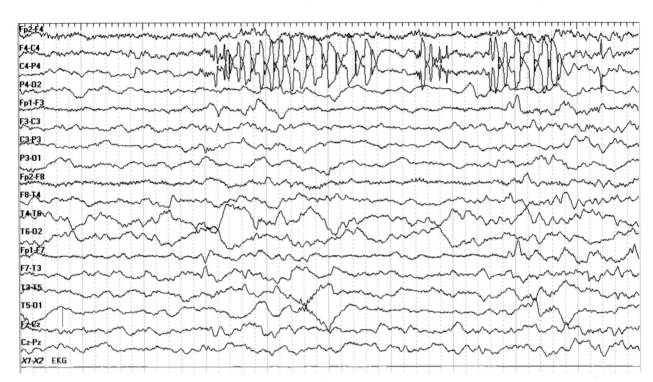

Reifes NG, 4 Tage alt

Schlaf, bipolare Längsreihenschaltung, rhythmischer Artefakt durch Streicheln des Kindes, Elektrodenartefakt C4, gleichzeitiger Elektrodenartefakt unter T6. Merke: Protokoll sehr wichtig.

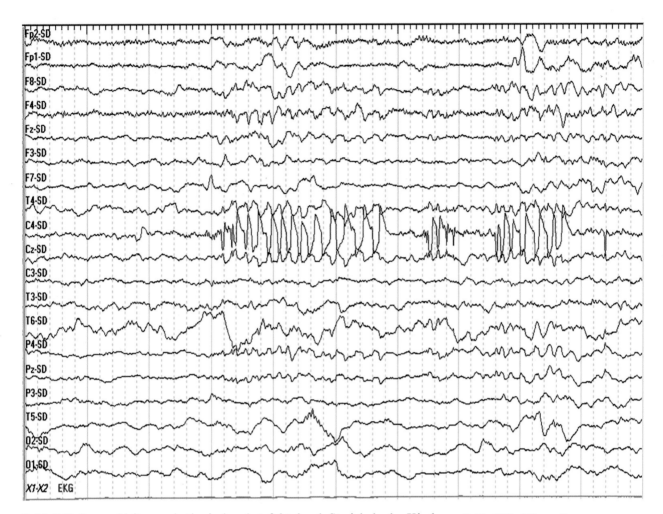

Schlaf, Referenzableitung, rhythmischer Artefakt durch Streicheln des Kindes,   **Reifes NG, 4 Tage alt**
Elektroden-Artefakt C4, Merke: Protokoll sehr wichtig. Weiterer Elektroden-
artefakt unter P4

3

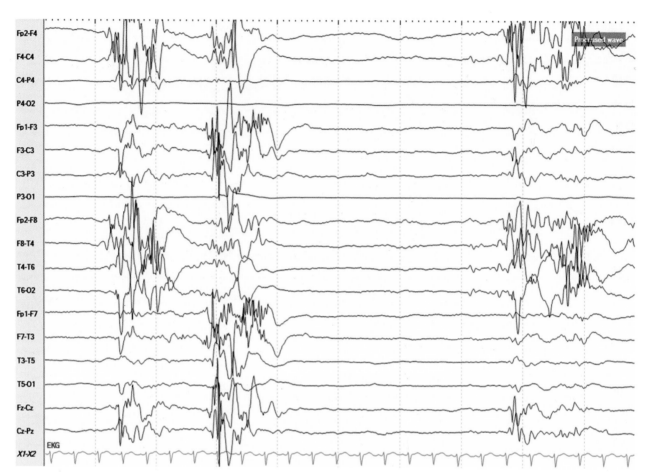

EEG bei Asphyxie des Neugeborenen   6 Tage altes reifes Neugeborenes nach ausgeprägter postpartaler Asphyxie, pH < 6.8 für mehrere Stunden, therapieresistente multifokale Anfälle, Augen geschlossen, bipolare Längsreihe, Augen geschlossen, EEG: Burst Suppression Muster mit fehlender Interburstaktivität. Prognose: sehr schlecht

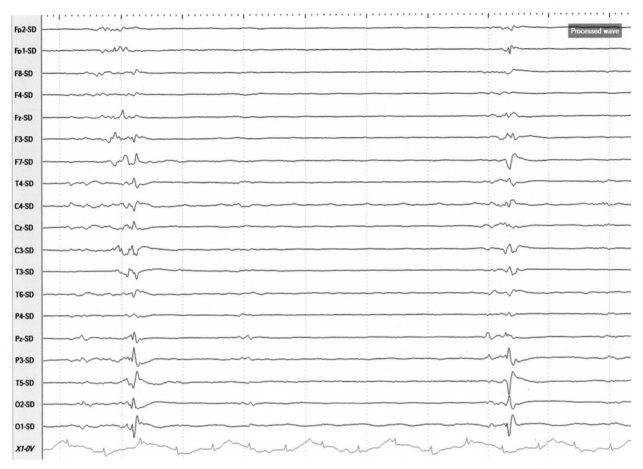

10 Tage altes Neugeborenes, Thiopentalnarkose wegen therapieresistentem Status epilepticus, beatmet, Referenzableitung, EEG: Burst Suppression EEG mit langen flachen Interburststrecken unter Thiopentalnarkose, erwünschter therapeutischer Effekt

Medikamenteninduziertes Burst Suppression EEG

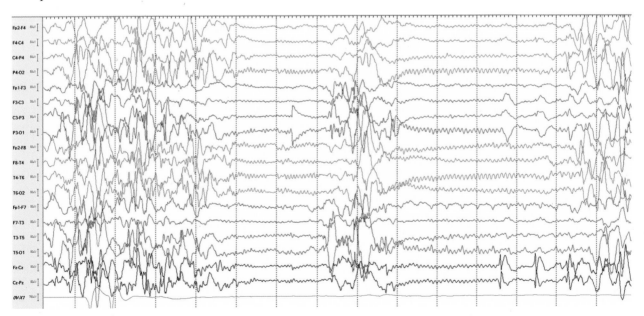

reifes Neugeborenes, wach, Augen geöffnet, bipolare Längsreihe, EEG: amplitudenhohe generalisierte Spikes mit Wechsel absoluter Amplitudendepression, Interburst niedrigampitudige rasche Aktivität, über dem Vertex isolierte Spike-Waves, schwere Asphyxie

Schwere Asphyxie mit Burst Suppression EEG

3

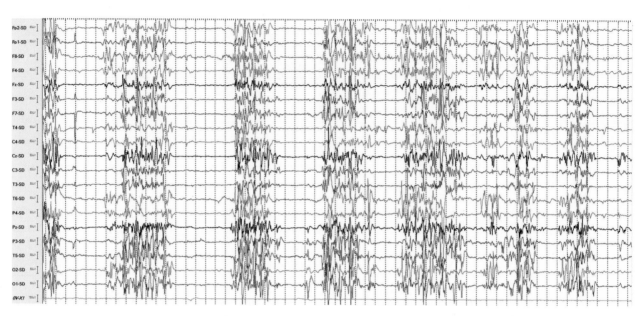

**Schwere Asphyxie mit Burst
Suppression EEG**

Referenzableitung, EEG: veränderter Zeitvorschub auf 60 Sek./Seite, Muster wie in einem aEEG zur Demonstration der EEG-Pathologie mit schlechter Prognose für die Entwicklung

Das normale EEG des Säuglings- und Kindesalters

© Springer-Verlag GmbH Deutschland, ein Teil von Springer Nature 2021
G. Kurlemann, H. Kursawe, *Übungsbuch EEG bei Kindern und Jugendlichen*,
https://doi.org/10.1007/978-3-662-62749-5_4

4

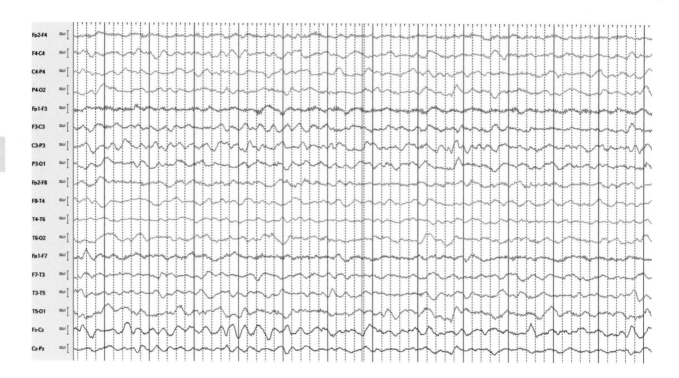

Säuglings-EEG: 6 Wochen alt

6 Wochen alter Säugling, wach, Augen geschlossen. Bipolare Längsreihenschaltung, EEG: zentroparietal 80 μV hohe Theta-Deltawellenaktivität, links konstanter als rechts, Spannungsabfall nach okzipital; Normalbefund: im Rahmen der Hirnreifung ist diese leichte Seitendifferenz der Frequenz noch normal

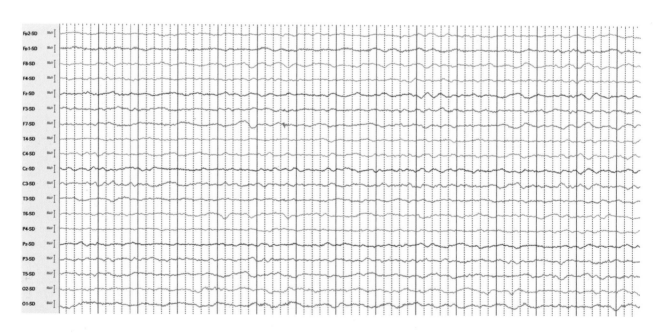

Säuglings-EEG: 6 Wochen alt

Gleicher Patient wie Abb. zuvor, 6 Wochen alter Säugling, wach, Augen geschlossen. Referenzableitung, EEG: zentroparietal 80 μV hohe Theta-Deltawellenaktivität, links konstanter als rechts, Spannungsabfall nach okzipital; Normalbefund: im Rahmen der Hirnreifung ist diese leichte Seitendifferenz der Frequenz noch normal

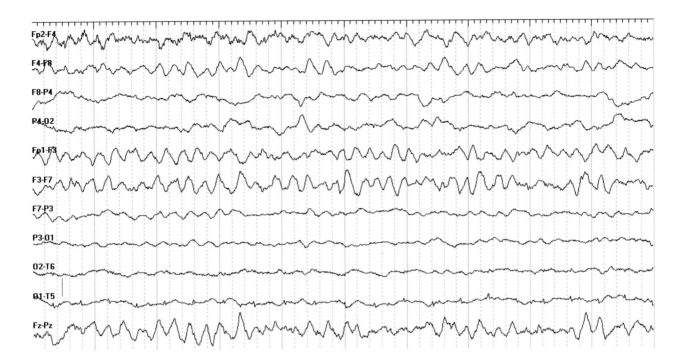

Augen geschlossen, müde, bipolare Längsreihenschaltung, EEG: beidseits frontale Amplitudenaktivierung einer 5 Hz-Thetaaktivität, Spannungsabfall nach okzipital. Normalbefund in der Ermüdung; O1-T5: EKG-Artefakt

Säuglings-EEG: 8 Wochen alter Säugling

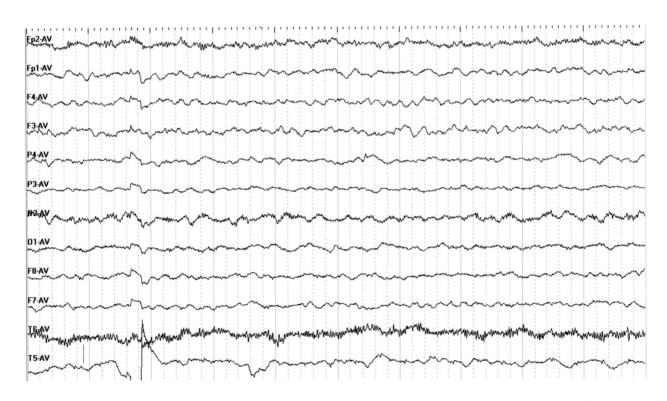

Gleicher Patient wie Abb. zuvor, Augen geschlossen, müde, Referenzableitung, EEG: beidseits frontale Amplitudenaktivierung einer 5 Hz-Thetaaktivität weniger deutlich als in der bipolaren Längsreihe. Normalbefund in der Ermüdung. Elektrodenartefakt unter T5

Säuglings-EEG: 8 Wochen alter Säugling

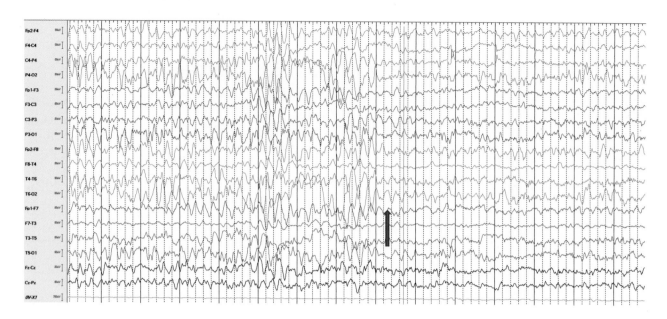

Säuglings-EEG: 6 Monate alter Säugling

Augen geschlossen, bipolare Längsreihenschaltung, EEG: temporookzipital bds bis 120 µV hohe 4 Hz Grundaktivität mit symmetrischem Spannungsabfall nach frontal, durch Augen öffnen (Pfeil) blockiert. Positiver Berger-Effekt. Normalbefund

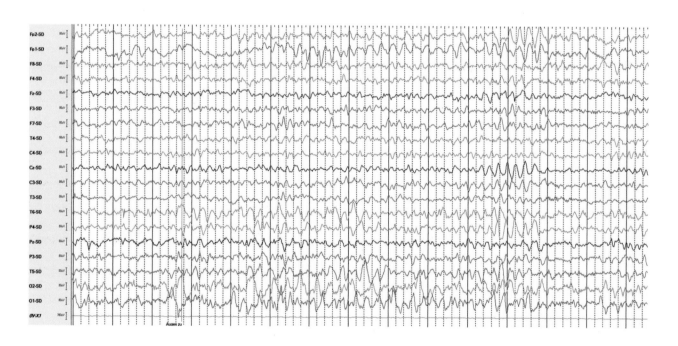

Säuglings-EEG: 6 Monate alter Säugling

Gleicher Patient wie Abb. zuvor, Augen geschlossen, Referenzableitung, EEG: temporookzipital bds bis 120 µV hohe 4–5 Hz-Thetagrundaktivität. Seitengleich, Berger-Effekt hier nicht vorhanden. Normalbefund

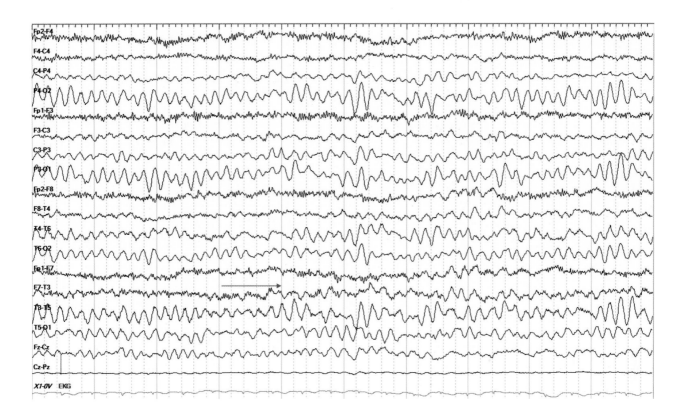

Augen geschlossen, bipolare Längsreihenschaltung, EEG: okzipital bds 6 Hz Grundaktivität bis 100 µV, symmetrischer Spannungsabfall nach frontal, frontal bds. niedrigamplitudige Betaaktivität, Elektrodenartefakt Cz-Pz

Säuglings-EEG: 12 Monate alt

4

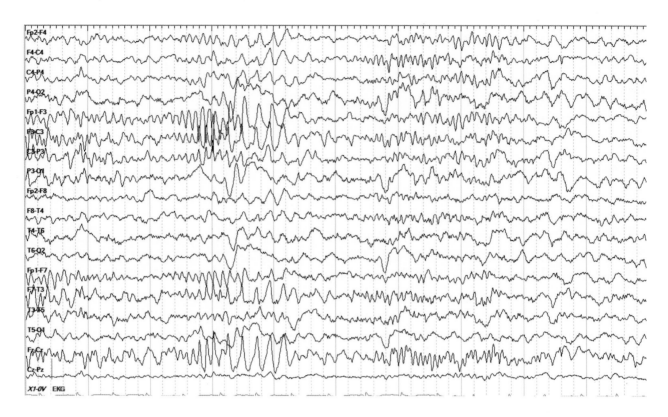

Säuglings-EEG: 12 Monate alt   Augen geschlossen, bipolare Längsreihenschaltung, EEG: paroxysmale links > rechts Amplitudenaktivierung und Frequenzverlangsamung und frontal betonte 16 Hz-Spindeln; hypnagoge Synchronie und Übergang ins Schlafstadium 2. Watanabe Syndrom mit Nachweis einer Mutation im PPTR2-Gen, Normalbefund Ermüdung und Schlaf

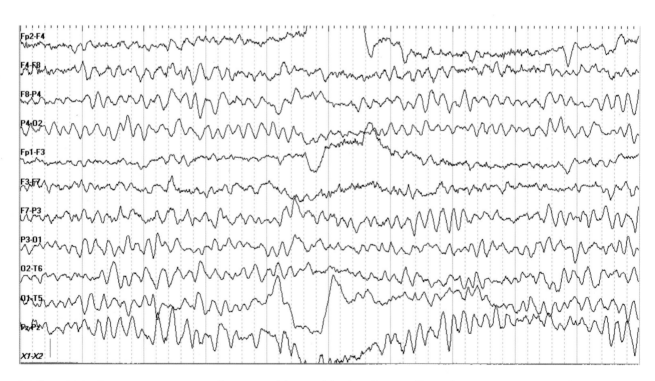

EEG des Kleinkindes, 2 Jahre alt   Augen geschlossen; bipolare Längsreihenschaltung; EEG: 5 Hz bis 100 µV parietookzipital bds., unter Cz-Pz Amplitude bis 150 µV, Elektrodenartefakte Fp2, Fp1, O1, O2, Ermüdungsphase-Schlafstadium 1

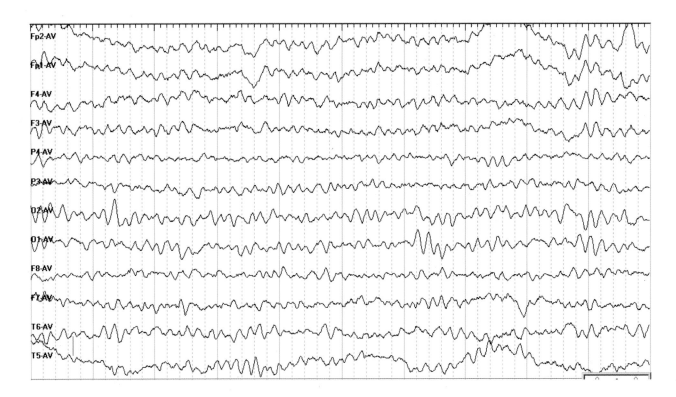

Augen geschlossen; Referenzableitung; EEG: 5–6 Hz Thetaaktivität bis 70 µV **EEG des Kleinkindes, 2 Jahre alt**
parieto-okzipital bds., Ermüdungsphase-Schlafstadium 1, Normalbefund

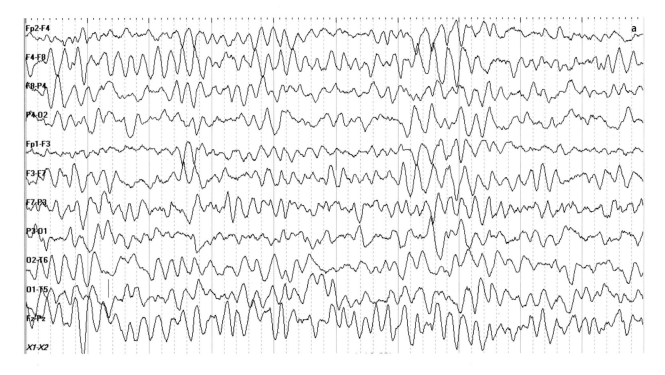

Gleicher Patient wie Abb. zuvor, 3 Minuten später: bipolare Längsreihen- **EEG des Kleinkindes, 2 Jahre alt**
schaltung; EEG: 4 Hz Thetaaktivität bis 120 µV frontoparietal bds. mit
Frequenzverlangsamung, Schlafstadium 1–2, Normalbefund

4

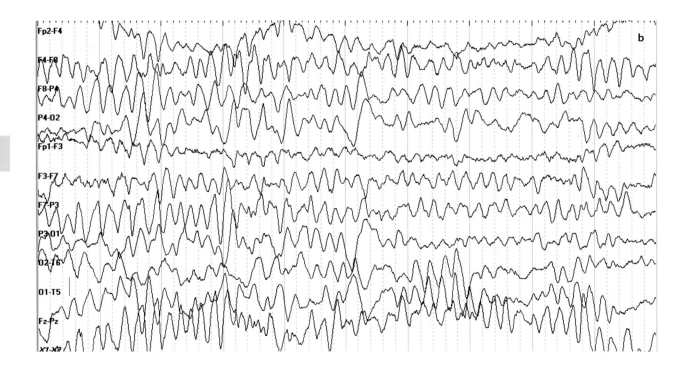

EEG des Kleinkindes, 2 Jahre alt   Gleicher Patient wie Abb. zuvor, weitere 3 Minuten später: bipolare Längsreihenschaltung; EEG: 4 Hz Thetaaktivität bis 140 µV zunehmend ausbreitend
auf die übrigen Hirnregionen, Schlafstadium 1–2, Normalbefund. Merke: je
jünger das Kind, desto ausgeprägter kann die müdigkeitsbedingte physiologische Amplitudenaktivierung ausfallen

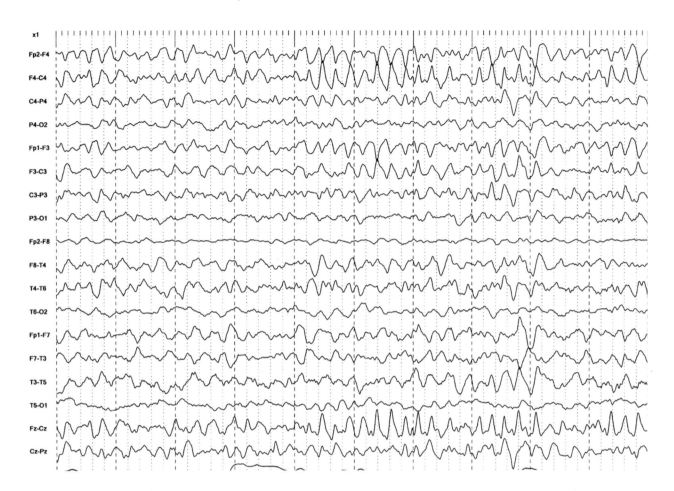

Wach, Augen geschlossen, bipolare Längsreihenschaltung, EEG: frontal betonte 4 Hz bis 100 µV, altersphysiologischer Befund

EEG des Kleinkindes, 3 Jahre alt

4

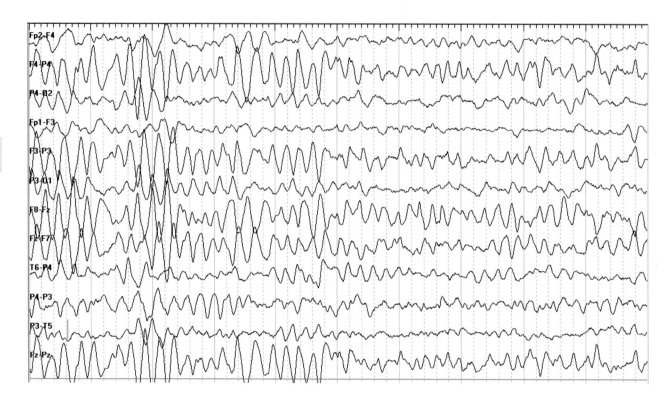

EEG des Kleinkindes, 5 Jahre alt   wach, Augen geschlossen, bipolare Längsreihenableitung, EEG: 150 µV hohe 4–5 Hz Grundaktivität mit Spannungsabfall nach frontal und okzipital. Normalbefund

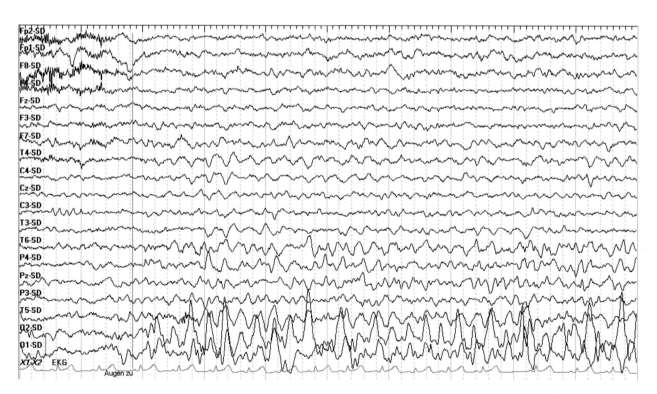

EEG des Kleinkindes: 6 Jahre alt   wach, Augen geschlossen, Referenzableitung, EEG: nach Augenschluss amplitudenhohe 4–5 Hz-Grundaktivität okzipital bds. mit niedrigamplitudigen α-Wellen als Zeichen der physiologischen Entwicklung hin zur kontinuierlichen α-Grundaktivität; keine Normvariante, sondern Reifungsvorgang der Grundaktivität. Normalbefund. DD OIRDA?

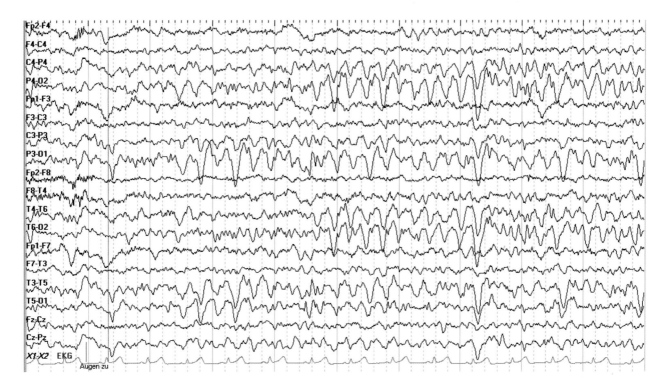

Gleicher Patient wie Abb. zuvor, wach, Augen geschlossen, bipolare Längs-   **EEG des Kleinkindes: 6 Jahre alt**
reihenableitung, EEG: gleicher Befund wie Referenzableitung, symmetrischer
Spannungsabfall nach frontal. Keine Normvariante, sondern Reifungsvorgang
der Grundaktivität. Normalbefund. DD OIRDA?

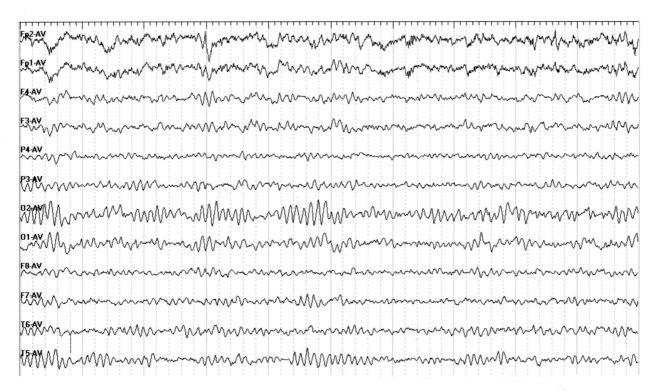

wach, Augen geschlossen, Referenzableitung, EEG: okzipital bds. amplituden-   **EEG des Schulkindes: 7 Jahre alt.**
modulierte 9 Hz Grundaktivität bis 100 µV, rechts besser als links, Normal-
befund

4

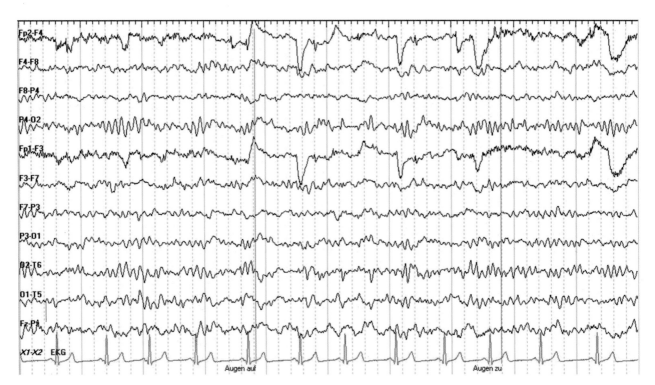

EEG des Schulkindes: 7 Jahre alt   wach, Augen geschlossen, bipolare Längsreihenableitung, EEG: okzipital bds amplitudenmodulierte 9 Hz Grundaktivität bis 100 µV, rechts besser als links, symmetrischer Spannungsabfall nach frontal, Berger-Effekt positiv, frontale Bulbusartefakte, Normalbefund, bei geöffnetenAugen okzipital bds. mögliche Lambdawellen

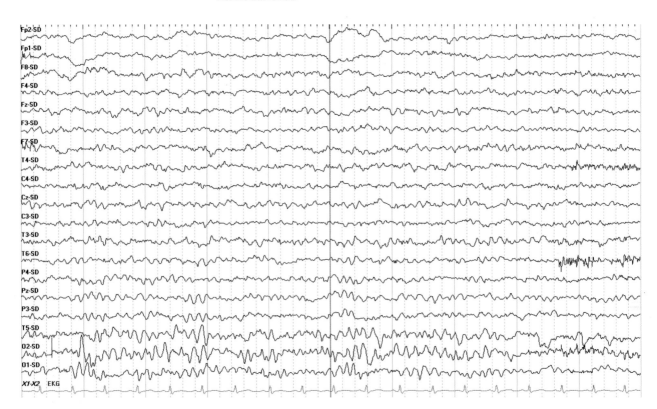

EEG des Schulkindes: 10 Jahre alt   wach, Augen geschlossen; Referenzableitung, EEG: okzipital bds. Bis 100 µV hohe Theta-Alphawellenmischaktivität, symmetrischer Spannungsabfall nach frontal. Normalbefund: Wechsel: Theta – Alpha-Aktivität, altersbedingt

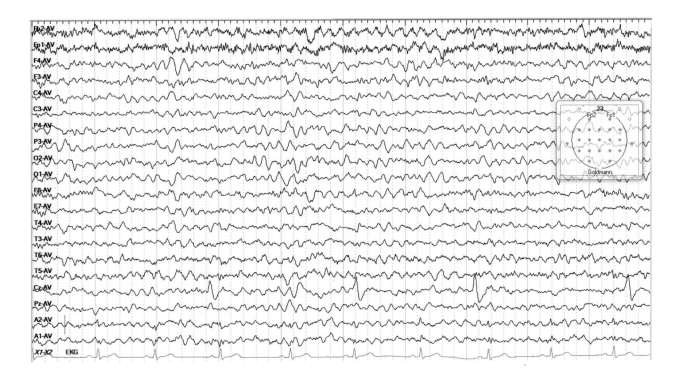

wach, Augen geschlossen, Referenzableitung, EEG: okzipital bds. amplitudenmodulierte 5–7 Hz Grundaktivität bis 80 µV, nicht immer symmetrisch (altersphysiologisch, EEG-Reifung), frontale Muskelaktivität und Bulbusartefakt,
isoliert unter Cz negative Spikes ohne langsame Nachschwankung, nicht EKG
synchron: Midline-Spikes

Midline-Spikes im EEG: 2 Jahre alt

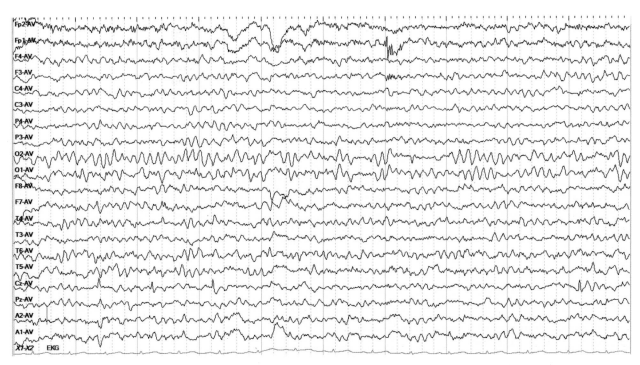

wach, Augen geschlossen, Referenzableitung, EEG: okzipital bds. amplitudenmodulierte 8–9 Hz Grundaktivität bis 80 µV, nicht immer symmetrisch (altersphysiologisch, EEG-Reifung), frontale Muskelaktivität und Bulbusartefakt,
isoliert unter Cz negative Spikes ohne langsame Nachschwankung, Midline-
Spikes

Midline-Spikes im EEG: 5 Jahre alt

4

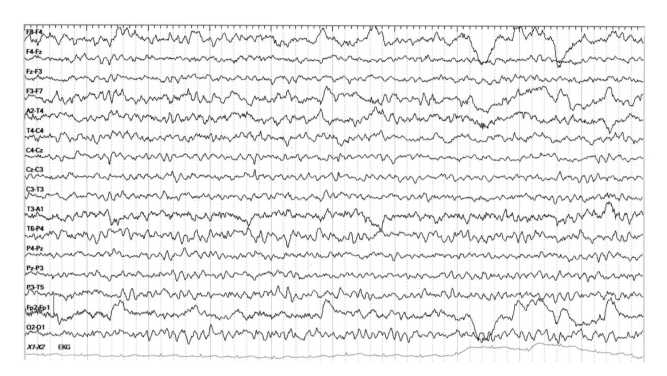

Midline-Spikes im EEG: 5 Jahre alt   Gleicher Patient wie Abb. zuvor, wach, Augen geschlossen, bipolare Längs-reihenableitung, EEG: okzipital bds. Amplitudenmodulierte 8–9 Hz Grund-aktivität bis 80 µV, nicht immer symmetrisch (altersphysiologisch), frontale Muskelaktivität und Bulbusartefakt, isoliert unter Cz negative Spikes ohne langsame Nachschwankung mit Phasenumkehr unter CZ, Midline-Spikes

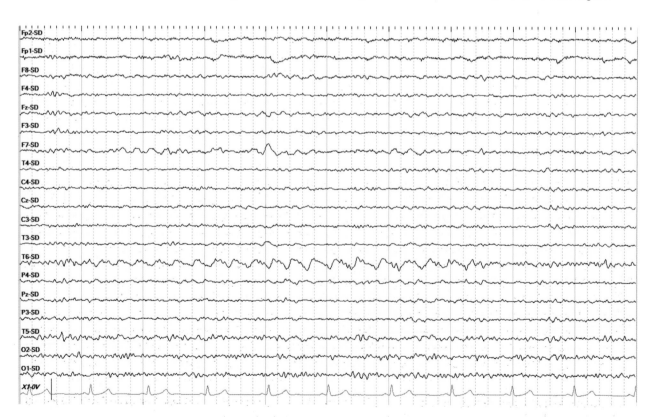

EEG des Schulkindes: RMTD: Rhythmic Midtemporal Theta(-Delta)-Bursts of Drowsiness   9 Jahre alt, wach, Augen geschlossen, Referenzableitung, EEG: rechts tempo-ral betonte rhythmische paroxysmale 3–4 Hz-Wellen rechts temporal; seriell auftretend; nicht sicher eingekerbt, am ehesten überlagerte Betawellen. RMTD, harmloser Befund, keine Pathologie

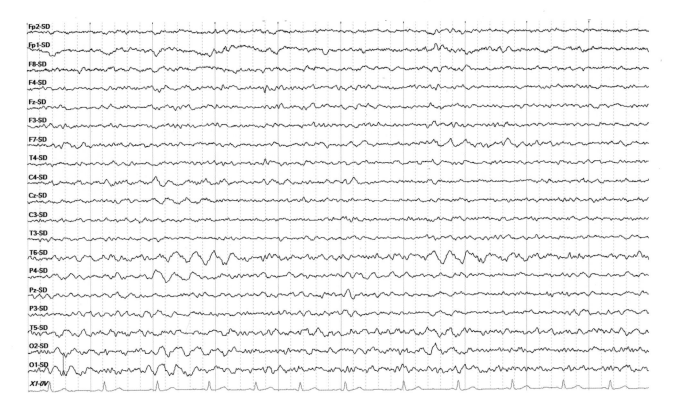

Gleicher Patient wie Abb. zuvor, 9 Jahre alt, wach, Augen geschlossen, Referenzableitung, EEG: rechts temporal betonte rhythmische paroxysmale 3–4 Hz-Wellen rechts temporal; seriell auftretend; nicht sicher eingekerbt, am ehesten überlagerte Betawellen. RMTD, harmloser Befund, keine Pathologie, jetzt 5 Minuten später als in der Ermüdung.

EEG des Schulkindes: RMTD: Rhythmic Midtemporal Theta(-Delta)-Bursts of Drowsiness

Das normale EEG des Jugendlichen und Heranwachsenden

© Springer-Verlag GmbH Deutschland, ein Teil von Springer Nature 2021
G. Kurlemann, H. Kursawe, *Übungsbuch EEG bei Kindern und Jugendlichen*,
https://doi.org/10.1007/978-3-662-62749-5_5

5

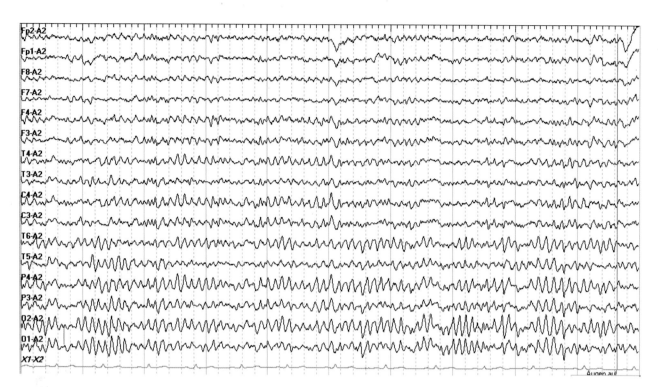

EEG des Jugendlichen: 15 Jahre alt   wach, Augen geschlossen, Ableitung gegen das rechte Ohr (A2), EEG: okzipital bds. amplitudenmodulierte 9 Hz-Grundaktivität bis 100 µV, keine Seitendifferenz, symmetrischer Spannungsabfall nach frontal

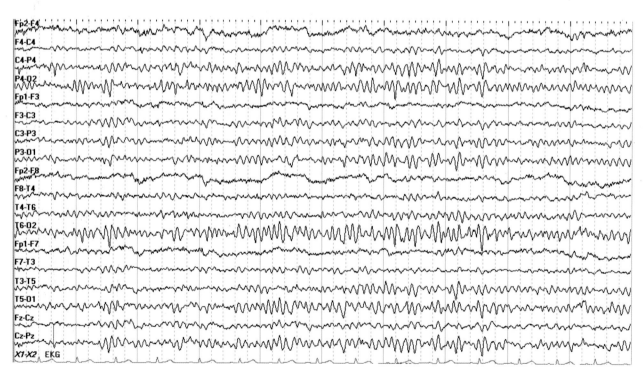

EEG des Jugendlichen: 16 Jahre alt   wach, Augen geschlossen, bipolare Längsreihenschaltung, EEG: okzipital bds. amplitudenmodulierte 10 Hz Grundaktivität bis 90 µV; seitengleich, symmetrischer Spannungsabfall nach frontal. Normalbefund

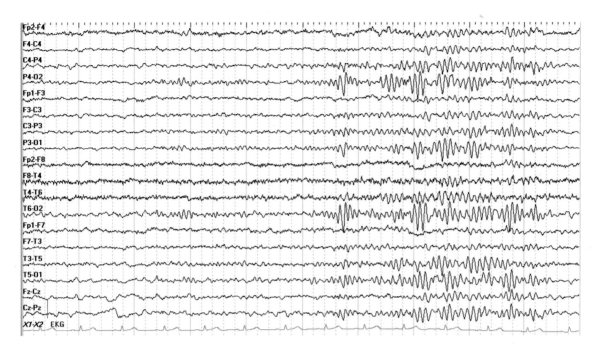

Augen geschlossen, bipolare Längsreihenschaltung, EEG: okzipital bds amplitudenmodulierte 10 Hz Grundaktivität bis 90 µV; seitengleich, symmetrischer Spannungsabfall nach frontal. Amplitudenwechsel okzipital bds., kurze Auflösung der Grundaktivität, Patient ist müde,. Normalbefund

EEG des Jugendlichen: 16 Jahre alt

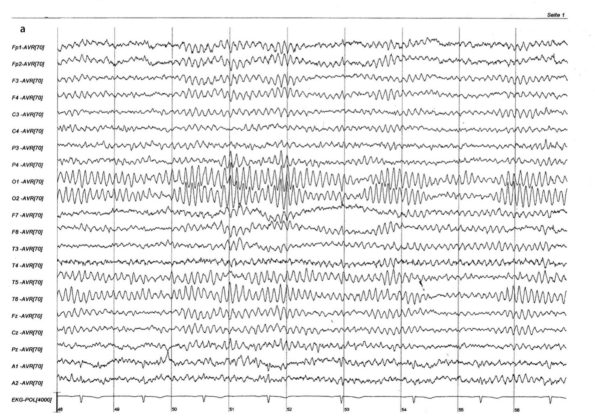

18-jähriger gesunder Proband. Ableitung gegen die Mittelwertreferenz: Das EEG ist frei von Artefakten und gibt die okzipitale Betonung des Alpha-Grundrhythmus korrekt wieder. Merke: Auf Grund der Bildung des Mittelwerts erscheint der Alpha-Rhythmus jedoch nach frontal projiziert, was die Echtheit mindert (sog. glättender Effekt)

Normales EEG in verschiedenen Montagen

5

b

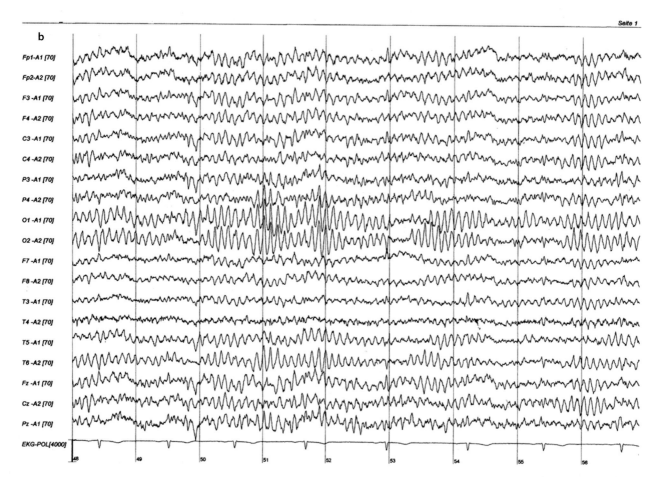

Fp1-A1 [70]
Fp2-A2 [70]
F3 -A1 [70]
F4 -A2 [70]
C3 -A1 [70]
C4 -A2 [70]
P3 -A1 [70]
P4 -A2 [70]
O1 -A1 [70]
O2 -A2 [70]
F7 -A1 [70]
F8 -A2 [70]
T3 -A1 [70]
T4 -A2 [70]
T5 -A1 [70]
T6 -A2 [70]
Fz -A1 [70]
Cz -A2 [70]
Pz -A1 [70]
EKG-POL [4000]

48   49   50   51   52   53   54   55   56

Normales EEG in verschiedenen Montagen

Ableitung gegen die Ohrreferenz: Der Alpha-Grundrhythmus wird in Frequenz und Spannungshöhe exakt wiedergegeben, jedoch zeigen sich deutliche hochfrequente Muskelverspannungsartefakte und initial einige von temporo-anterior in die Ohrreferenz einstrahlende Theta-Wellen. Merke: Temporobasale Aktivitäten werden von Ohrelektroden wiedergegeben

Das normale EEG des Jugendlichen und Heranwachsenden

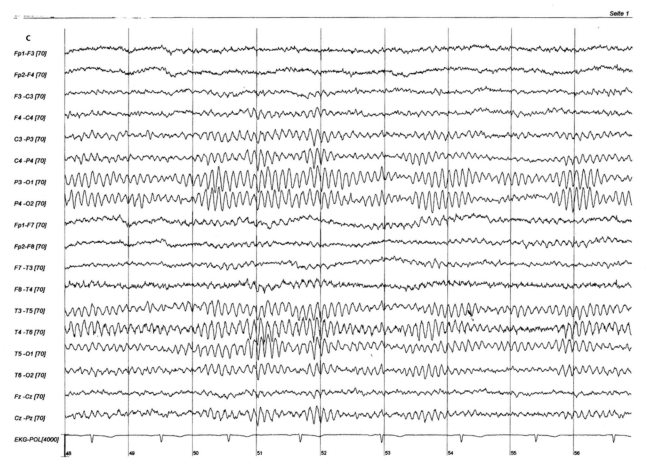

EEG in alternierender zentraler Reihenschaltung: Korrekte Wiedergabe des Alpha-Grundrhythmus. Das Alpha-Feld dehnt sich in diesem Beispiel aber bis zu den hinteren temporalen Elektroden aus, was größere Amplituden zwischen T3-T5 und T4-T6 erzeugt als zwischen T5-O1 und T6-O2. Dort werden wegen des geringeren Abstands eine mindere Spannungshöhe verursacht und eine nur relativ flache Alpha-Aktivität ermöglicht

Normales EEG in verschiedenen Montagen

5

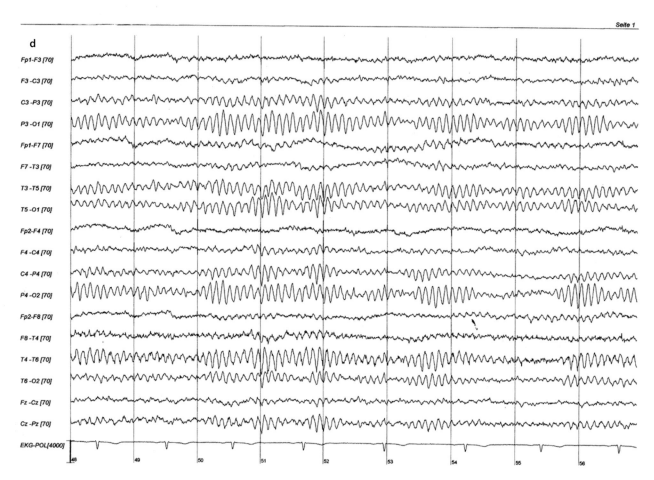

**Normales EEG in verschiedenen
Montagen**

EEG in temporaler Reihenschaltung: Korrekte Wiedergabe des Alpha-Grundrhythmus. Durch die Vierer-Reihung der „temporalen Banane" erscheint ein differenziertes Bild, welches vor allem einen sehr guten optischen Vergleich zwischen linker und rechter Hemisphäre erlaubt und bei Halbseitenprozessen und regionalen Funktionsstörungen zu empfehlen ist

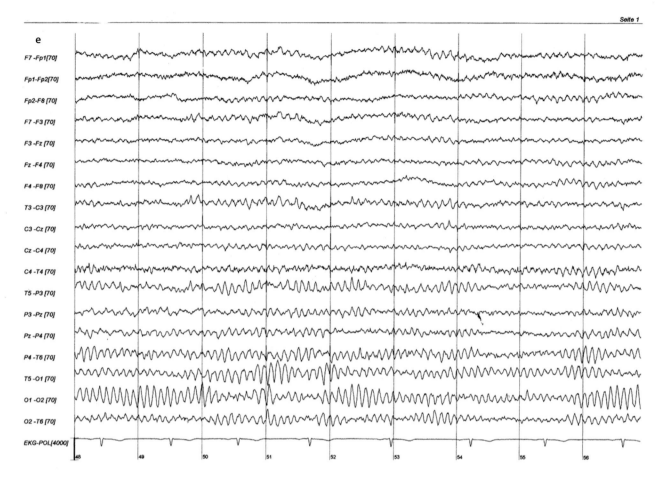

EEG in Querreihen-Schaltung: Die Spannungshöhe ist wegen der Querreihung geringer, deutlicher zeigen sich regionale Verlangsamungen hier in Form von diskreter temporoanterior und links betonter Theta-Aktivität

Normales EEG in verschiedenen Montagen

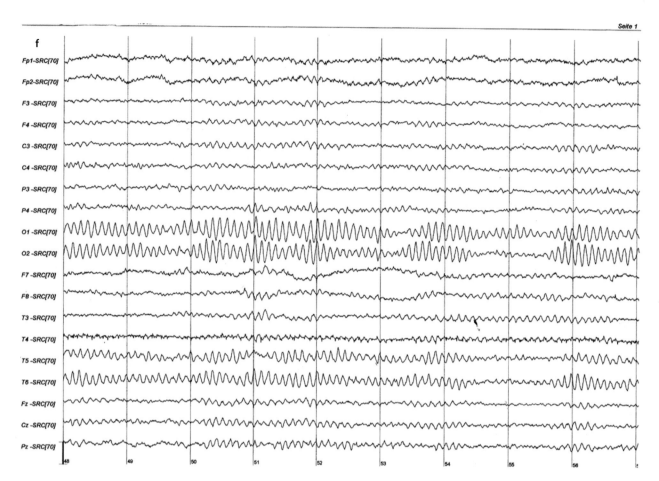

Normales EEG in verschiedenen Montagen

Quellenableitung: Artefaktfreie Darstellung des Grundrhythmus mit besonderer Herausarbeitung regionaler Funktionsstörungen. Hier zeigen sich die linksbetonten, frontopolar und temporal vorn eingelagerten Theta-Wellen als normaler Bestandteil von EEG Jugendlicher deutlicher

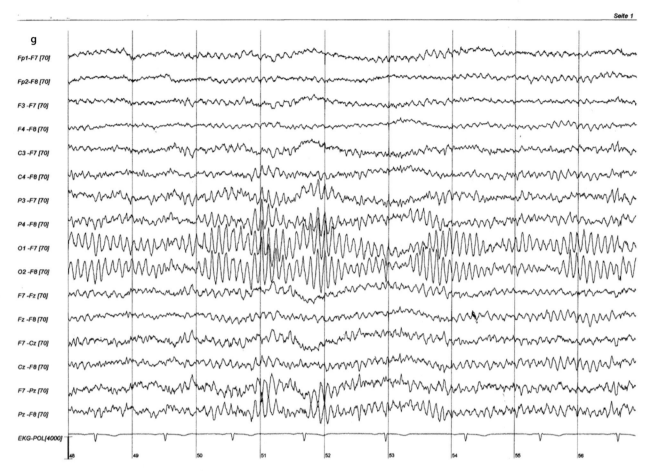

Referenzschaltung gegen temporoanterior (F7 und F8): Hierbei werden vor allem die temporoanterioren Theta-Wellen als normaler Bestandteil von EEG Jugendlicher (hier mit dezenter Linksbetonung) herausgearbeitet. Dies ermöglicht eine ergänzende Anwendung bei temporalen Prozessen

Normales EEG in verschiedenen Montagen

5

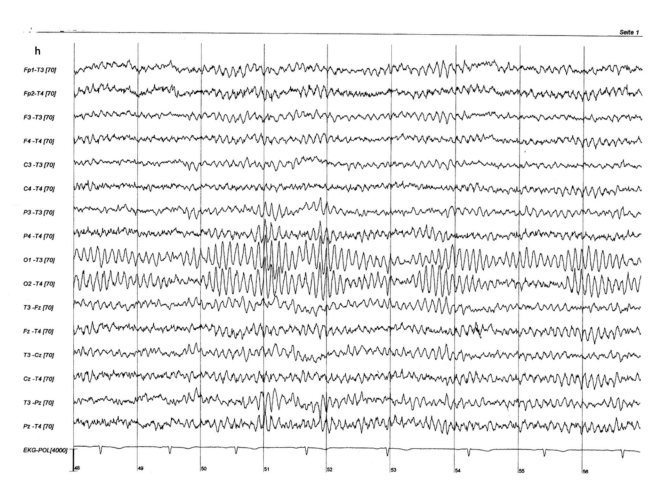

Normales EEG in verschiedenen Montagen

Referenzschaltung gegen temporomedial (T3 und T4): Hierbei werden generell die mittleren temporalen langsameren Wellen herausgearbeitet. Dies ermöglicht eine ergänzende Anwendung bei temporalen Prozessen

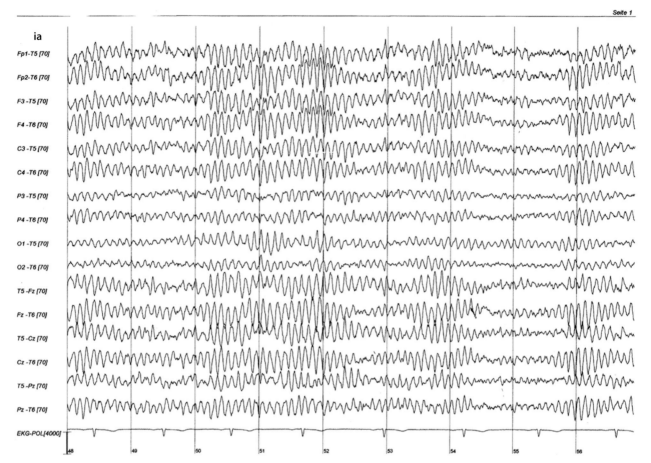

Referenzschaltung gegen temporoposterior (T5 und T6): Die Ableitung ist durch ein großes Alpha-Feld mit Einbeziehung der hinteren temporalen Bereiche gekennzeichnet und zeigt anterior eine Amplitudendominanz gegenüber posterior, da hier der Elektrodenabstand im Gegensatz zum geringen Abstand bei O1-T5 und O2-T6 am größten ist

Normales EEG in verschiedenen Montagen

5

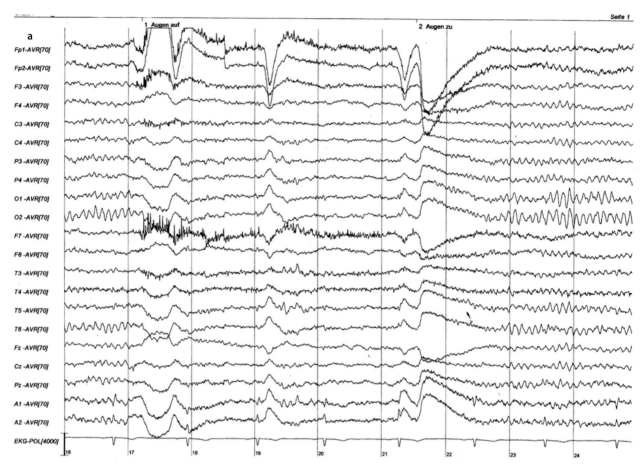

Normales EEG in verschiedenen Montagen

18-jähriger gesunder Proband. Ableitung gegen die Mittelwertreferenz: Der rechts etwas amplitudenbetonte Alpha-Grundrhythmus wird durch Augen- öffnen (s. Negativität des Öffnungsartefaktes) vollständig blockiert und von Beta-Aktivität abgelöst. Bis zum Augenschluss (s. Positivität des Augenschluss- artefakts) finden sich dreimal Lidschlagartefakte mit ihren prägnanten Aus- lenkungen, die durch die Mittelwertreferenz in alle anderen Bereiche eingeleitet werden

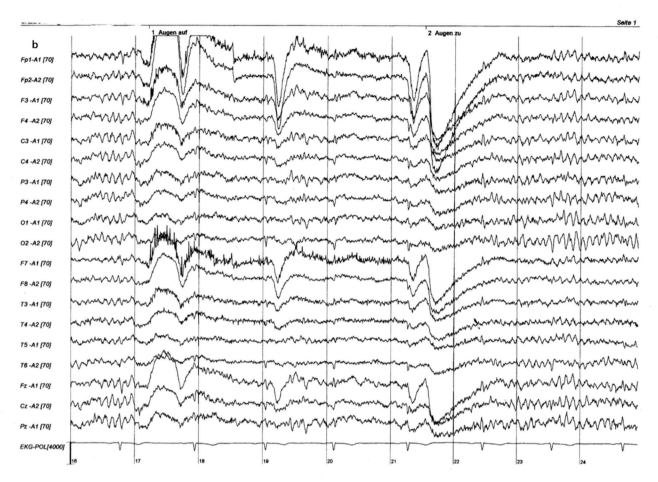

Ableitung gegen die Ohrreferenz: Der rechts amplitudenbetonte Alpha-Grundrhythmus wird durch Augenöffnen (s. Negativität des Öffnungsartefaktes) vollständig blockiert und von Beta-Aktivität abgelöst. Bis zum Augenschluss (s. Positivität des Augenschlussartefakts) finden sich dreimal Lidschlagartefakte mit ihren prägnanten Auslenkungen nach unten. Einstrahlen der Artefakte in die Ohrelektroden

Regelrechte Berger-Reaktion in verschiedenen Montagen

5

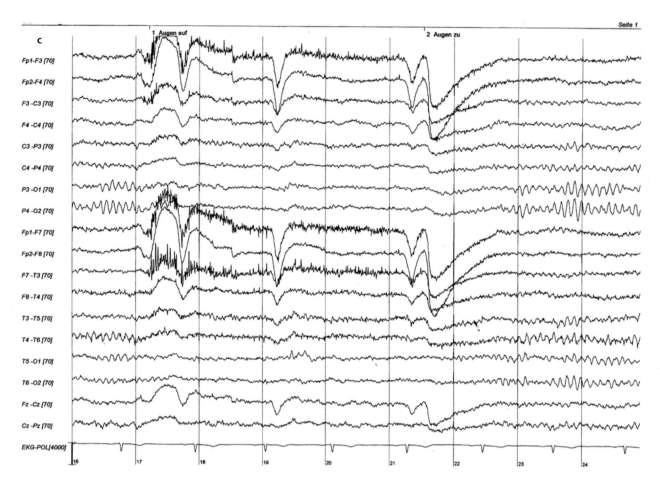

Regelrechte Berger-Reaktion in verschiedenen Montagen

Zentrale Längsreihenschaltung: Der rechts amplitudenbetonte Alpha-Grundrhythmus wird durch Augenöffnen (s. Negativität des Öffnungsartefaktes) vollständig blockiert und von Beta-Aktivität abgelöst. Augenartefakte und Lidschlag zeigen wegen der Reihenschaltung eine nur geringe Ausdehnung in frontotemporale Bereiche. Links frontopolar (Fp1) und temporoanterior (F7) Muskelverspannungsartefakte

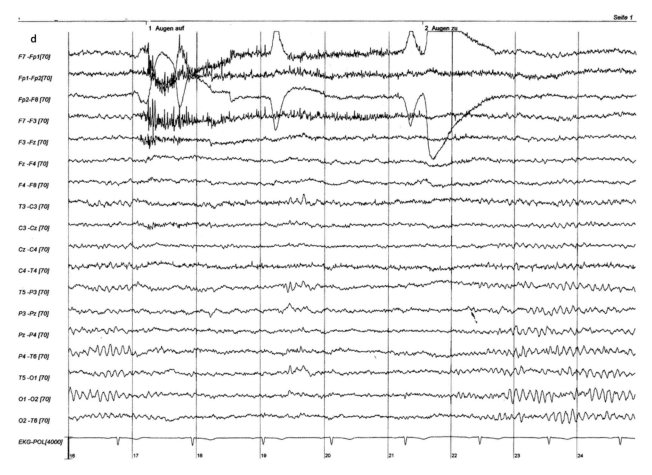

Querreihenschaltung: Der Alpha-Grundrhythmus wird durch Augenöffnen vollständig blockiert und von Beta-Aktivität abgelöst. Augenartefakte und Lidschlag zeigen wegen der Polung F7-FP1 und FP2-F8 einen gegenläufigen Ausschlag und nur eine geringe Ausdehnung in andere Bereiche. Die Spannungshöhe der Alpha-Tätigkeit ist wegen der Querreihung geringer, generell betont werden aber regionale Verlangsamungen (hier links temporal vor allem nach Augenöffnen)

Regelrechte Berger-Reaktion in verschiedenen Montagen

5

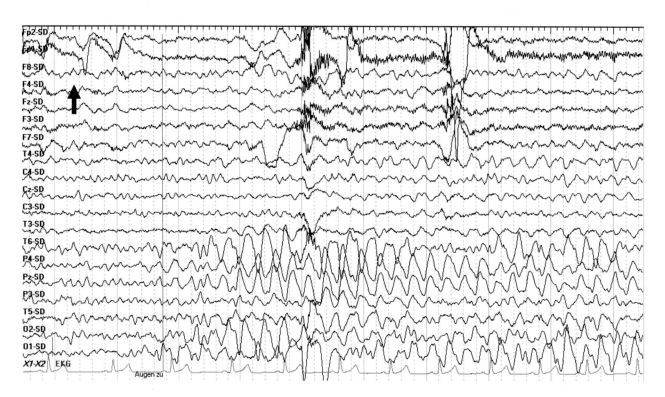

Grundrhythmusvarianten:

Thetagrundrhythmusvariante

6 Jahre alt, wach, Referenzableitung, EEG: nach Augenschluss zunächst eine 8–9 Hz-Grundaktivität okzipital bds.. 4 Sek. nach Augenschluss Amplitudenaktivierung und Halbierung der Grundaktivität-subharmonisch. Thetagrundrhythmusvariante. Der Augenschluss erfolgte 2 Sekunden vor dem Eintrag (siehe Pfeil), erkennbar am Bulbusartefakt. Nicht pathologisch!

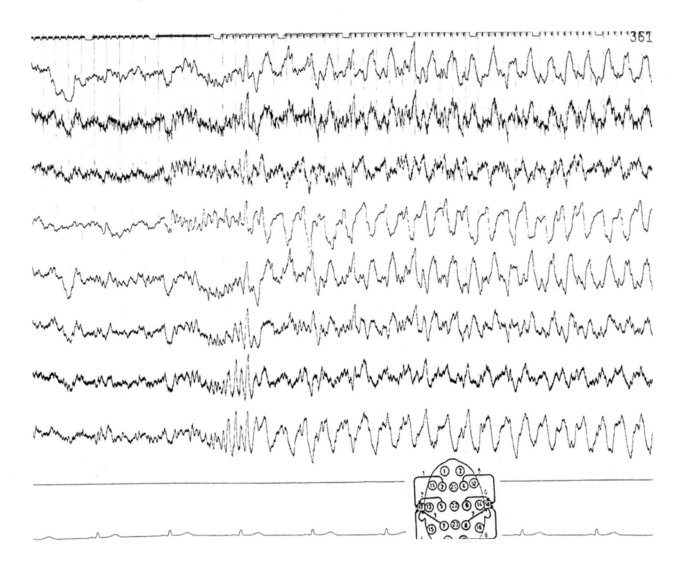

EEG der Mutter des Kindes abgeleitet wegen Migräne: Thetagrundrhythmus-variante, autosomal dominanter Erbgang

Grundrhythmusvarianten: Beta-grundrhythmusvariante

5

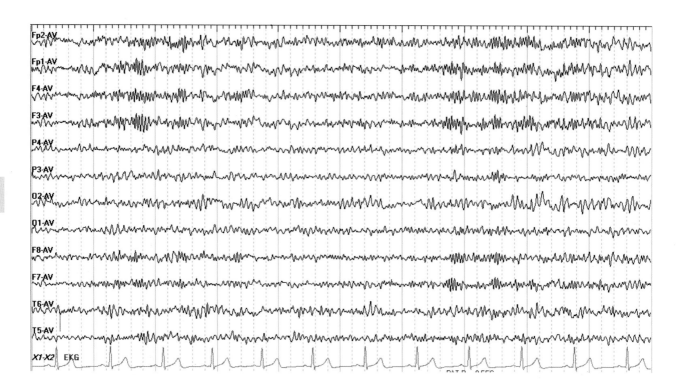

Grundrhythmusvarianten:
Thetagrundrhythmusvariante

17 Jahre alt, kein neurologisches Defizit, keine Medikamente, wach, Augen geschlossen, Referenzableitung, EEG: frontal betonte generalisierte amplitudenmodulierte Betaaktivität, keine Migräne. Normvariante vom Betatyp, nicht pathologisch. Merke: immer Mediakmentenausschluss: Benzodiazepine!

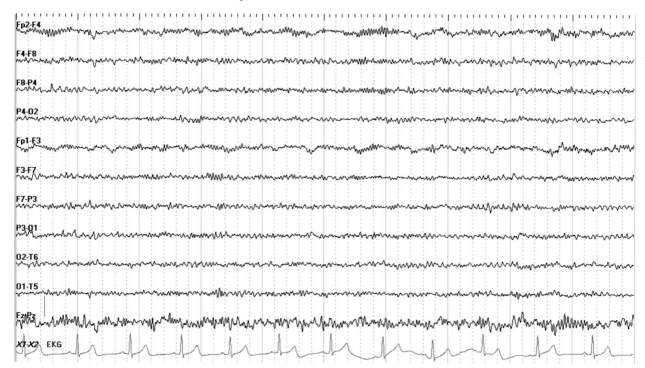

Grundrhythmusvarianten: Betagrundrhythmusvariante

Gleicher Patient wie Abb. zuvor, bipolare Längsreihenableitung, EEG: frontal betonte generalisierte amplitudenmodulierte Betaaktivität, Spannungsabfall nach okzipital. Normvariante vom Betatyp, nicht pathologisch. Merke: immer Mediakamentenausschluss: Benzodiazepine!

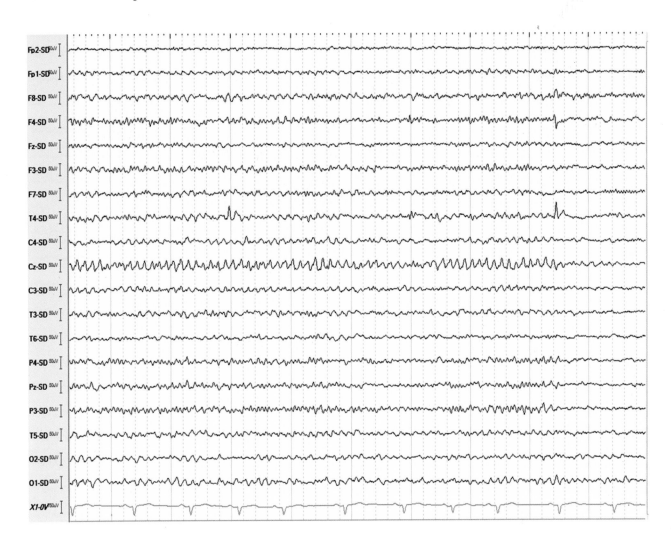

wach, Augen geschlossen, Referenzableitung, EEG: unter Cz arkardenförmige 7 Hz, μ-like Rhythmus, eng umschrieben; Ciganek-Variante, Normvariante

Ciganek Variante: 9 Jahre alt

5

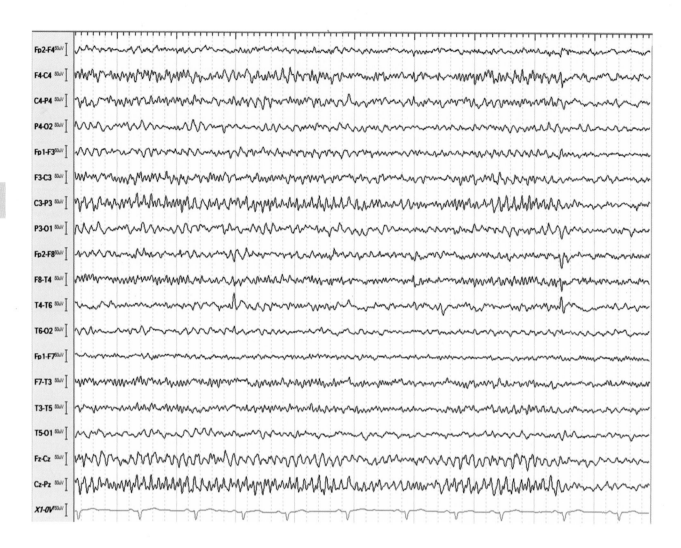

Ciganek Variante: 9 Jahre alt   Gleicher Patient wie Abb. zuvor, wach, Augen geschlossen, bipolare Längs-
reigenableitung, EEG: unter Cz arkardenförmige 7 Hz, μ-like Rhythmus, eng
umschrieben; Ciganek-Variante, Normvariante

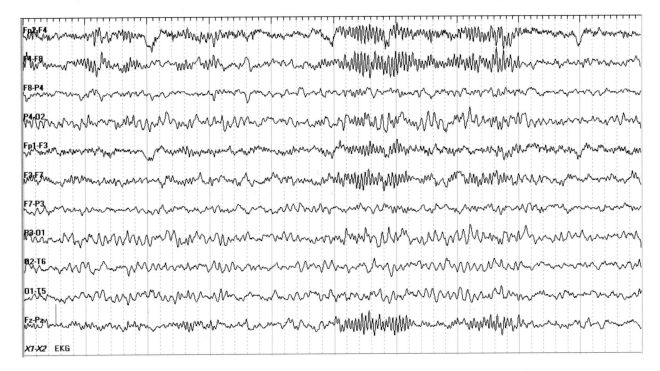

3 Jahre alt. Retardiert, keine Lissenzephalie Typ 1;keine Aminoazidopathie; bipolare Längsreihenschaltung, Augen geschlossen; Grundaktivität parietookzipital bds Theta-Alphawellenmischaktivität, unterlagerte Deltawellen, frontal bds. und über dem Vertex spindelförmige bis 100 µV hohe Betaspindeln, kein spezifischer Befund, oft bei Retardierung, DD15q11q13-Duplikationssyndrom

Grundrhythmusvariante DD Betagrundrhythmusvariante, Betaaktivität bei retardierten Kindern

5

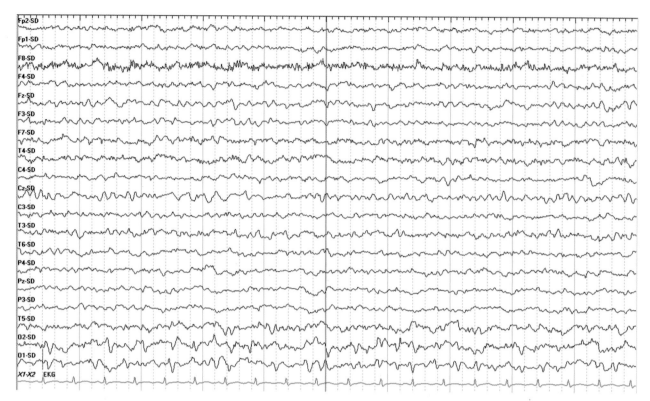

Lamdawellen

6 Jahre alt, wach, liest Buch. Referenzableitung, EEG: okzipital bds., asynchrone überwiegend negative 2–3phasige Potenziale; bei Betrachten von Bildern: selbstinduzierte visuell evozierte Potenziale. Lambda-Wellen nach dem griech. λ. Harmlos.

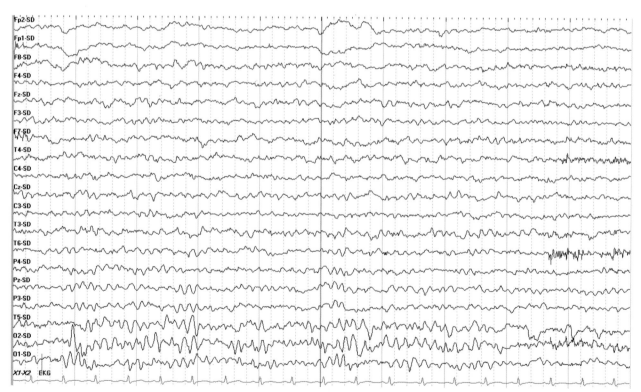

Lambda-Wellen

Gleicher Patient wie Abb. zuvor, Referenzableitung, EEG: jetzt mit Augenschluss: α-Rhythmus occipital bds, λ-Wellen nicht mehr nachweisbar. Merke: λ-Wellen nur bei Betrachten von Bildern, bei Augenschluss nicht nachweisbar.

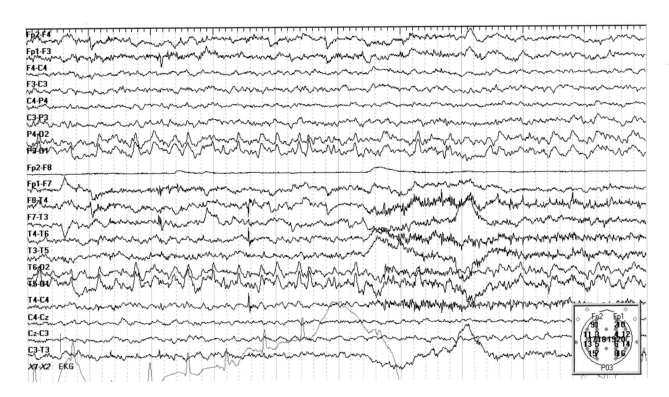

7 Jahre alt, Abklärung Synkope, bipolare Längsreihenableitung, Augen ge-öffnet, liest ein Bilderbuch! Okzipital bds. negative steile Transienten: Lamb-da-Wellen, Merke: Protokolleintrag wichtig, Fp2-F8: Elektrodenartefakt

Lamdawellen

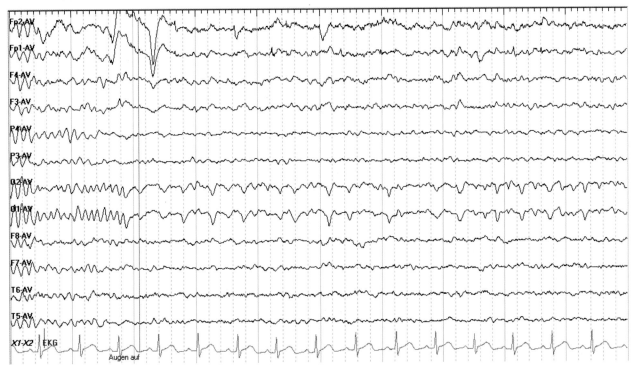

13 Jahre alt, Kopfschmerzabklärung, Wach-EEG, Referenzableitung, EEG: bei Augenschluss okzipital bds Alphaaktivität, nach Augenöffnen streng okzi-pital sägezahnähnliches Muster: Lambda-Wellen.

Lambda-Wellen bei älteren Kindern

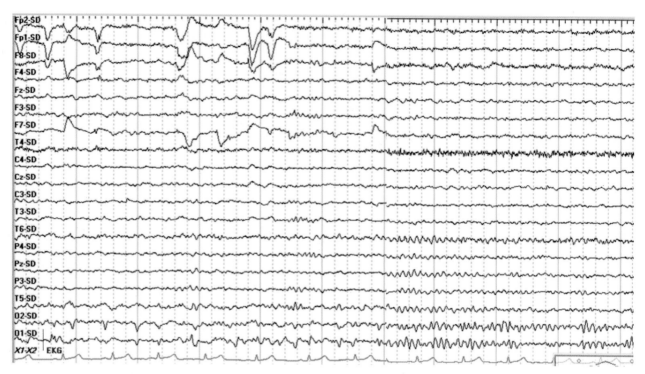

Lambdawellen bei Älteren

16 Jahre alt, Abklärung Kopfschmerzen, Augen geöffnet, Referenzableitung, EEG: okzipital bds niedrigamplitudige positive Wellen bei visueller Exploration; < 50 μV, bilateral synchron und asynchron; frontal Bulbusartefakte, okzipitale λ-Wellen, nach Augenschluss (Pfeil) bds. gleichmässige Alphagrundsaktivität ohne Seitendifferenz, λ-Wellen durch Augenschluss supprimiert. Merke: λ-Wellen sind auch bei Älteren möglich!

EEG in Ermüdung und Schlaf

© Springer-Verlag GmbH Deutschland, ein Teil von Springer Nature 2021
G. Kurlemann, H. Kursawe, *Übungsbuch EEG bei Kindern und Jugendlichen*,
https://doi.org/10.1007/978-3-662-62749-5_6

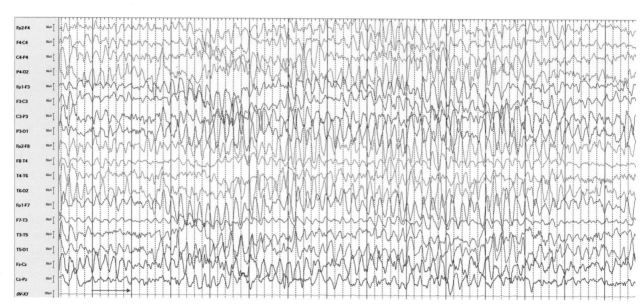

EEG in Ermüdung: hypnagoge Synchronie: 6 Monate alter Säugling

Augen geschlossen, bipolare Längsreihenableitung, EEG: parietookzipital bds. Mit Ausbreitung nach frontal bis 150 µV z. T. rhythmisierte Thetaaktivität mit Überlagerungseffekten auf Grund der Amplitude, hypnagoge Synchronie. Schlafstadium 1. Normalbefund

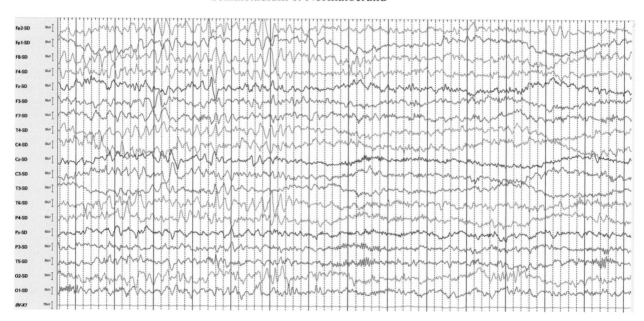

EEG in Ermüdung: hypnagoge Synchronie: 6 Monate alter Säugling

Gleicher Patient wie Abb. zuvor, Referenzableitung, EEG: zunächst noch hypnagoge Synchronie, dann Amplitudenabbruch mit generalisierter Beta-aktivität niedriger Amplitude z. T. spindelig, subvigile Betaaktivität, Schlaf-stadium1–2, Normalbefund.

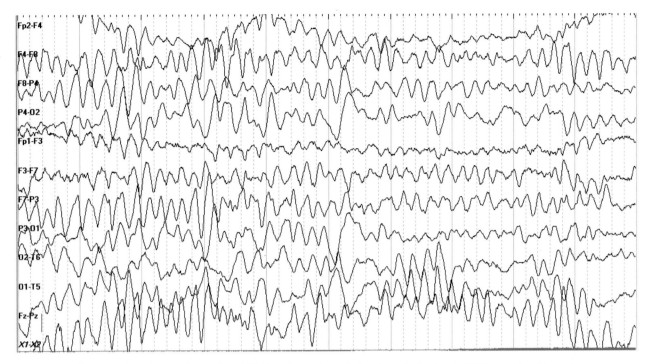

Augen geschlossen, bipolare Längsreihe, EEG: 5 Hz Thetaaktivität mit deutlicher Amplitudenaktivierung als Zeichen des Schlafstadium 1; Merke: je jünger das Kind, desto ausgeprägter die müdigkeitsbedingte physiologische Amplitudenaktivierung

EEG in der Ermüdung, hypnagoge Synchronie 2 Jahre altes Kleinkind

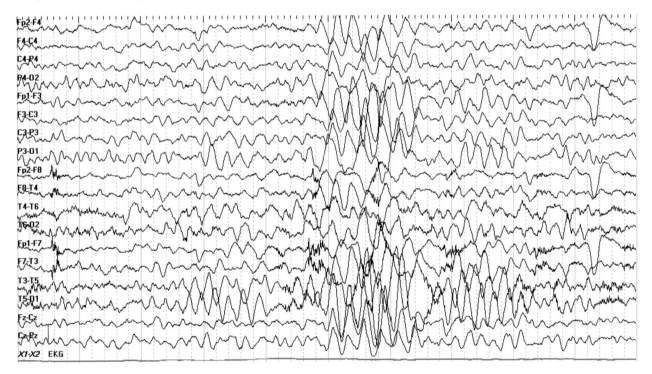

Augen geschlossen, bipolare Längsreihe; EEG: Grundaktivität 4 Hz mit leichter Amplitudenaktivierung, paroxysmale generalisierte Amplitudenzunahme, hypnagoge Synchronie, Schlafstadium 1, Normalbefund

EEG in der Ermüdung, 3 Jahre altes Kleinkind

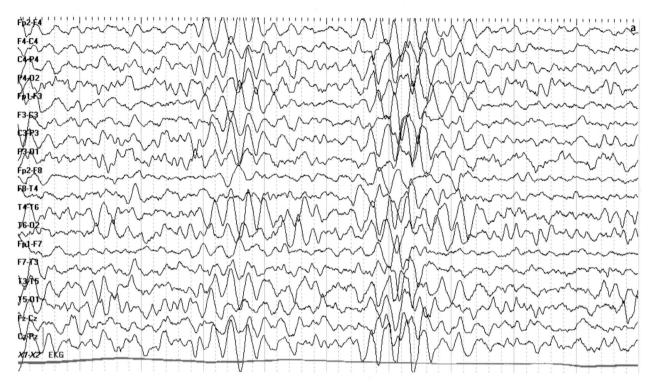

EEG in der Ermüdung, variable hypnagoge Synchronie, 3 Jahre altes Kleinkind

Gleicher Patient wie Abb. zuvor, bipolare Längsreihe; EEG: mehrfach paroxysmale Amplitudenzunahme, Schlafstadium 1, hypnagoge Synchronie, Normalbefund

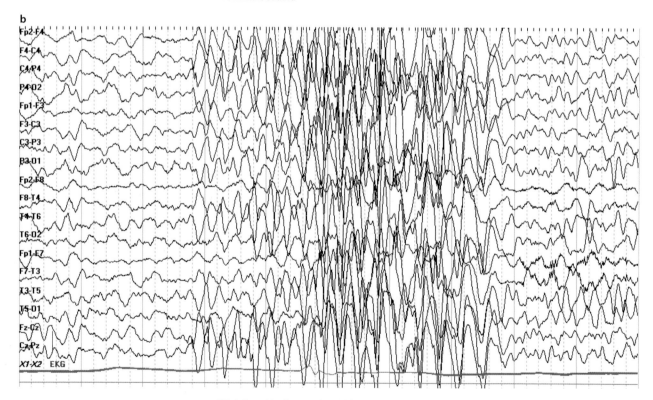

EEG in der Ermüdung, variable hypnagoge Synchronie, 3 Jahre altes Kleinkind

Gleicher Patient wie Abb. zuvor, bipolare Längsreihe; EEG: Rückgang der Grundaktivität auf 4 Hz mit leichter Amplitudenaktivierung, paroxysmale Amplitudenzunahme auf 200 µV, hypnagoge Synchronie Schlafstadium 1, Normalbefund. Merke: je jünger das Kind, desto ausgeprägter kann die hypnagoge Synchronie sein! Überlagerungseffekt, keine Anfallsbereitschaft

c

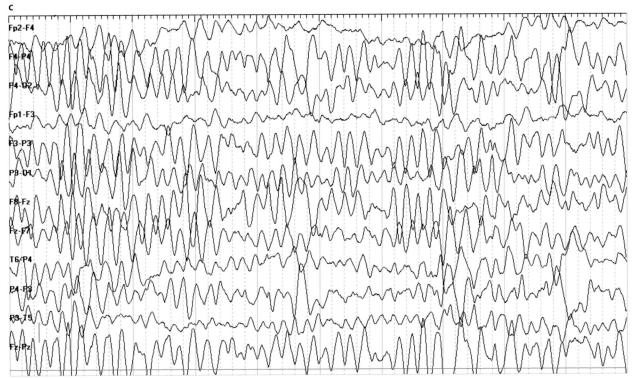

Gleicher Patient wie Abb. zuvor, Augen geöffnet, bipolare Längsreihe, EEG: monotone bis 150 µV hohe 4 Hz Aktivität parietookzipital, abrupter Spannungsabfall nach frontal trotz geöffneter Augen, hypnagoge Synchronie, Ermüdung, Schlafstadium 1, Normalbefund

EEG in der Ermüdung, variable hypnagoge Synchronie, 5 Jahre altes Kleinkind

d

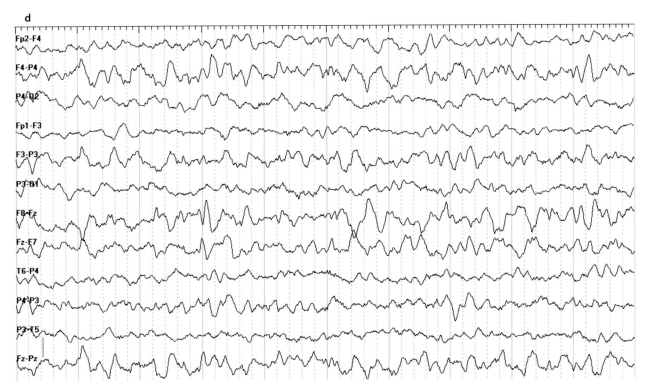

Gleicher Patient wie Abb. zuvor, Augen jetzt geschlossen, bipolare Längsreihe, EEG: Amplitudenabnahme und Frequenzabnahme zunehmend Deltaaktivität parietookzipital, frontal und unter Fz steile Transienten: Vertexpotenziale mit Maximum über dem Vertex, Schlafstadium 2, Normalbefund

EEG im Schlaf, Vertexpotenziale, 5 Jahre altes Kleinkind

6

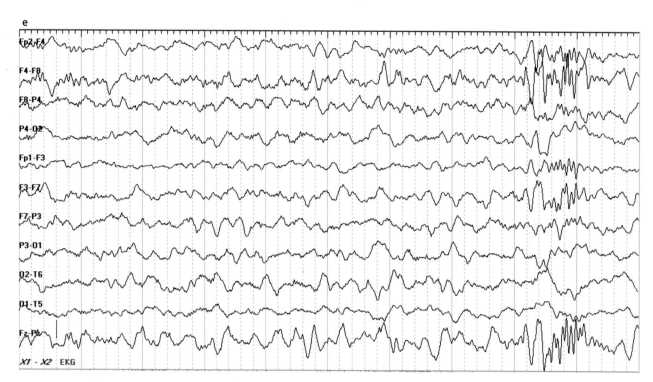

EEG im Schlaf, Schlafspindeln, 5 Jahre altes Kleinkind

Augen geschlossen, bipolare Längsreihe, EEG: Amplitudenabnahme und Frequenzabnahme zunehmend Deltaaktivität parietookzipital, frontal symmetrische kurze Schlafspindeln, Schlafstadium 2, Normalbefund

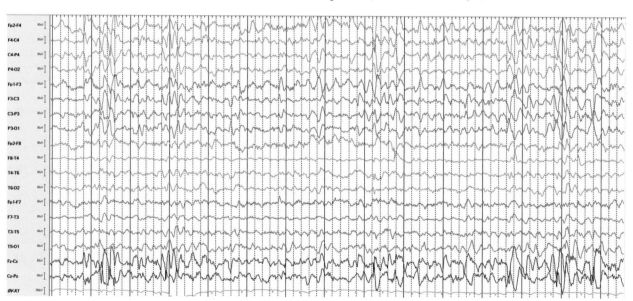

EEG im Schlaf, 6 Jahre altes Schulkind

Augen geschlossen, bipolare Längsreihe, über dem Vertex mono und in Clustern lokalisierte steile Potenziale mit Phasenumkehr unter Cz; Vertexpotenziale, Schlafstadium 1–2, Normalbefund

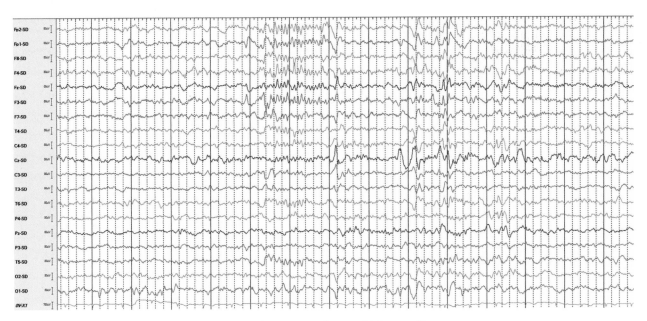

Gleicher Patient wie Abb. zuvor, Augen geschlossen, Referenzableitung, über dem Vertex mono und in Clustern lokalisierte steile Potenziale unter Cz; Vertexpotenziale, bilaterale Spindeln mit Maximum frontal, Schlafspindeln, Schlafstadium 2, Normalbefund

EEG im Schlaf, 6 Jahre altes Schulkind

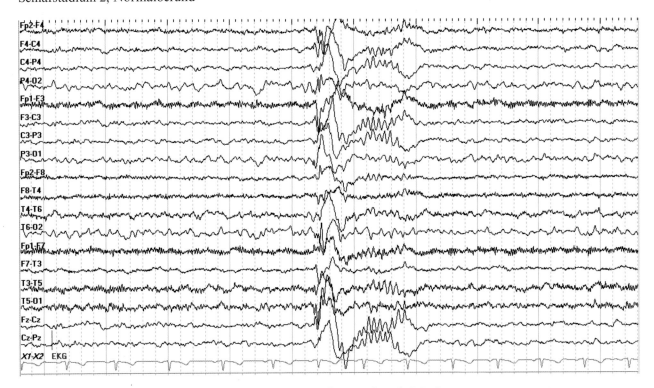

14-jähriger, Schlaf; bipolare Längsreihe; EEG: steile spitze Welle mit Maximum über Cz, gefolgt von einer kammähnlichen 11 Hz Spindel: K-Komplex, Schlafstadium 2; Normalbefund

EEG im Schlaf, 14 Jahre alter Jugendlicher, K-Komplex

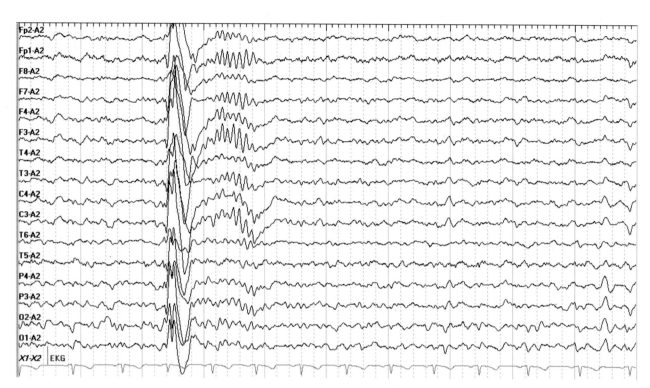

EEG im Schlaf, 14 Jahre alter Jugendlicher, K-Komplex

Ableitung gegen das rechte Ohr; EEG: K-Komplex, Schlafstadium 2; Normalbefund

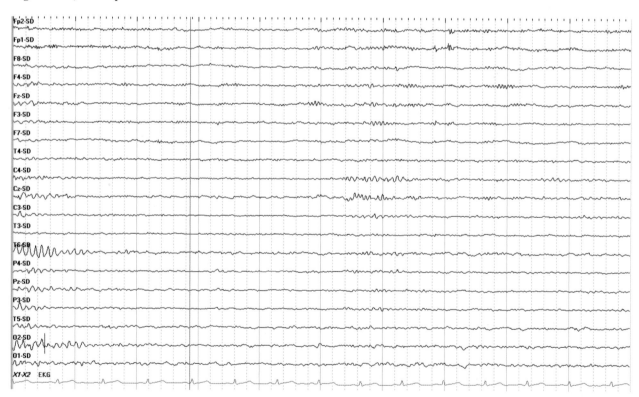

EEG in der Ermüdung

13-jähriger mit Grand mal Epilepsie, Referenzableitung, EEG: Auflösen der Alphagrundaktivität okzipital, Ermüdung

EEG in Ermüdung und Schlaf

a

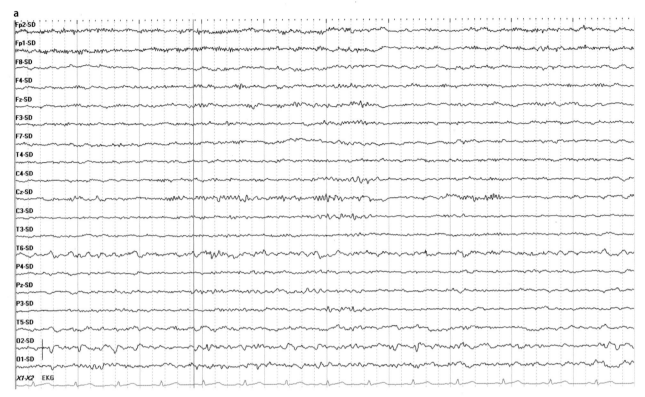

Referenzableitung, EEG: rechts temporal und okzipital niedrigamplitudige sharp waves: POSTS: positive okzipitale scharfe Transienten des Schlafes, nicht pathologisch

EEG in der Ermüdung, POSTS

6

b

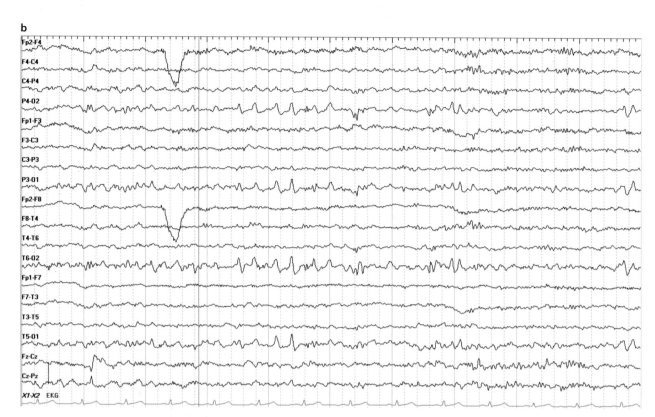

EEG in der Ermüdung, POSTS   bipolare Längsreihenschaltung, EEG: bds. temporookzipital niedrigamplitudige Sharp-Waves: POSTS: positive okzipitale scharfe Transienten des Schlafes, nicht pathologisch, trotz der Diagnose der Grand mal Epilepsie, physiologisches Schlaf-EEG-Muster

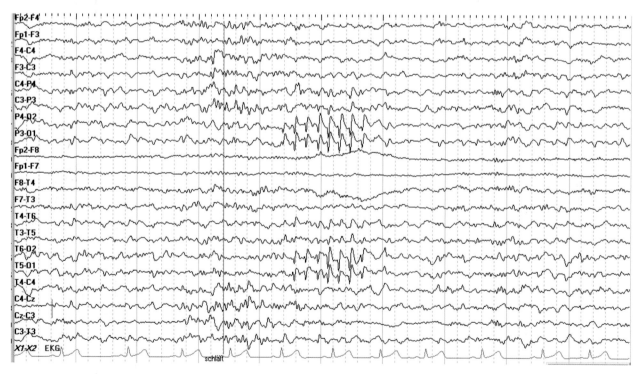

EEG im Schlaf, 6/Sek. Spike Waves   10 Jahre alt, Schlaf (Protokoll), bipolare Längsreihe, EEG: temporoparietal 6/sec Spikes im Schlaf, nicht pathologisch

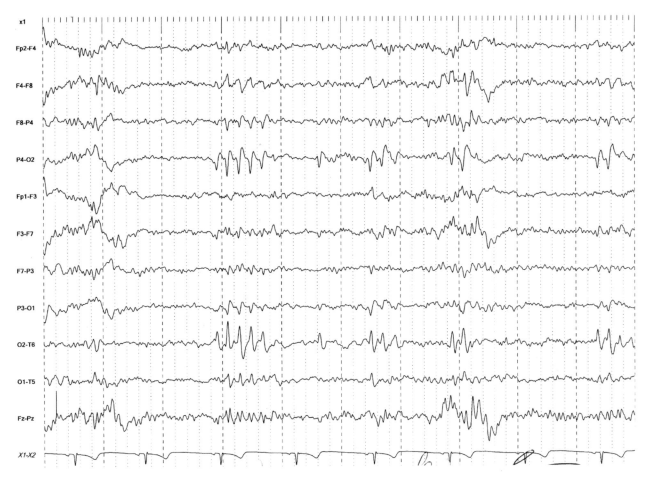

14 Jahre alt, therapieschwierige komplexe Partialanfälle, Schlaf, bipolare **EEG im Schlaf, 6/Sek. Spike Waves**
Längsreihe, EEG: bipolare Längsreihe, rechts parietookzipital Spike-Cluster,
auch isoliert, ohne Ausbreitung, über frontal und dem Vertex: niedrigamplitudige Schlafspindeln; fokale Anfallsbereitschaft DD 6/Sek. Spikes im Schlaf

6

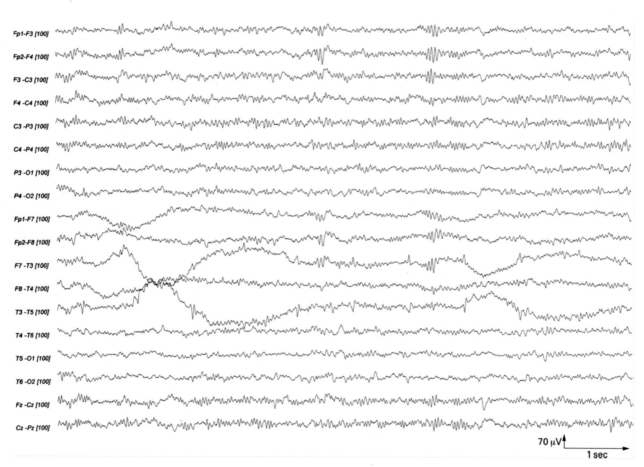

Subvigile Beta-Wellen

15-jähriger Patient mit generalisierter idiopathischer Epilepsie. EEG-Nacht-ableitung in bipolarer Längsreihe: Okzipitale Alpha-Beta-Theta-Mischaktivität der Ermüdungsphase. Frontal betonte subvigile β-Aktivität (20–25/s-Wellen) als typisches Ermüdungszeichen. T3-Wackelartefakt infolge schlechten Sitzes der T3-Elektrode

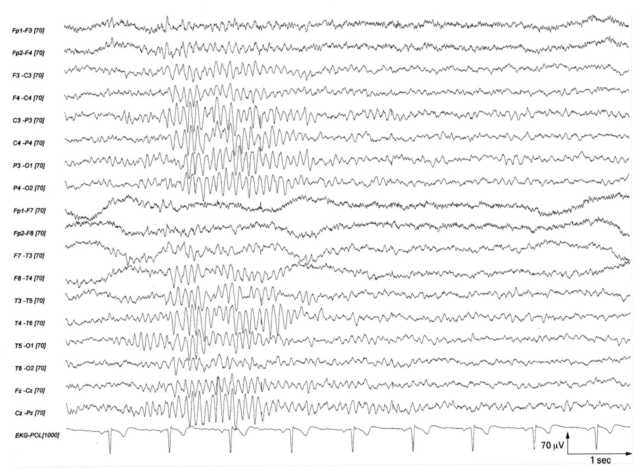

23-jähriger Patient, generalisierte idiopathische Epilepsie. EEG in bipolarer **Ermüdungszeichen** Längsreihe: Anfangs zerfallender Grundrhythmus von 11/s, dann gruppierte monomorphe α-Aktivität von 9/s, schließlich unregelmäßige α-ϑ-Mischaktivität

6

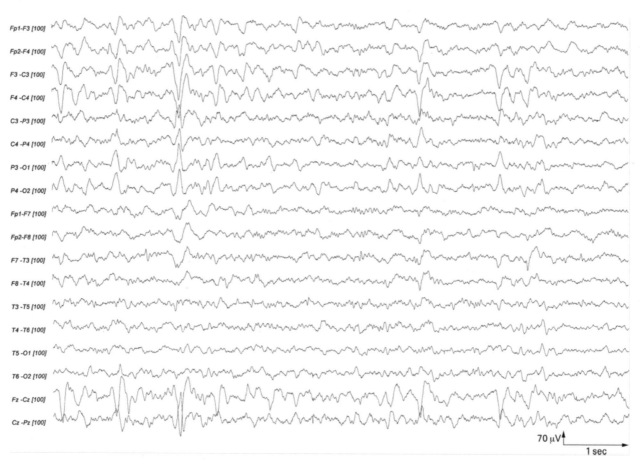

Vertexwellen

15-jährige Patientin mit generalisierter idiopathischer Epilepsie. EEG: Repetitive Vertexwellen mit Phasenumkehr über Cz. Posteriore Mischaktivität aus Alpha-Beta-Theta-Wellen. Frontale β-Gruppen um 20/s. Schlafstadium 1

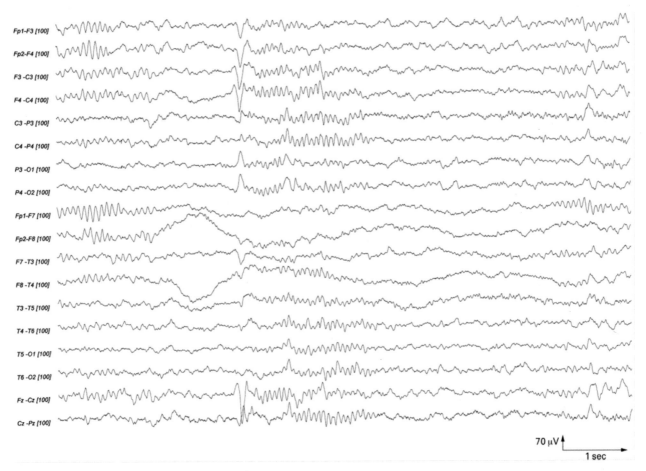

70 µV
1 sec

15-jährige Patientin mit generalisierter idiopathischer Epilepsie. EEG-Nachtableitung: Anterior betonte α-Gruppen von 11/s und Vertexwelle, gefolgt von 13/s-Schlafspindeln. F8-Artefakt. Schlafstadium 1–2

„Anteriorisierte" α-Aktivität, Vertexwellen und Schlafspindeln

6

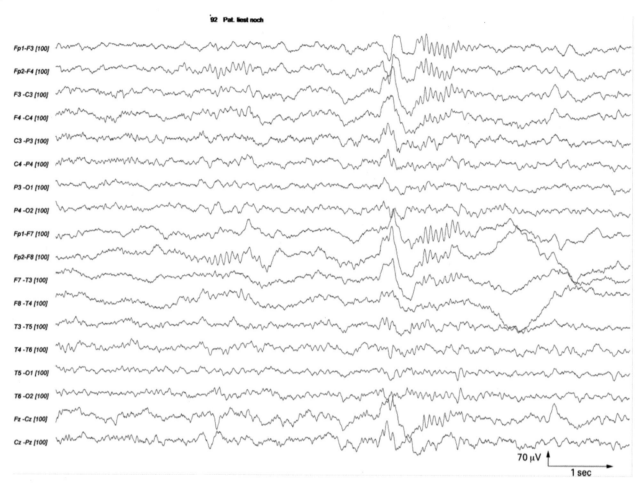

Vertexwelle und K-Komplex

15-jährige Patientin mit generalisierter idiopathischer Epilepsie. EEG-Nacht-ableitung: Linke Bildseite mit posteriorer Mischaktivität, abortiver Vertex-Welle und frontaler α-Gruppe von 12/s (rechtsbetonte Schlafspindeln?), dann K-Komplex mit frontal aufgelagerter 12/s-Spindelaktivität. Schlafstadium 2

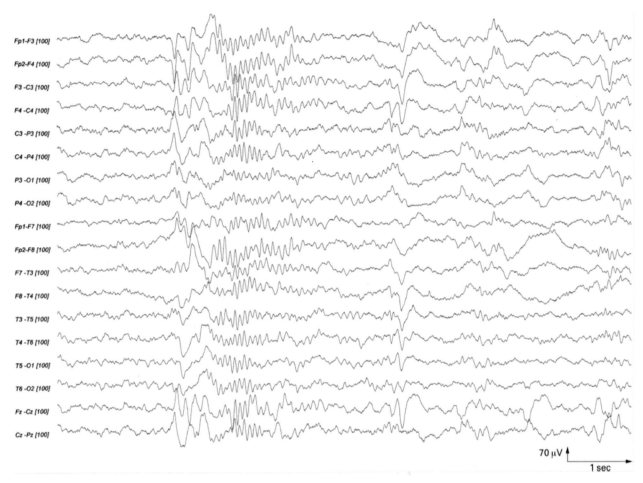

15-jährige Patientin mit generalisierter idiopathischer Epilepsie. EEG-Nachtableitung: Typischer K-Komplex: frontal betonte mehrgipflige δ-Welle und aufgelagerte 12/s-Spindel. Nachfolgend abortive Vertex-Wellen und Aktivitätsabflachung. Schlafstadium 2

K-Komplex und Schlafspindel

6

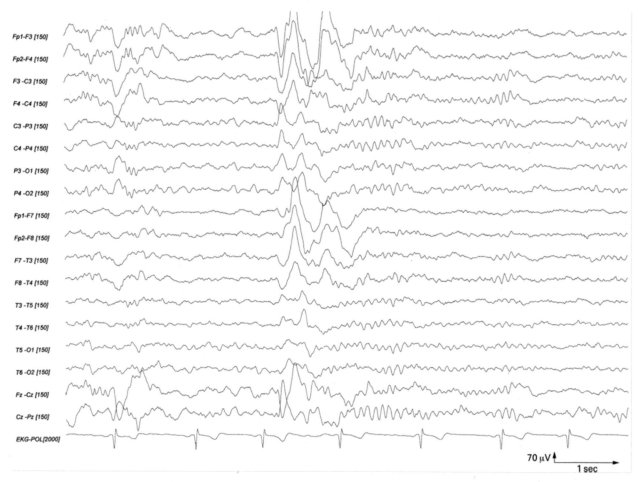

**Vertex-Welle, K-Komplex und
Schlafspindeln**

14-jähriger Patient nach erstem Grand-mal-Anfall. EEG: Initial Vertexwelle
mit Phasenumkehr über Cz, dann in der Bildmitte K-Komplex mit angelagerter
Spindel-Aktivität. Nachfolgend angedeutete schnellere flache okzipitale
Grundaktivität. Schlafstadium 2

C:\EEG\179A_07.EEG 5.2.2008 11:54:36.796   Seite 1

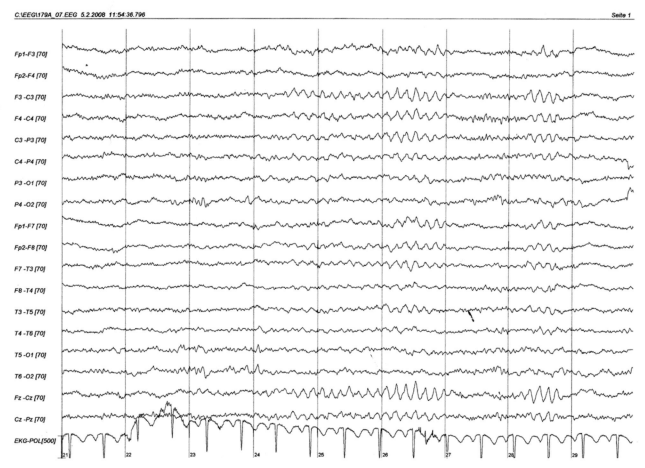

19-jähr. Pat. zur Anfallsdiagnostik. EEG: Initial okzipital dominierende   **Hypnagoge Theta-Wellen**
Alpha-Beta-Theta-Aktivität als Ausdruck der Einschlafphase, dann hypna-
goge Theta-Wellen. Merke: Monomorphe, frontal betonte 6–7/s-Aktivität

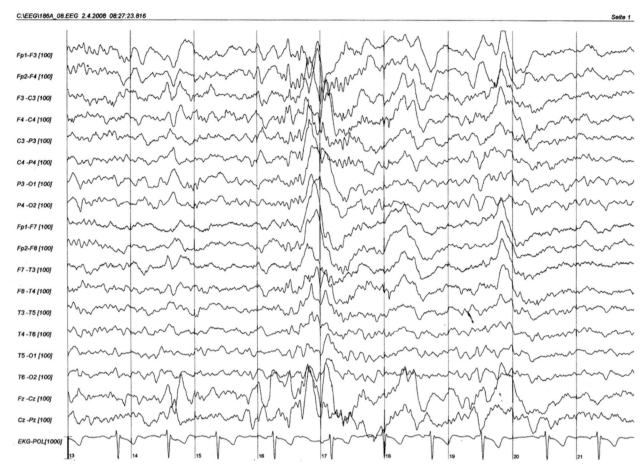

C:\EEG\186A_08.EEG 2.4.2008 08:27:23.816

Seite 1

Vertex-Wellen und K-Komplexe

16-jähriger Pat. mit Konzentrationsstörung. EEG: Alpha-Beta-Theta-Mischaktivität mit Theta-Dominanz. Nach 1 s Vertex-Welle, nach 3 s erneute Vertex-Welle, dann typischer K-Komplex mit überlagerter Beta-Spindel, nach 6 und 7 s K-Komplexe. Schlafstadium 2

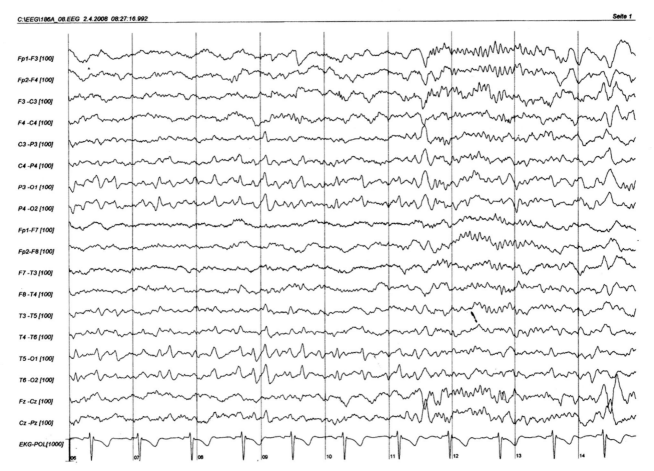

16-jähriger Pat. mit Konzentrationsstörung. EEG in Längsreihenschaltung (Empfindlichkeit vermindert auf 100 µV/D) : Initial für 5 s typische POSTS, in der Längsreihenschaltung wegen des Eingangs der O1 und O2 in den B-Kanal mit Spitze nach oben. Ausdehnung auch in die T5 und T6. Nach 6 und 9 s Vertex-Wellen. Frontale 13/s-Schlafspindeln. Eintritt in Schlafstadium 2

Positive okzipitale scharfe Transienten des Schlafs (POSTS), Vertex-Wellen und Schlaf-Spindeln

6

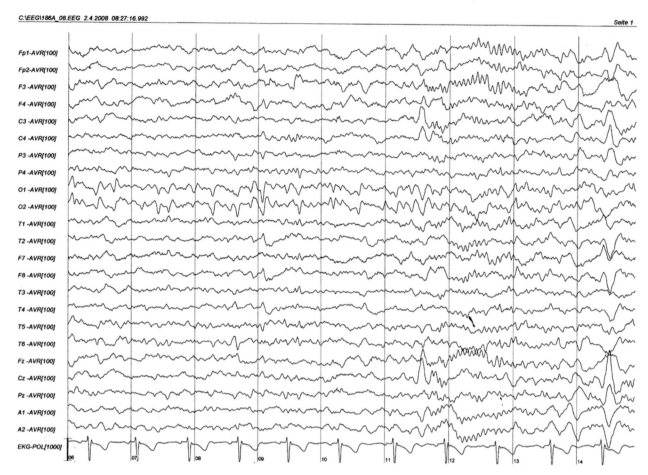

C:\EEG\186A_08.EEG 2.4.2008 08:27:16.992   Seite 1

**Positive okzipitale scharfe
Transienten des Schlafs (POSTS),
Vertex-Wellen und Schlaf-Spindeln**

EEG in Referenzschaltung gegen den Mittelwert (Empfindlichkeit vermindert auf 100 µV/D) : Initial für 5 s typische POSTS, in der Referenzschaltung wegen des Eingangs der O1 und O2 in den A-Kanal mit Spitze nach unten zeigend. Ausdehnung auch in die T5 und T6. Nach 6 und 9 s Vertex-Wellen. Frontale 13/s-Schlafspindeln. Eintritt in Schlafstadium 2

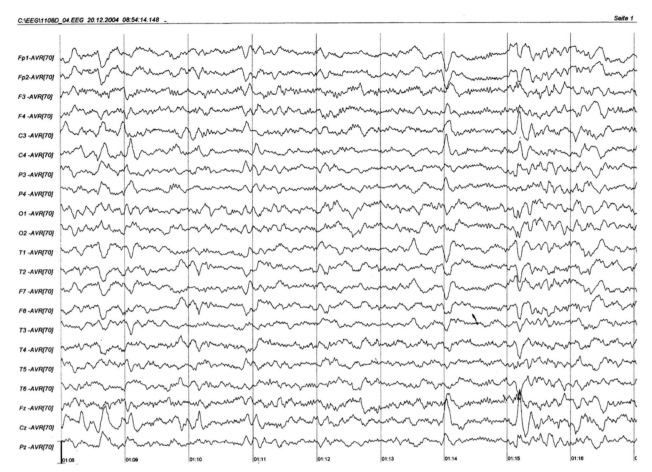

21-jähr. Patn. mit juveniler myoklonischer Epilepsie. EEG-Schlafableitung gegen die Mittelwertreferenz (mit tiefen Temporalelektroden T1 und T2): Okzipitale Theta-Dominanz. Insgesamt 7 Vertex-Wellen in fast regelmäßigen Abständen von 1 s: Schlafstadium 1. Merke: Vertexwellen sind in der Referenzschaltung erkennbar an der Stelle der höchsten Amplitude über Cz.

Repetierende Vertex-Wellen

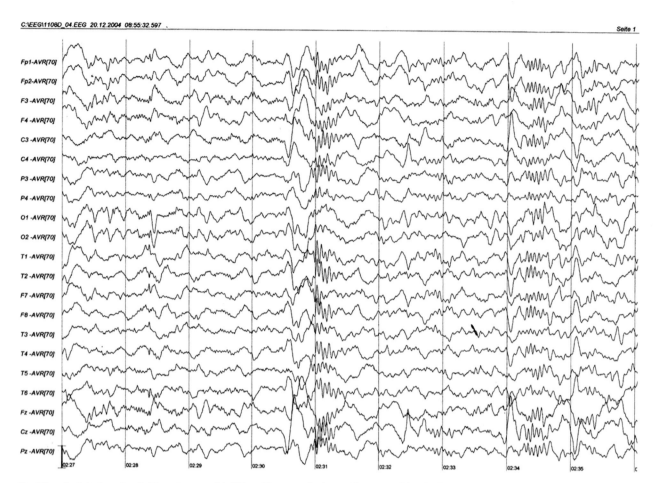

C:\EEG\1108D_04.EEG 20.12.2004 08:55:32.597

Positive okzipitale scharfe Transienten des Schlafs (POSTS) und K-Komplexe

21-jähr. Patn. mit juveniler myoklonischer Epilepsie. EEG-Schlafableitung gegen die Mittelwertreferenz (mit tiefen Temporalelektroden T1 und T2): Theta-Dominanz. Initial für 2 s okzipital POSTS. Nach 4 s typischer K-Komplex, der nach 8 s repetiert und jeweils von mehreren Delta-Wellen gefolgt ist, die wie der Komplex selbst eine frontale Betonung zeigen. Schlafstadium 2. Merke: K-Komplexe besitzen frontales Maximum in der Referenzschaltung erkennbar am Amplitudenmaximum

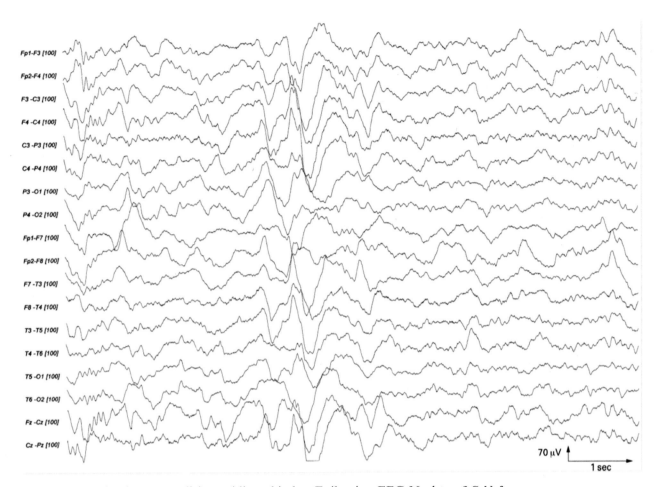

Fp1-F3 [100]
Fp2-F4 [100]
F3 -C3 [100]
F4 -C4 [100]
C3 -P3 [100]
C4 -P4 [100]
P3 -O1 [100]
P4 -O2 [100]
Fp1-F7 [100]
Fp2-F8 [100]
F7 -T3 [100]
F8 -T4 [100]
T3 -T5 [100]
T4 -T6 [100]
T5 -O1 [100]
T6 -O2 [100]
Fz -Cz [100]
Cz -Pz [100]

70 µV
1 sec

15-jährige Patientin, generalisierte idiopathische Epilepsie. EEG-Nachtableitung: Meist ϑ-Dominanz. Etwa 25 % amplitudenhöhere, anterior betonte
δ-Aktivität. Schlafstadium 3

δ-Schlaf

6

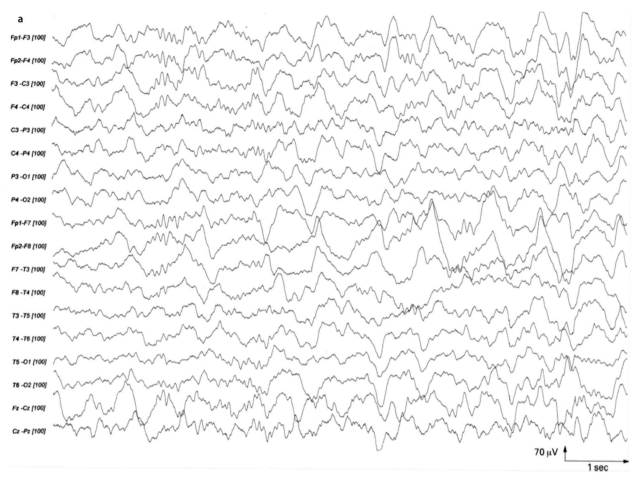

δ-Schlaf

EEG-Nachtableitung: Dominanz von amplitudenhohen, frontal betonten 1–2/s-Wellen, vorwiegend frontal von spindelförmiger 12–14/s-Aktivität überlagert. Schlafstadium 3–4.

Merke: Das Vorhandensein von Schlafspindeln spricht gegen das Stadium 4

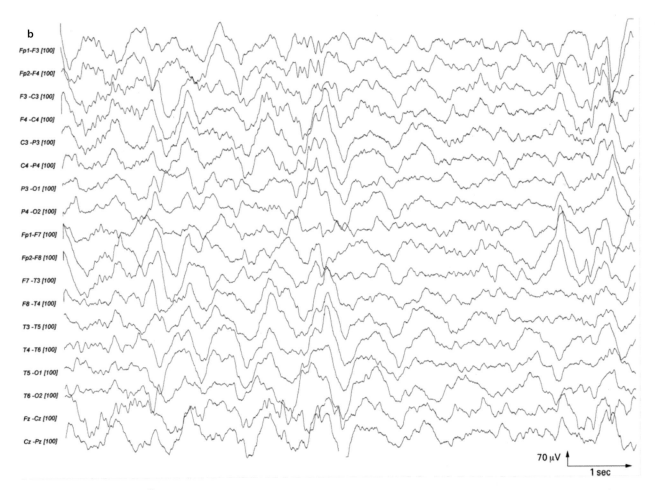

EEG-Nachableitung: Über 50 % der Epoche dominierende frontal betonte   **δ-Schlaf**
1–2/s-Aktivität. Schlafstadium 4. Nur initial rudimentäre Spindeln

6

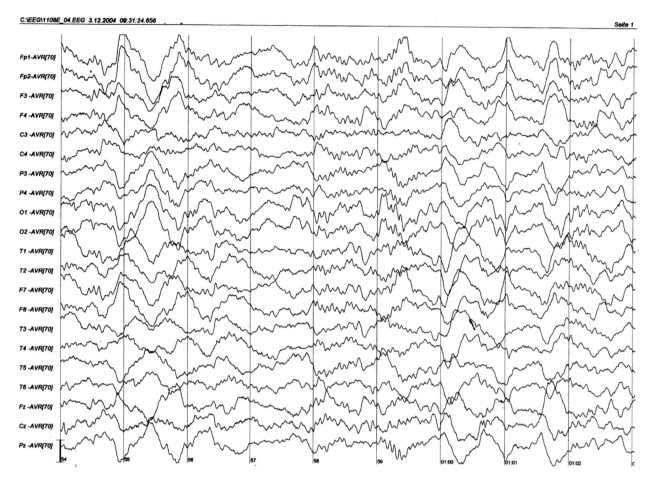

Delta-Schlaf

21-jähr. Patn. mit juveniler myoklonischer Epilepsie. EEG-Schlafableitung in Referenzschaltung gegen den Mittelwert: Über mindestens 4 s dominierende generalisierte Delta-Aktivität von 1–2/s. Überlagerung mit Alpha-Aktivität und frontalen und parietalen Schlafspindeln (12–13/s). Schlafstadium 3

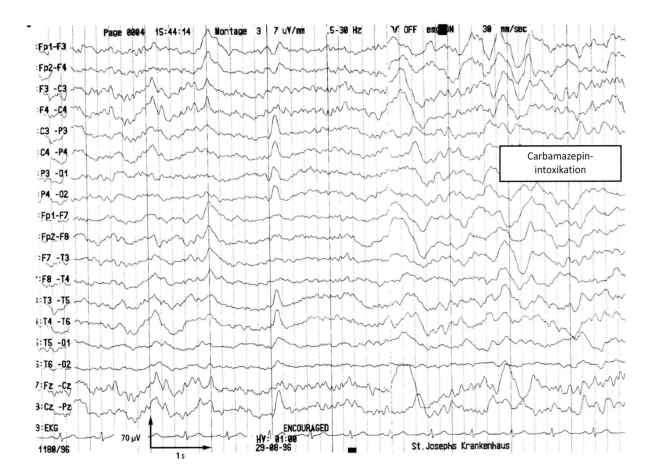

Page 0004 15:44:14 Montage 3 | 7 uV/mm .5-30 Hz VI OFF emg ON 30 mm/sec

Carbamazepin-intoxikation

70 µV   ENCOURAGED
HV: 01:00
29-08-96
1180/96   St.Josephs Krankenhaus
1 s

19-jähr. Patn. 4 Tage nach Suizidversuch mit 8 g Carbamazepin. EEG nach 1 min HV: Kein Grundrhythmus, okzipitale Alpha-Beta-Mischaktivität. Nach 4 s Vertex-Welle, anschließend K-Komplexe entsprechend dem Schlafstadium 1–2 bei engagierter Hyperventilation über 1 min

Graphoelemente des Schlafs bei Hyperventilation

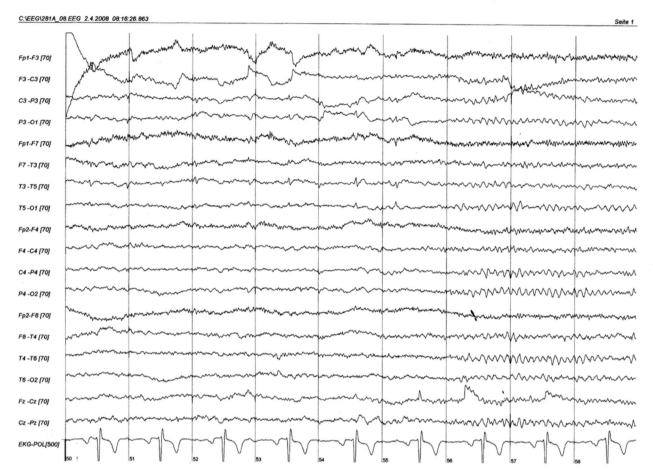

Benigne epileptiforme Transienten des Schlafs (BETS)

20-jähr. Pat. zur Anfallsdiagnostik EEG. in temporaler Längsreihenschaltung: Linke Bildseite Ermüdungszeichen mit Alpha-Beta-Theta-Mischaktivität und BETS linksseitig in temporaler Betonung (T3 und P3). Nach 7 s Alpha-Grundrhythmus von 10/s und Verschwinden der BETS. F3-Elektrodenartefakt

C:\EEG\281A_08.EEG 2.4.2008 08:16:22.414   Seite 1

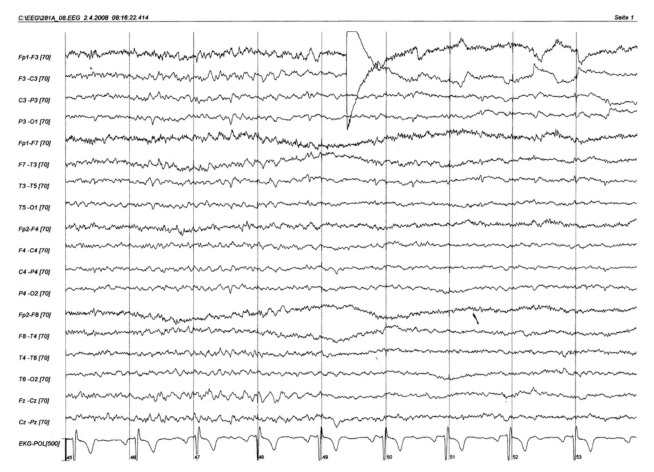

20-jähr. Pat. zur Anfallsdiagnostik. EEG in temporaler Längsreihenschaltung: Linke Bildseite Ermüdungszeichen mit Alpha-Beta-Theta-Mischaktivität und BETS linksseitig in temporaler Betonung (T3 und P3). Nach 7 s Alpha-Grundrhythmus von 10/s und Verschwinden der BETS. F3-Elektrodenartefakt

Benigne epileptiforme Transienten des Schlafs (BETS)

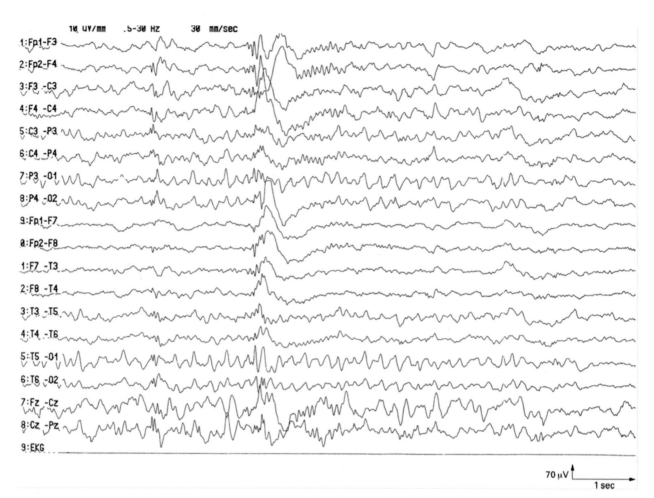

6

K-Komplex mit „Spikes" bei generalisierter idiopathischer Epilepsie

12-jährige Patientin nach einem Grand mal, wiederholt Lidmyoklonien beim Blick in die Sonne. EEG: In der Bildmitte typischer K-Komplex mit aufgelagerter 14/s-Spindel und vorgelagerten „spikes"(„Epileptischer" K-Komplex nach Passouant 1951). Davor frontal suspekte „spikes". Nachfolgend POSTS. Schlafstadium 2 EEG in Ermüdung und Schlaf

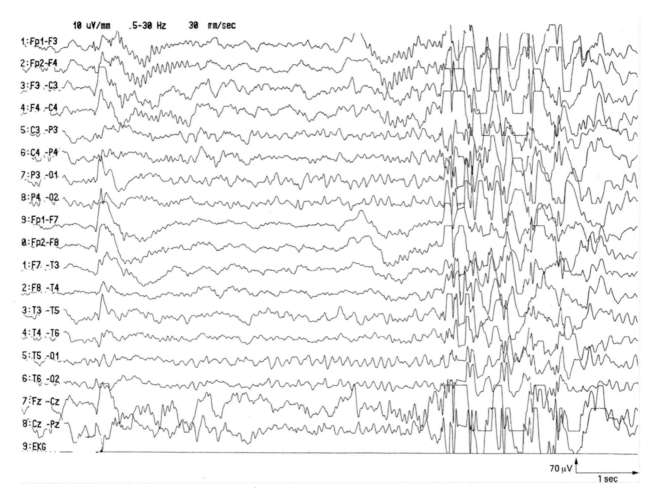

EEG nach Schlafentzug: Im Schlafstadium 2 zuerst K-Komplex mit über-
lagerten Beta-Spindeln und angelagertem „Spike"(P4-O2), dann generalisierter PSW-Paroxysmus ohne klinische Anfallszeichen

**Polyspike-wave-Paroxysmus (PSW)
im leichten Schlaf**

6

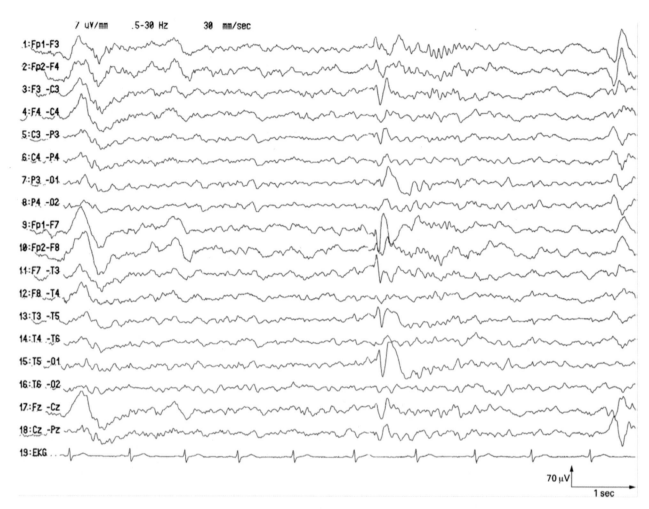

„Sharp waves" im Schlaf

20-jähriger Patient mit nächtlichen komplex-fokalen Anfällen 2 Jahre nach linkshemisphärieller Blutung. EEG nach Schlafentzug: Initial typischer K-Komplex des Schlafstadiums 2, in der Bildmitte „sharp wave" links temporal mit weiter Phasenumkehr, angelagert an ein Vertexwellen ähnelndem Graphoelement (s. Cz-Phasenumkehr!). Am Ende reguläre Vertexwelle

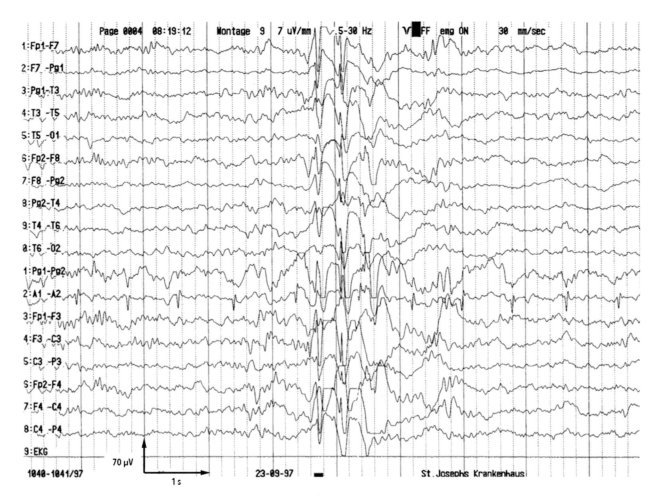

19-jähr. Patn.: generalisierte idiopathische Epilepsie mit Absencen und Grand mal. EEG in temporaler Reihenschaltung mit Zusatzelektroden T1 und T2 (hier als Pg1 und Pg2): Alpha-Theta-Mischaktivität der Ermüdung. Frontopolare Beta-Aktivität von 12–14/s (abortive Schlafspindeln). Nach 4 s generalisierter Ausbruch von atypischen SW-Komplexen. Bewegungsartefakte bei Pg1-Pg2. EKG-Artefakte bei A1-A2

Generalisierter ETP-Paroxysmus im Schlafstadium 1

6

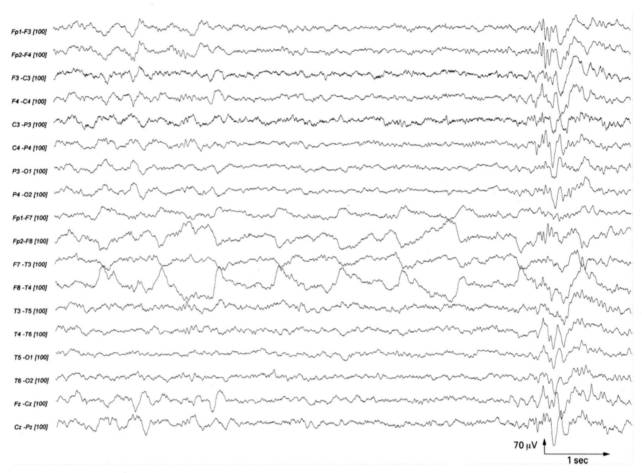

70 μV

1 sec

Provokation von Polyspikes durch Schlaf

15-jähriger Patient mit generalisierter idiopathischer Epilepsie. EEG-Nachtableitung: Links im Bild Schlafstadium 1 mit Vertexwellen, dann flache β-Tätigkeit und Ausbruch eines generalisierten ϑ-Paroxysmus frontopolar (Differenzierung von K-Komplex!) mit vorgelagerten „spikes". Elektrodenartefakt F8

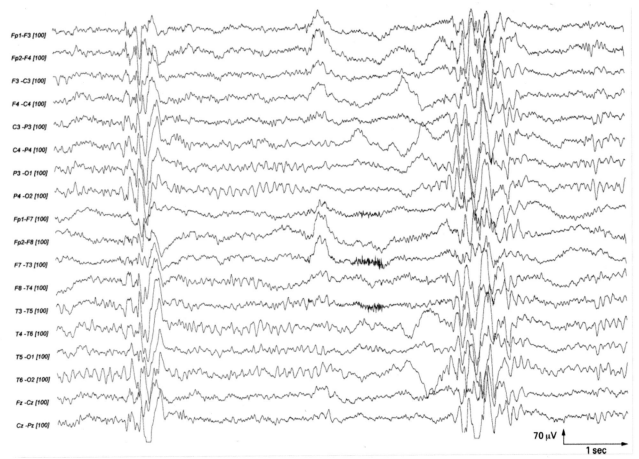

EEG-Nachtableitung: Anfangs polymorphe β-Tätigkeit, dann generalisierter Spitzenparoxysmus, gefolgt von 8/s-α-Tätigkeit okzipital und nach erneutem Vigilanzabfall (siehe Abflachung!) zweiter Spitzenparoxysmus (PSW-Komplex) rechts im Bild. Dazwischen Schluckartefakt

Provokation von Polyspike-wave-Komplexen durch Vigilanzänderung

6

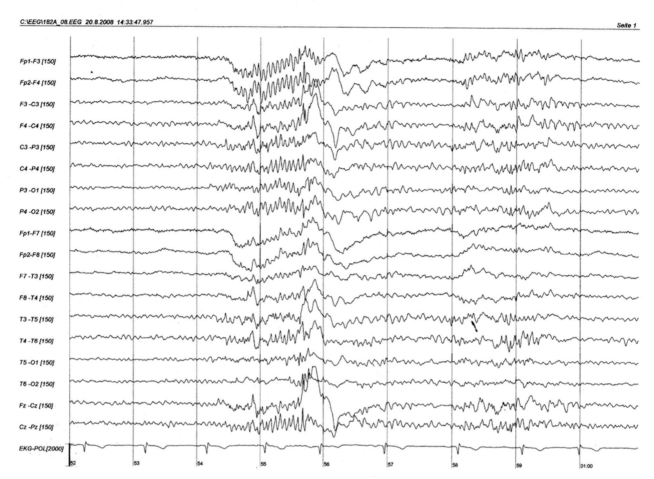

14/s-Spike-Wave-Komplex zur Differenzierung von einem K-Komplex

12-jähriger Pat. mit Lidzittern bei Verdacht auf myoklonische Absencen. EEG: Initial frequenzinstabiler Alpha-Rhythmus (9–10/s). Nach 4 s frontale Spike-Entladungen von 14/s-Spikes mit nachfolgender Delta-Welle. Anschließende Alpha-Beta-Mischaktivität der Einschlafphase

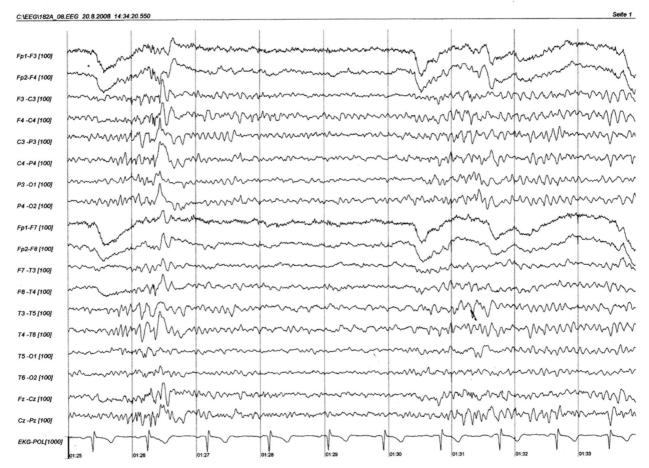

C:\EEG\182A_08.EEG 20.8.2008 14:34:20.550   Seite 1

Gleicher Patient wie Abb. zuvor, mit Lidzittern bei Verdacht auf myoklonische **Modifizierte Vertex-Welle**
Absencen. EEG: Nur initial okzipitale Alpha-Beta-Grundaktivität unter-
brochen von einer Vertex-Welle mit spitzen Anlagerungen, gefolgt von tempo-
roposteriorer Alpha-Theta-Aktivität entsprechend Schlafstadium 1. Dabei
zentral mit Rechtsbetonung μ-Rhythmus. Dann rechts im Bild Alpha-Grundrhythmus von 9/s

EEG unter Hyperventilation und Fotostimulation

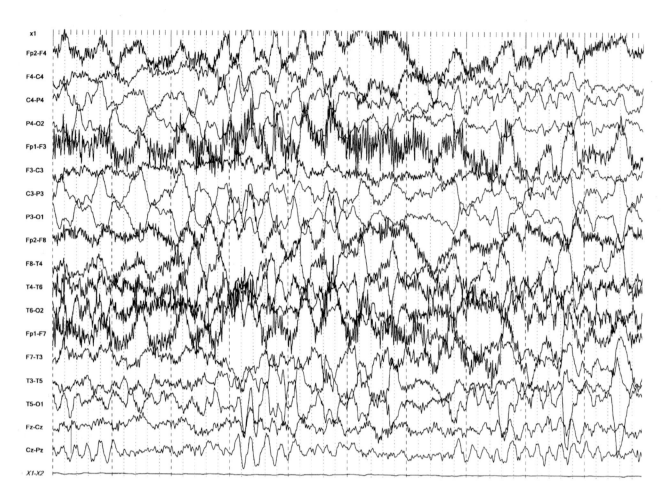

EEG unter Hyperventilation:
Verlangsamung und
Amplitudenaktivierung

3-jähriges retardiertes Kind, bipolare Längsreihe, wehrt sich gegen die Untersuchung, weint und schluchzt, EEG: Artefakt überlagertes Wach-EEG, Muskelartefakte, aber generalisierte hochamplitudige 2–3 Hz Aktivität: das Weinen kann als HV-Versuch gewertet werden, somit physiologische Reaktion im EEG

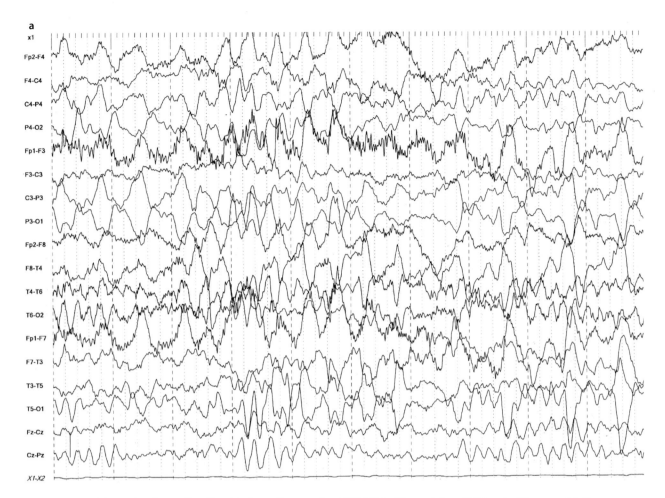

a

noch generalisierte hochamplitudige Deltawellen nach „HV-Wein-Versuch", aber bereits Rückgang der Muskelartefakte, Kind könnte ermüden und nach dem Weinen spontan einschlafen. Merke: Nutze das Weinen als HV-Versuch.

EEG unter Hyperventilation: Verlangsamung und Amplitudenaktivierung

7

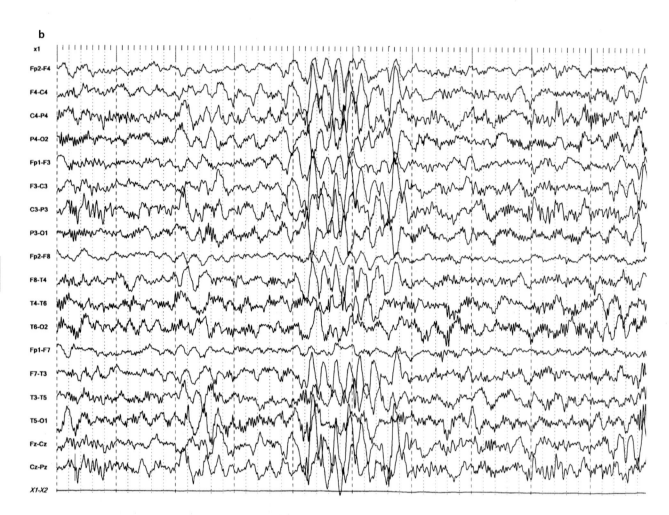

EEG unter Hyperventilation:
Verlangsamung und
Amplitudenaktivierung

Gleicher Patient wie Abb. zuvor, bipolare Längsreihe, nach „HV-Wein-Versuch", EEG: keine Muskelartefakte mehr, hypnagoge Synchronie als Ausdruck der Ermüdung und subvigile generalisierte Betaaktivität; Schlafstadium 1, daher immer abwarten! Merke: HV-Versuch in der Mitte der EEG-Ableitung durchführen, um die oft nach dem HV-versuch eintretende Müdigkeit zu erfassen: „zwei Fliegen mit einer Klappe": mögliche HV-Veränderungen und Veränderungen in der Einschlafphase; Weinen ist Hyperventilation!

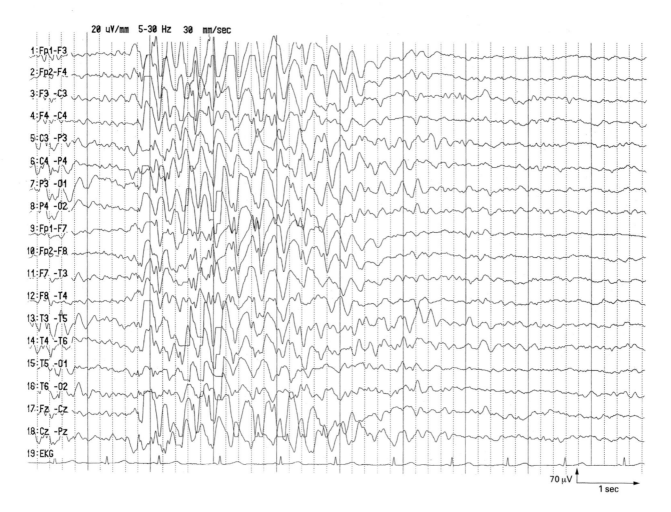

10-jährige Patientin mit Verdacht auf generalisierte idiopathische Epilepsie. EEG: Deutlicher HV-Effekt in Form von generalisierter δ-Aktivität mit steilen Anlagerungen, gefolgt von leichter kontinuierlicher generalisierter Verlangsamung. In Anbetracht des Alters noch unspezifische HV-Reaktion

Polymorphe δ-Aktivität unter Hyperventilation

7

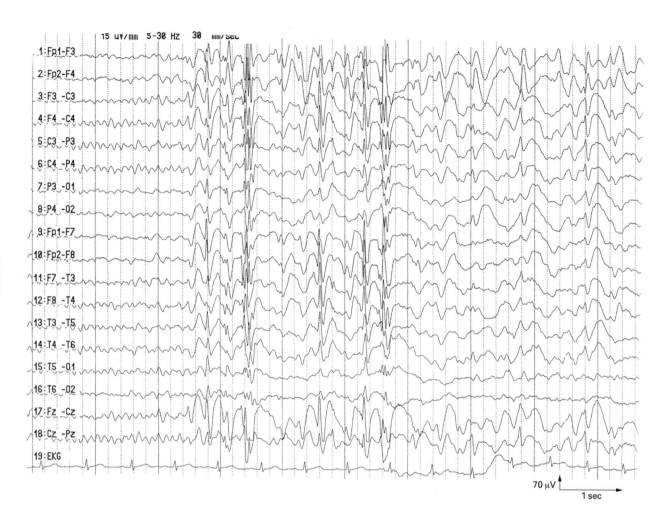

15 uV/mm 5-30 Hz 30 mm/sec

1:Fp1-F3
2:Fp2-F4
3:F3 -C3
4:F4 -C4
5:C3 -P3
6:C4 -P4
7:P3 -O1
8:P4 -O2
9:Fp1-F7
10:Fp2-F8
11:F7 -T3
12:F8 -T4
13:T3 -T5
14:T4 -T6
15:T5 -O1
16:T6 -O2
17:Fz -Cz
18:Cz -Pz
19:EKG

70 µV
1 sec

Generalisierte polymorphe Spike-wave-(SW-)Komplexe unter Hyperventilation

21-jähriger Patient mit myoklonischen Anfällen. EEG: Nach 2 s über 3 s anhaltende generalisierte SW- und Poly-SW-Ausbrüche mit nachfolgender Verlangsamung. Wegen der Filterung der oberen Grenzfrequenz mit 30 Hz verminderte Schärfung der Spitzen

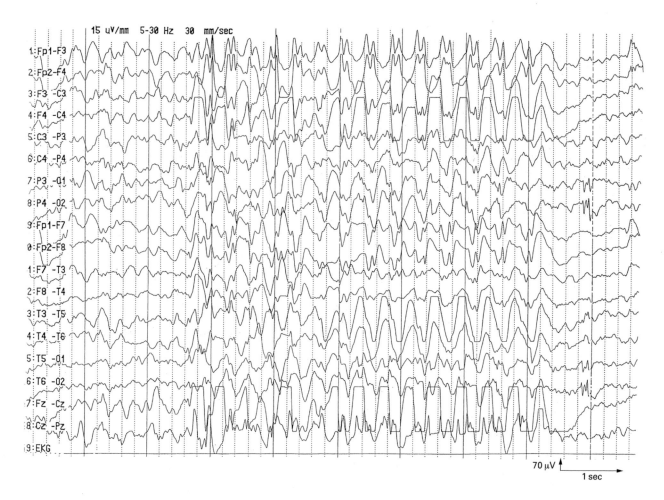

13-jähriger Patient: Klinisch Absence mit Lidmyoklonien. EEG nach Hyperventilation: Initial über 2 s Theta-Dominanz, dann über 2 s generalisierte
SW-Aktivität (2–3/s), gefolgt von typischen 3/s-SW-Komplexen über 3 s.
(Wegen der Filterung mit 30 Hz -obere Grenzfrequenz-verminderte Schärfung
der Spitzen).

**Hyperventilationseffekt
mit irregulären und regulären
3/s-Spike-Wave-Komplexen**

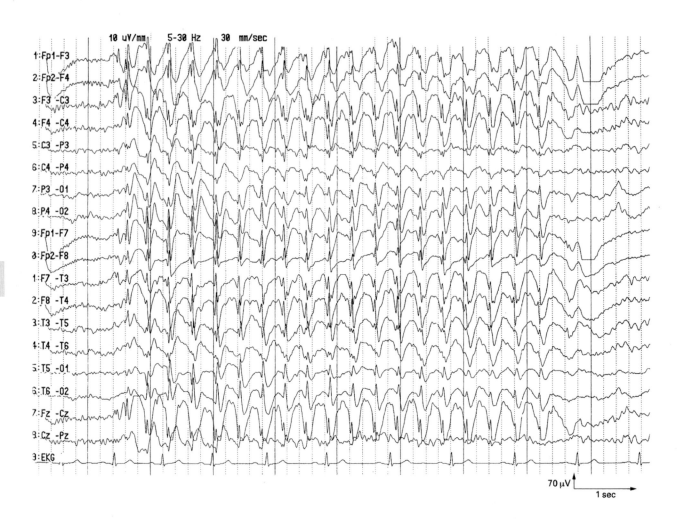

3/s-SW-Muster unter Hyperventilation

14-jähriger Patient mit Absence-Epilepsie. EEG unter HV: : Typisches generalisiertes SW-Muster (3/s) über 6 s bei klinischer Absence. (Wegen der Filterung mit 30 Hz -obere Grenzfrequenz-verminderte Schärfung der Spitzen).

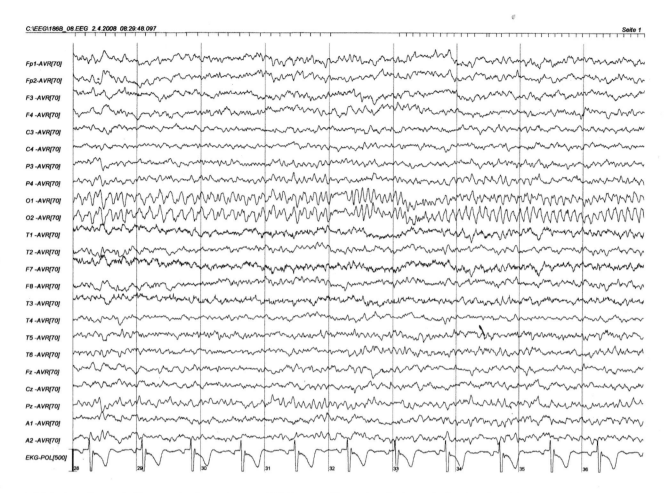

C:\EEG\186B_08.EEG 2.4.2008 08:29:48.097

Seite 1

16-jähriger Pat. mit Konzentrationsstörung. EEG unter Fotostimulation mit 6 und 9 Hz : Initial unter 6 Hz parietookzipitaler 6/s-Rhythmus („photic driving"), wobei die 6/s-Wellen durch die Überlagerung mit optisch evozierten Potenzialen von 6/s eine arkadenförmige Konfiguration zeigen. Danach unter 9 Hz parietookzipitaler 9/s-Rhythmus („photic driving")

Photic driving-Effekt

7

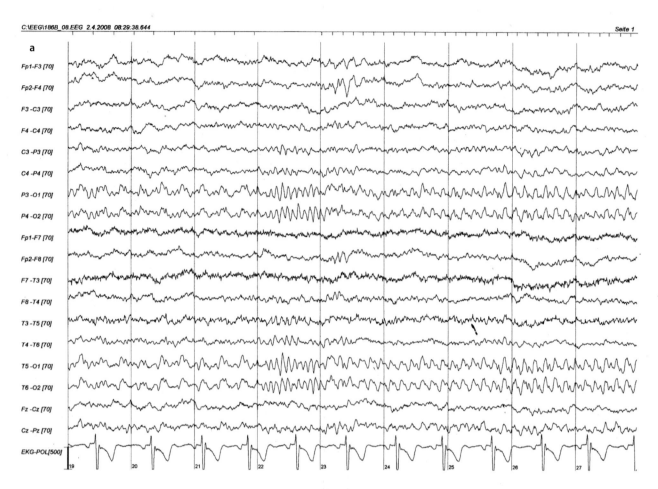

Photic driving-Effekt

EEG unter Fotostimulation mit 3 und 6 Hz : Initial unter FS mit 3 Hz parie-tookzipitaler 3/s-Rhythmus („photic driving"), wobei die 3/s-Wellen durch die Überlagerung mit optisch evozierten Potenzialen von 3/s modifiziert sind. Da-nach unter FS mit 6 Hz modifizierter parietookzipitaler 6/s-Rhythmus („pho-tic driving"). Dazwischen für 1 s Alpha-Rhythmus von 10–11/s

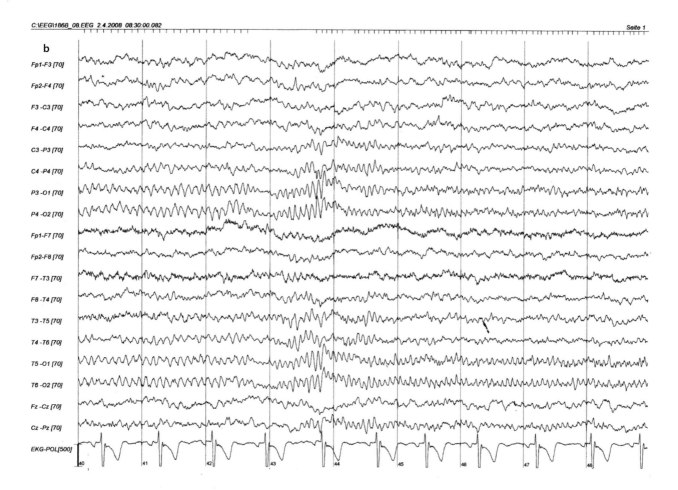

C:\EEG\186B_08.EEG 2.4.2008 08:30:00.082

Gleicher Patient wie Abb. zuvor, EEG unter Fotostimulation mit 9 und 12 Hz: **Photic driving-Effekt**
Initial unter FS mit 9 Hz parietookzipitaler 3/s-Rhythmus („photic driving"),
dann für 1 s Alpha-Rhythmus von 10/s und nachfolgend unter FS mit 12 Hz
parietookzipitaler 12/s-Rhythmus („photic driving"). Die Überlagerung mit
optisch evozierten Potenzialen ist nur noch an der arkadenförmigen Konfiguration erkennbar

7

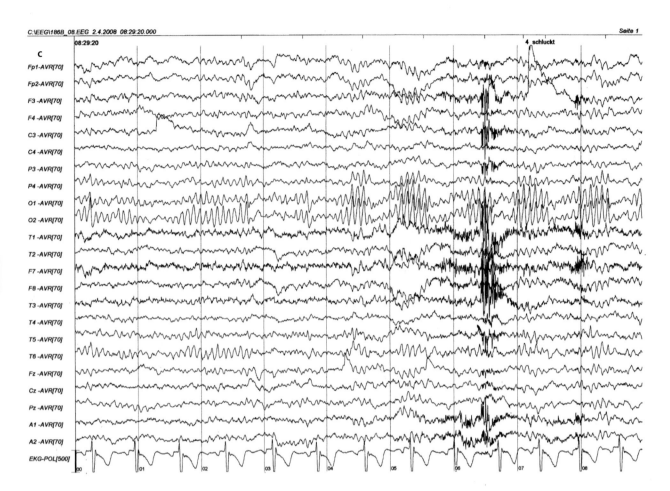

C:\EEG\186B_08.EEG 2.4.2008 08:29:20.000   Seite 1

Effekte durch Fotostimulation:
Unterdrückung des
Alpha-Grundrhythmus

Gleicher Patient wie Abb. zuvor, EEG unter FS mit 1 Hz in Referenzschaltung gegen den Mittelwert: Initial für 3 s okzipitaler Alpha-Grundrhythmus, der durch die Fotostimulation für ½ s unterdrückt wird und dann wieder auftritt, um sich weiter entsprechend dem Rhythmus der Stimulation zu verhalten. Nach 7 s Schluckartefakt

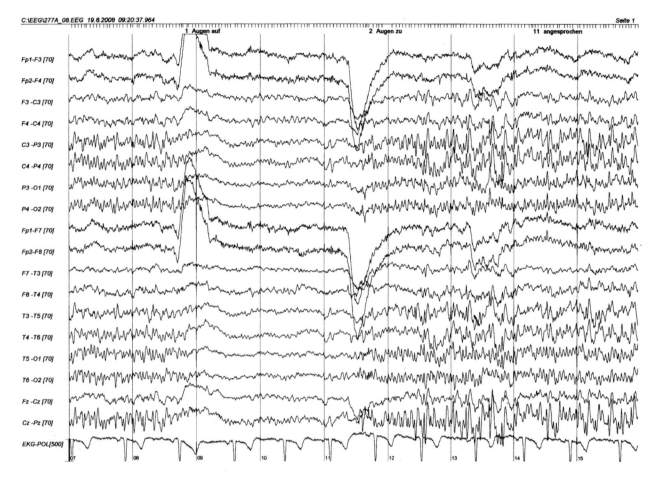

C:\EEG\277A_08.EEG 19.8.2008 09:20:37.964   Seite 1

19-jähr. Patn. nach Grand mal. EEG: Initial Kein Grundrhythmus erkennbar. Photic driving unter FS von 18 Hz mit einzelnen verdächtigen Spikes parietal. Dann regelrechte Berger-Reaktion, My-Rhythmus zentral. Nach Augenöffnen zuerst Photic driving, nachfolgend zentroparietale SW-Ausbrüche (Fotoparoxysmale Reaktion) durch Ansprache nicht unterbrochen. Dabei lediglich subjektive Beeinträchtigung

Fotoparoxysmale Reaktion und Photic driving

7

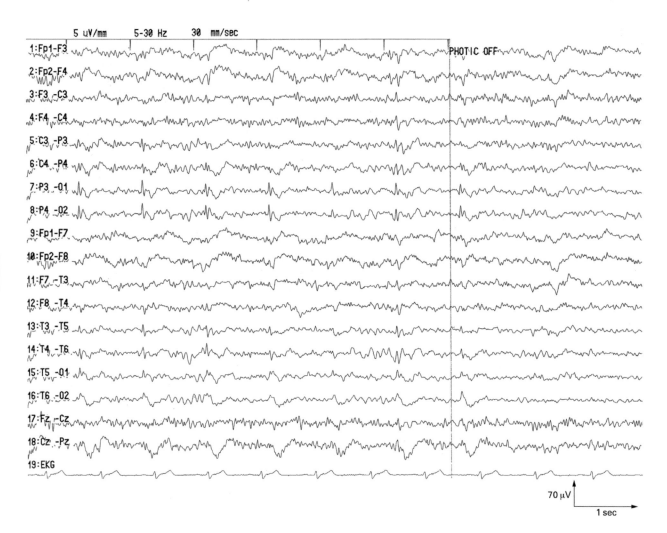

Optisch evozierte Potenziale unter Fotostimulation

21-jähriger Patient zur Anfallsdiagnostik. EEG: Unter FS mit 1 Hz Unterdrückung des ursprünglichen Alpha-Grundrhythmus. Okzipital evozierte Potenziale von 1/s (auch bei T5 und T6), die nach der Beendigung der FS nicht mehr erscheinen

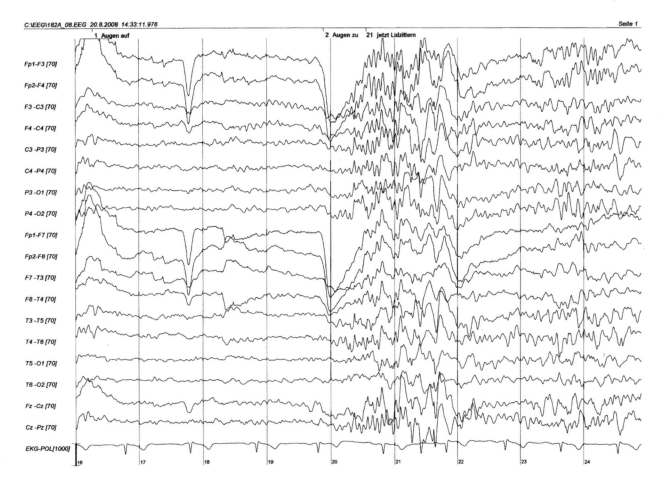

21-jähr. Patn. mit generalisierter idiopathischer Epilepsie. EEG: Initial regelrechte Berger-Reaktion mit Lidschlagartefakt gefolgt von zentralem
µ-Rhythmus, danach durch Augenschluss provozierter Paroxysmus aus Polyspike-Wave-Komplexen, klinisch begleitet von Lidmyoklonien

Fotoparoysmus durch Augenschluss

7

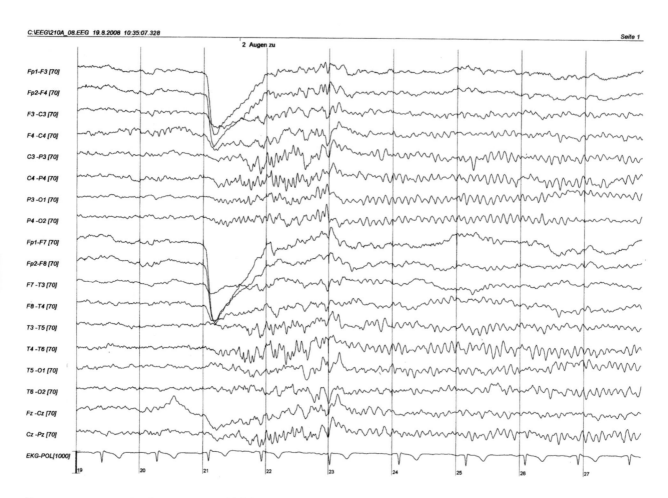

Fotoparoysmus unterdrückt durch Valproat

Gleicher Patient wie Abb. zuvor, direkt nach Valproatgabe. EEG : Initial regelrechte Berger-Reaktion. Nach Augenschluss lediglich Ausbruch von kurzer Beta-Aktivität (im Vergleich zu rudimentären „spikes"?) gefolgt von regulärem Alpha-Rhythmus

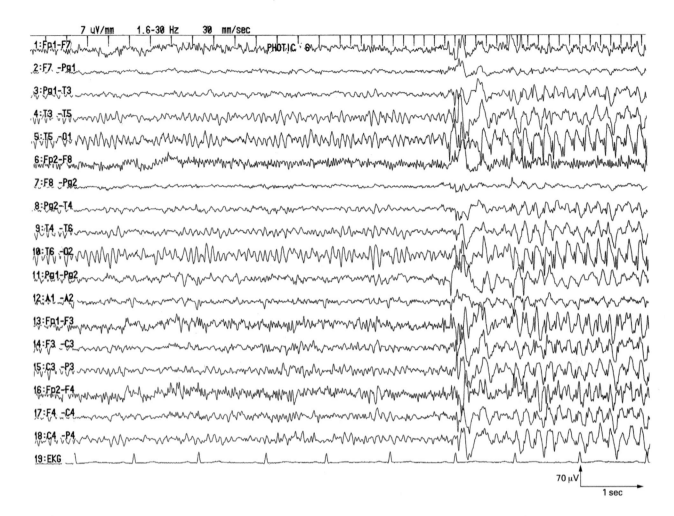

20-jähriger Patient mit Verdacht auf generalisierte idiopathische Epilepsie. **Fotoparoxysmale Reaktion**
EEG in temporaler Längsreihe unter Einschluss von T1 und T2 (hier als Pg1
und Pg2 bezeichnet): Unter FS mit 3 Hz initial regulärer Grundrhythmus,
unter 6 Hz generalisierter SW-Paroxysmus, gefolgt von bilateral synchronen
posterior betonten SW-Mustern (6/s). Kein klinisches Korrelat

7

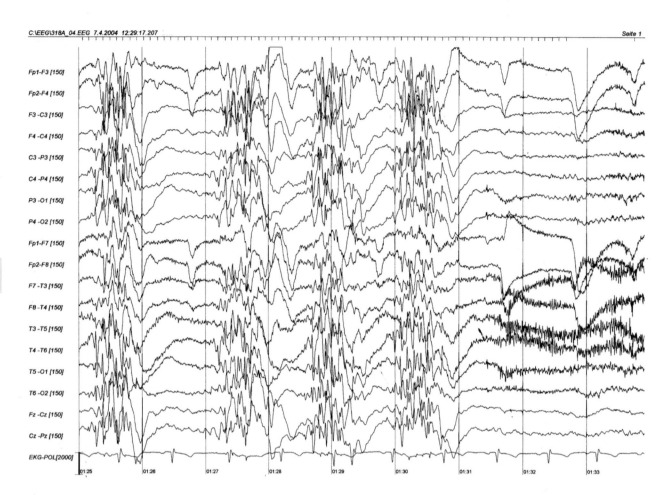

C:\EEG\318A_04.EEG 7.4.2004 12:29:17.207   Seite 1

FS-Effekt mit generalisierten ETP
(Fotoparoxysmale Reaktion)

15-jähr. Patientin mit Verdacht auf generalisierte idiopathische Epilepsie. EEG unter FS mit 9 Hz: In Abständen von 1–2 s generalisierte Paroxysmen aus Poly-SW-Komplexen mit nachfolgender Abflachung über 2 s und Rückkehr in den Alpha-Grundrhythmus; dabei frontotemporale Verspannungsartefakte und nur subjektiv empfundenes Kribbelgefühl

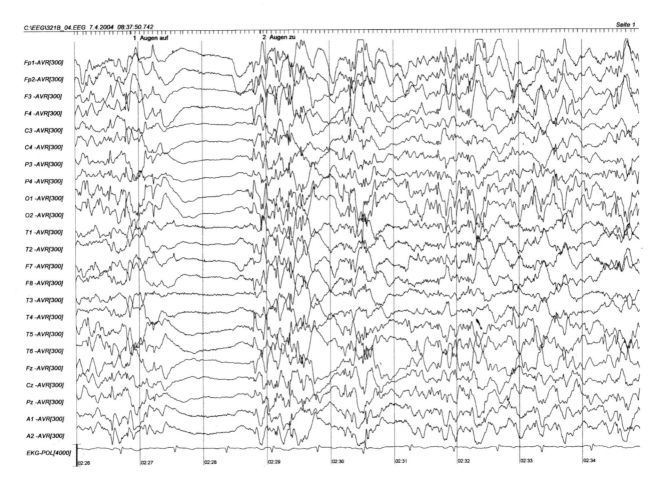

Gleicher Patient wie Abb. zuvor, mit Verdacht auf generalisierte idiopathische Epilepsie. EEG unter FS mit 15 Hz : Fast kontinuierliche generalisierte ETP (Atypische SW- und Poly-SW-Komplexe). Unterbrechung nur durch Augen-öffnen. Dabei Myoklonien von Kopf und Augen bei kognitiver Einschränkung.

FS-Effekt mit generalisierten ETP und Myoklonien

7

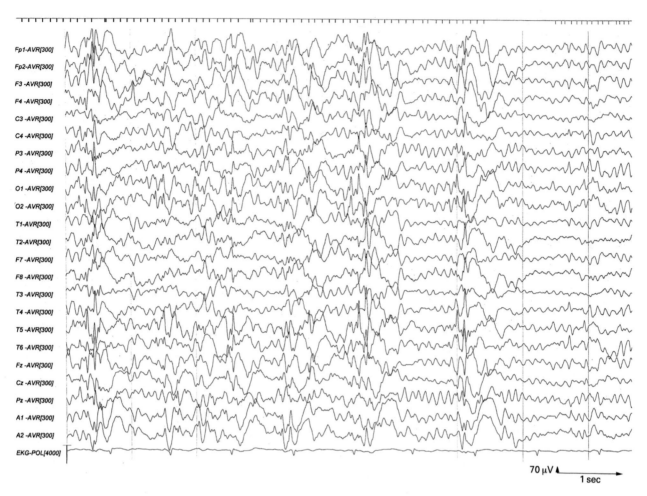

Fp1-AVR[300]
Fp2-AVR[300]
F3 -AVR[300]
F4 -AVR[300]
C3 -AVR[300]
C4 -AVR[300]
P3 -AVR[300]
P4 -AVR[300]
O1 -AVR[300]
O2 -AVR[300]
T1-AVR[300]
T2-AVR[300]
F7 -AVR[300]
F8 -AVR[300]
T3 -AVR[300]
T4 -AVR[300]
T5 -AVR[300]
T6 -AVR[300]
Fz -AVR[300]
Cz -AVR[300]
Pz -AVR[300]
A1 -AVR[300]
A2 -AVR[300]
EKG-POL[4000]

70 µV
1 sec

Fotoparoxysmale Reaktion

18-jährige Patientin mit generalisierter idiopathischer Epilepsie. EEG gegen die Mittelwertreferenz unter FS mit 9 Hz: Wiederholte generalisierte Spike-Ausbrüche und Grundrhythmusverlangsamung. Nach Stimulationsende α-Grundrhythmus

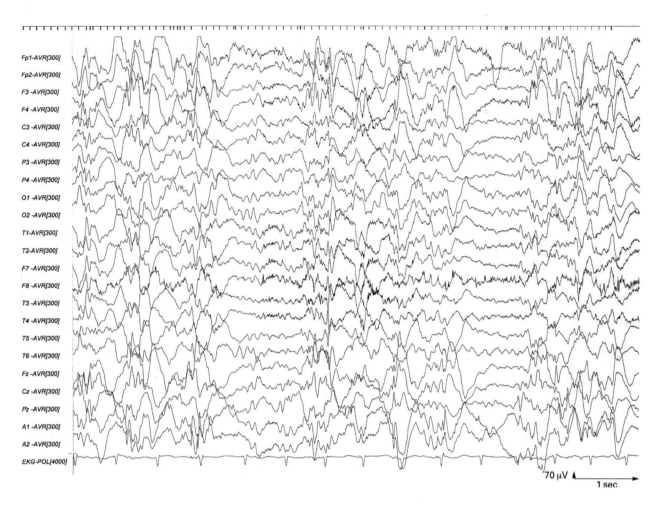

14-jährige Patientin mit myoklonischen Anfällen. EEG in Ableitung gegen die Mittelwertreferenz unter Fotostimulation mit 9 Hz: Dreimal generalisierte, polymorphe, frontal betonte Poly-SW-Paroxysmen mit Unterbrechung von nur 1 s als Korrelat zu rhythmischem Zucken von Kopf und Rumpf

Durch FS provozierte generalisierte ETP bei myoklonischem Anfall

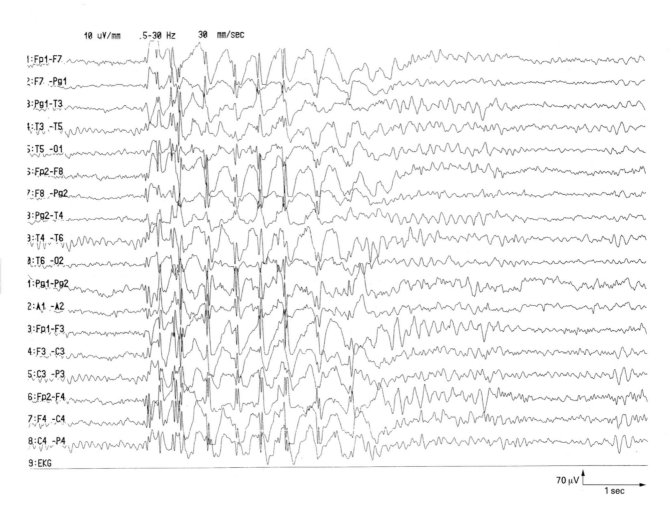

**Provokation von generalisierten
Poly-SW-Komplexen durch
Schlafentzug und HV**

15-jähriger Patient mit juveniler myoklonischer Epilepsie. EEG nach HV und
24-stündigem Schlafentzug in erweiterter temporaler Längsreihe (mit T1 und
T2 hier als Pg1 und Pg2): Nach 30 s Hyperventilation Ausbruch von generalisierten „spikes", gefolgt von frontal betontem SW-Muster über 3 s und endend
mit einer Verlangsamung des Grundrhythmus (6–7/s) sowie Abflachung

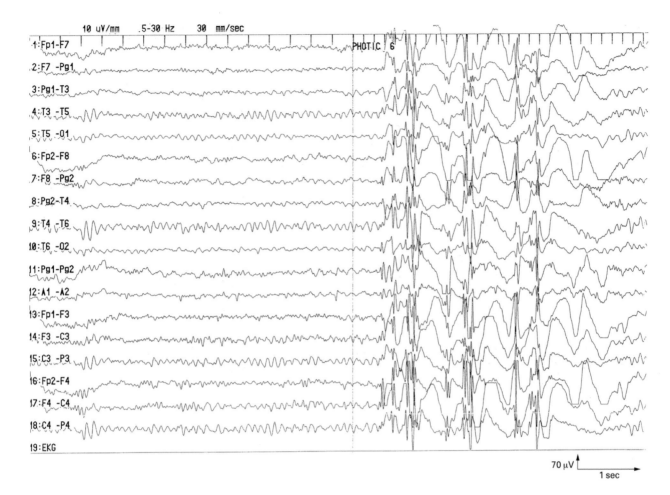

Generalisiertes Poly-SW-Muster unter Fotostimulation (FS)

Gleicher Patient wie Abb. zuvor, EEG in temporaler Längsreihe mit T1 und T2 (hier als Pg1 und Pg2): Unter FS mit 3 Hz Alpha-Grundrhythmus (erweitertes Alpha-Feld bis T5 und T6). Nach FS mit 6 Hz Provokation von generalisierten PSW-Muster durch die Fotostimulation

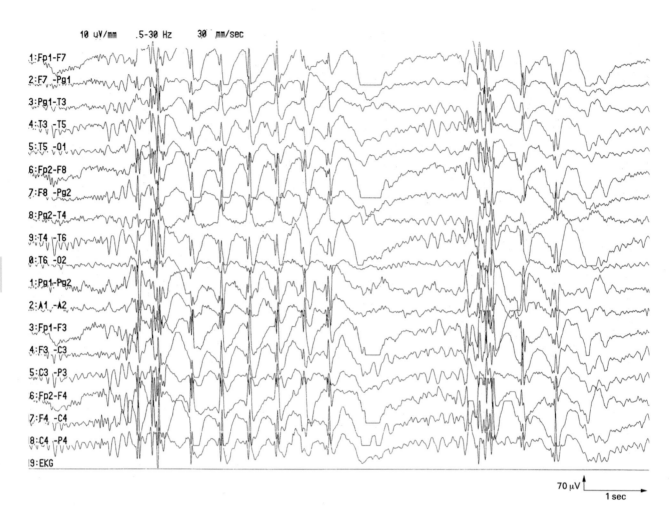

**Provokation von generalisierten
Poly-SW-Komplexen**

Gleicher Patient wie Abb. zuvor, EEG in erweiterter temporaler Längsreihe
nach Fotostimulation (mit T1 und T2 hier als Pg1 und Pg2): Nach Provokation
Poly-SW- und SW-Muster über 4 s ohne Rückkehr des Grundrhythmus, viel-
mehr Rezidiv der Poly-SW. Unmittelbar danach Grand-mal-Anfall

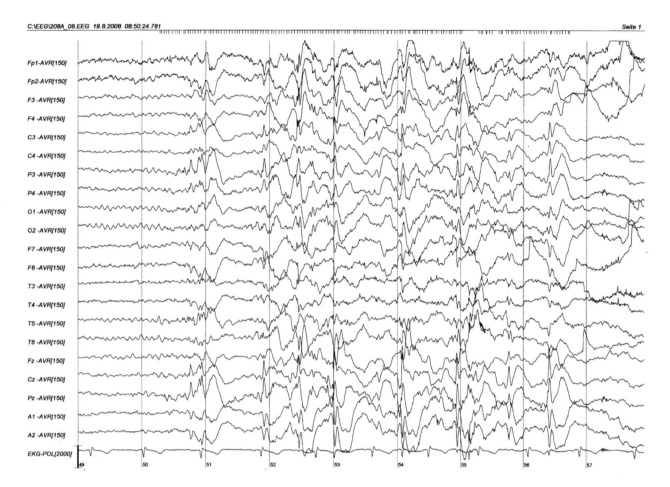

C:\EEG\208A_08.EEG 19.8.2008 08:50:24.781   Seite 1

17-jähriger Pat. nach 4 generalisierten Anfällen. Jetzt Lid- und Kopfmyo-
klonien. EEG unter FS mit 24 Hz (Empfindlichkeit reduziert auf 150 μV/D):
Initial Alpha-Grundrhythmus. Mit Beginn der FS über 6 s repetierende Ausbrüche von generalisierten SW-Komplexen, die erst nach FS-Ende in eine Abflachung übergehen

**FS-Effekt mit generalisierten ETP
bei myoklonischem Anfall**

7

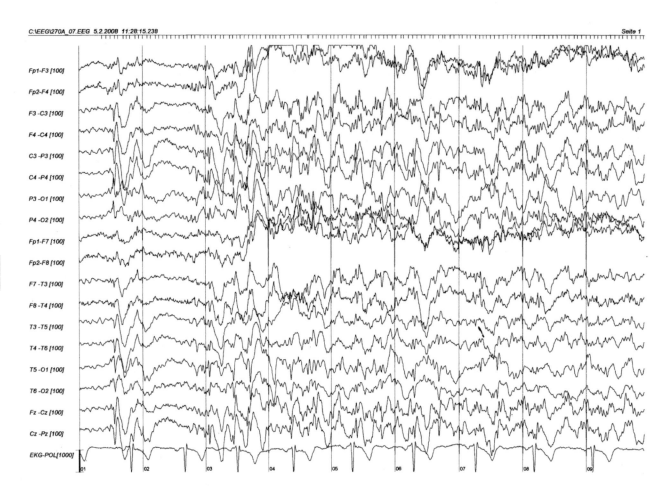

C:\EEG\270A_07.EEG 5.2.2008 11:28:15.238   Seite 1

**Massive fotoparoxysmale Reaktion
unmittelbar vor Grand mal**

21-jähr. Pat. mit Absence-Epilepsie. EEG (Empfindlichkeit reduziert auf 100 µV/D): Initial generalisierter SW-Paroxysmus, nachfolgend angedeuteter Grundrhythmus, gefolgt von generalisierten Entladungen atypischer SW-Komplexe ohne klinische Symptomatik. Nach FS-Abbruch Grand mal

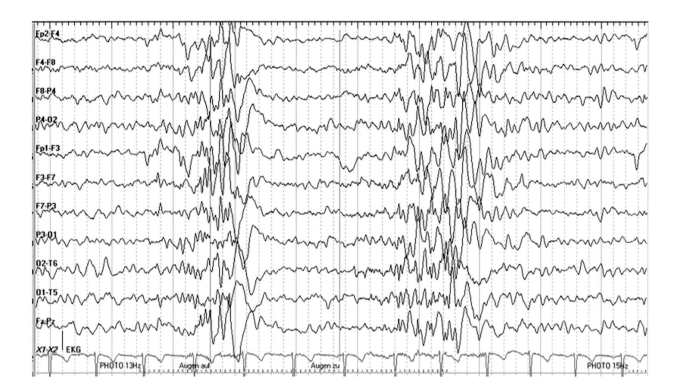

12-jähriger Junge, unter Stimulation mit 13 Hz, bipolare Längsreihe, EEG: generalisierte Poly-Spike-Waves: fotoparoxysmale Reaktion Grad 4 nach Waltz

Fotoparoxysmale Reaktion im EEG Grad 4

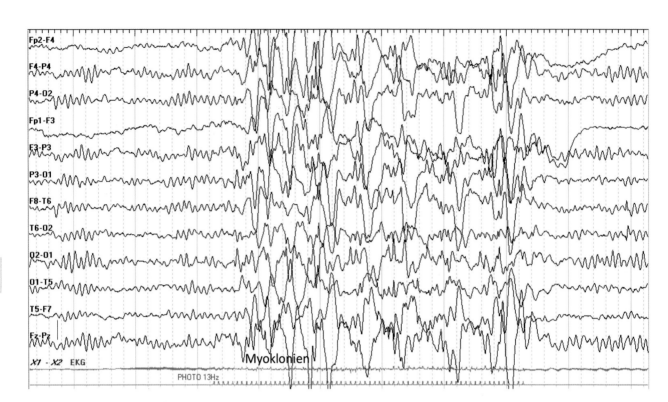

Fotoparoxysmale Reaktion im
EEG Grad 4 mit Myoklonien

13-jähriger Junge mit Grand Mal Epilepsie, wach, bipolare Längsreihe, Foto-stimulation mit 13 Hz, EEG: generalisierte Spike Waves mit generalisierten Myoklonien nur für die Zeit der Reizung

Artefakte im EEG

© Springer-Verlag GmbH Deutschland, ein Teil von Springer Nature 2021
G. Kurlemann, H. Kursawe, *Übungsbuch EEG bei Kindern und Jugendlichen*,
https://doi.org/10.1007/978-3-662-62749-5_8

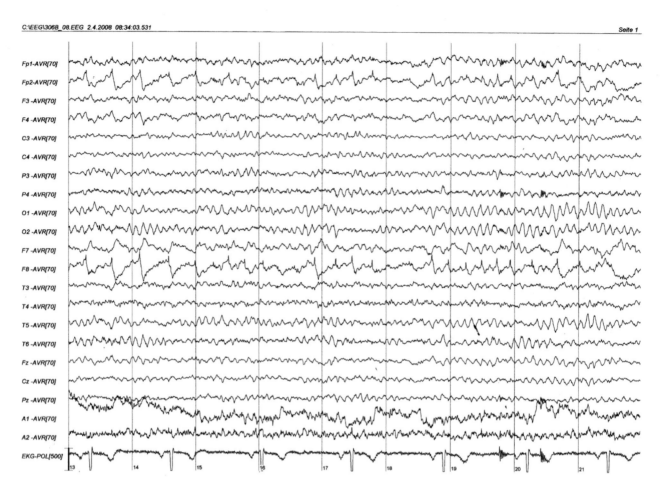

C:\EEG\306B_08.EEG 2.4.2008 08:34:03.531   Seite 1

Nystagmusartefakt

ca. 20-jähr. Pat. mit Neuritis vestibularis links. EEG gegen die Mittelwert-referenz: Anfänglich über Fp2 und F8 Graphoelemente von 2/s mit feiner Muskelspitze, dann Wechsel zu 3/s- und 4/s-Elementen der gleichen Konfiguration. Die Rechtsbetonung der Artefakte (F8) ist durch die entsprechende Rechtsdrehung der Augen im Nystagmusablauf bedingt. Okzipital frequenzstabiler stark ausgeprägter Alpha-Grundrhythmus (9/s).

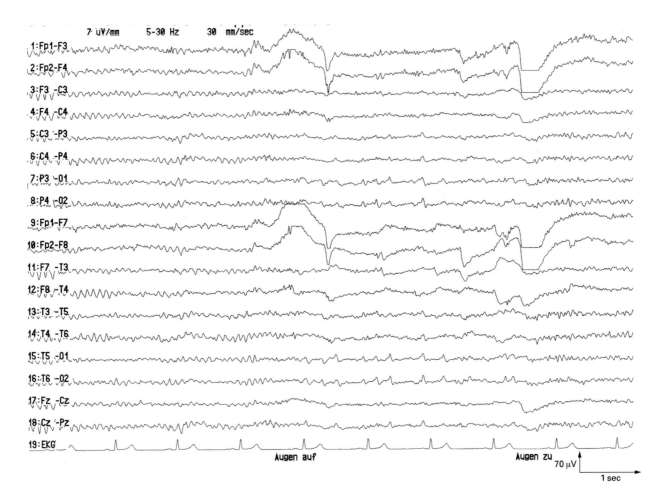

Jugendliche Patientin zur Anfallsdiagnostik. EEG: Frequenzstabiler **Lambda-Wellen** Alpha-Grundrhythmus, der durch Berger-Reaktion vollständig blockiert wird. Negatives Augenöffnungsartefakt, Lidschlag-und positives Augenschlussartefakt. Okzipital nur im Rahmen der Blockade lambdaförmige steile Wellen. Merke: Lambda-Wellen erscheinen nur bei wachen Probanden im Rahmen der Berger-Reaktion

8

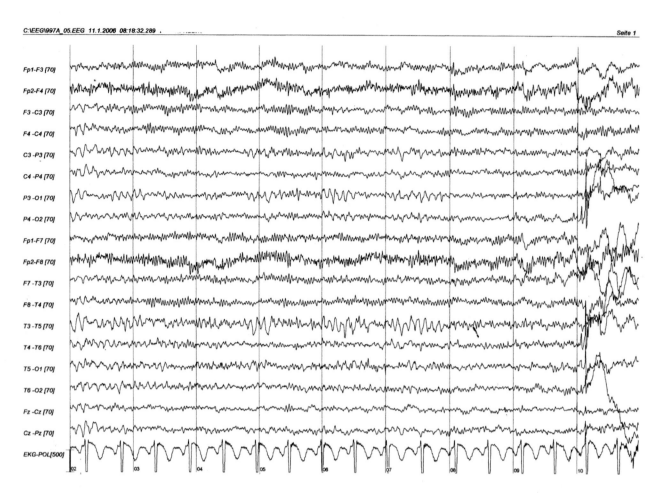

C:\EEG\997A_05.EEG 11.1.2006 08:18:32.289

Seite 1

Psychogener Anfall

21-jähr. Patientin im psychogenen Anfall (Konflikt durch Schwangerschaft und Selbstverletzung). EEG: Bifrontale subvigile Beta-Aktivität und instabiler Alpha-Grundrhythmus mit dominierenden Zerfallsstrecken als Hinweis auf vorhandenen Vigilanzschwankungen. Zwischenzeitlich Alpha-Aktivierung links okzipital und temporoposterior, aber keine Evolution bis zum Anfallsbeginn am Ende der Ableitung (sichtbar am Bewegungsartefakt). EKG: Tachykardie!

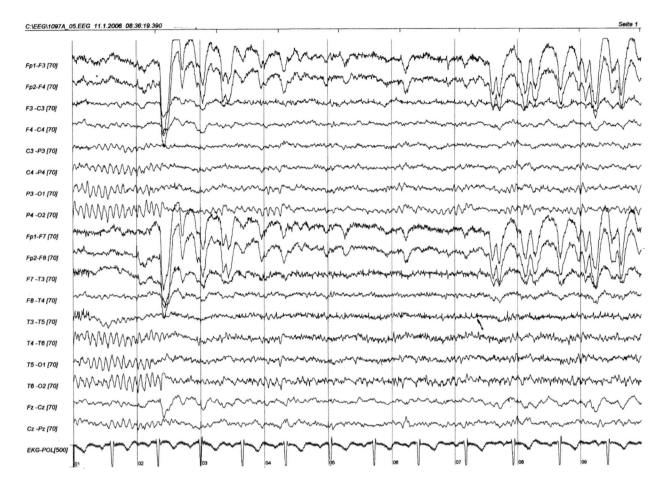

C:\EEG\1097A_05.EEG 11.1.2006 08:36:19.390   Seite 1

19-jähr.Patn. mit rhythmischem Lidschlag bei frühkindlichem Hirnschaden   **Lidschlagartefakt unter FS**
EEG unter FS mit 1 Hz : Initial stabiler Alpha-Grundrhythmus von 10–11/s,
der mit Beginn der FS mit 1 Hz und nach 6 s Lidschlagartefakte in Form von
Sharp and slow wave-Komplexen (2/s) zeigt.
    Unterdrückung des Grundrhythmus durch Berger-Reaktion

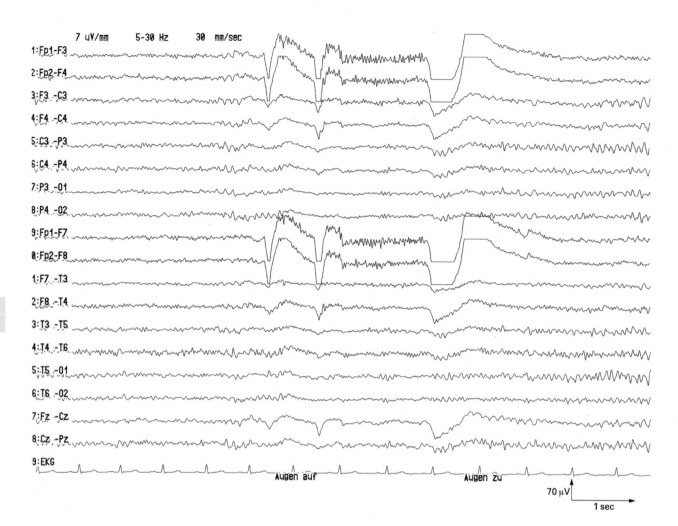

Augenartefakte: Lidschlag-Augenöffnungs-und Augenschlussartefakte

21-jähriger gesunder Proband.

EEG: Beachte, dass vor der Negativität des Augenöffnungsartefakts eine durch einen Lidschlag bedingte Positivität liegt. Dann typische Negativität der Augenöffnung, rampenförmige Auslenkung nach unten durch Lidschlag und typische Positivität durch Augenschluss. Unterbrechung des Alpha-Grundrhythmus durch Berger-Reaktion.

Dabei frontopolare Muskelverspannungsartefakte durch Tiefpassfilter von 30 Hz modifiziert

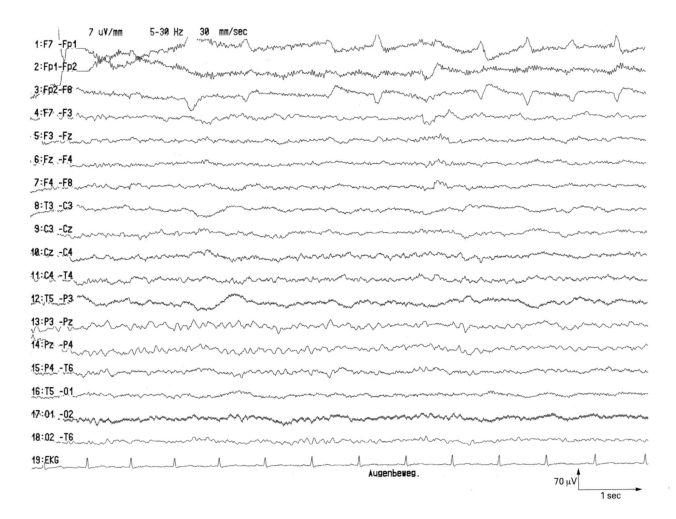

Pseudorhythmische Lidschlagartefakte bei einem 21-jährigen Probanden.   **Lidschlagartefakte**
EEG in bipolarer Querreihe: Beachte die Polungsrichtung in der basalen
Querreihe mit Fp1 im B-Kanal und Fp2 im A-Kanal. Wechselstromartefakt
O1-O2. Ableitung in der Ermüdungsphase mit α-β-ϑ-Mischaktivität

8

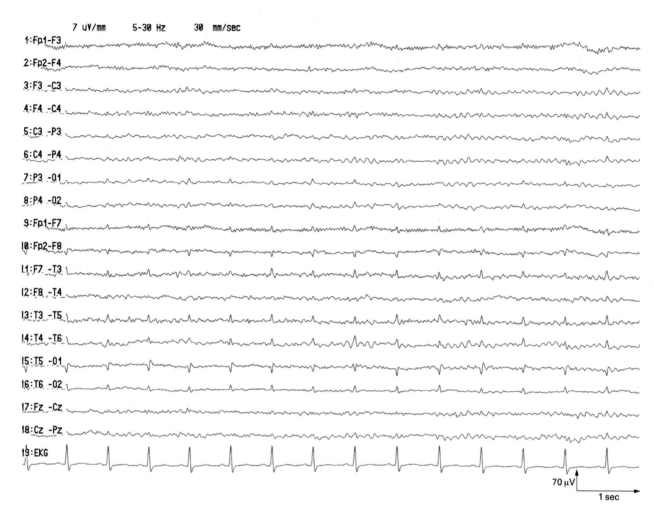

7 uV/mm   5-30 Hz   30 mm/sec

1:Fp1-F3
2:Fp2-F4
3:F3 -C3
4:F4 -C4
5:C3 -P3
6:C4 -P4
7:P3 -01
8:P4 -02
9:Fp1-F7
10:Fp2-F8
11:F7 -T3
12:F8 -T4
13:T3 -T5
14:T4 -T6
15:T5 -01
16:T6 -02
17:Fz -Cz
18:Cz -Pz
19:EKG

70 μV
1 sec

EKG-Artefakte

EKG-Artefakte bei einem 20-jährigen Probanden. EEG: Okzipitotemporale spitze Elemente im Rhythmus des EKG. Dadurch Modifizierung des Alpha-Grundrhythmus

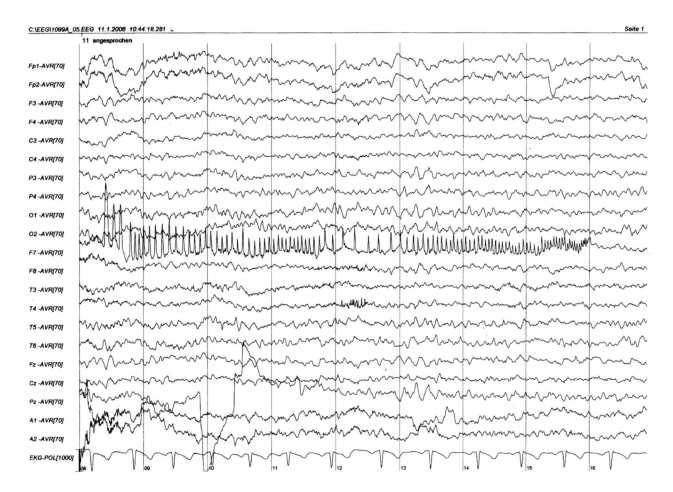

C:\EEG\1099A_05.EEG 11.1.2006 10:44:18.281

Seite 1

11 angesprochen

20-jähr. Pat. zur Anfallsdiagnostik. EEG-Kurzschlafableitung gegen die Mittelwertreferenz: Okzipitale Alpha-Beta-Theta-Mischaktivität in der Einschlafphase. F7-Artefakt mit einer 10/s-, 6/s- und 18/s-Aktivität wechselnder Spannungshöhe. Merke: Graphoelemente nur über einer Elektrode ohne Ausbreitung sind artefaktverdächtig

Elektrodenartefakt F7 in verschiedenen Montagen

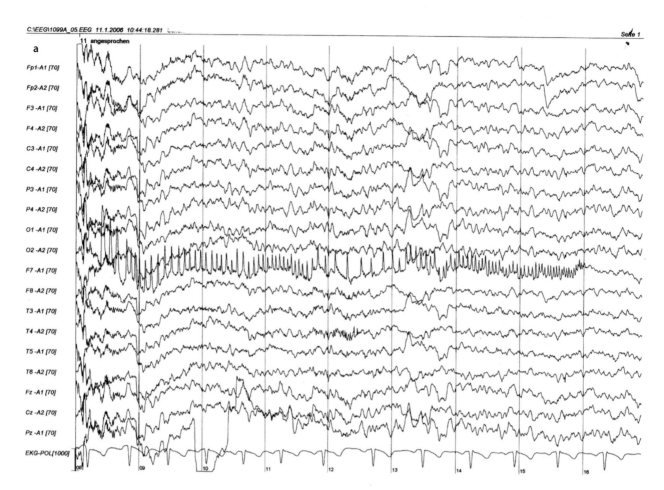

Elektrodenartefakt F7 in verschiedenen Montagen

EEG-Kurzschlafableitung gegen die Ohrreferenz: Okzipitale Alpha-Beta-Theta-Mischaktivität in der Einschlafphase. Ausgelöst durch Ansprache und spontan endende steile 10/s-, dann 6/s- und schließlich 18/s-Aktivität wechselnder Spannungshöhe nur über F7 ohne Ausbreitung auf die Nachbarelektroden T3 und F3 (Filterung mit 35 Hz). Merke: Graphoelemente nur über einer Elektrode ohne Ausbreitung sind artefaktverdächtig

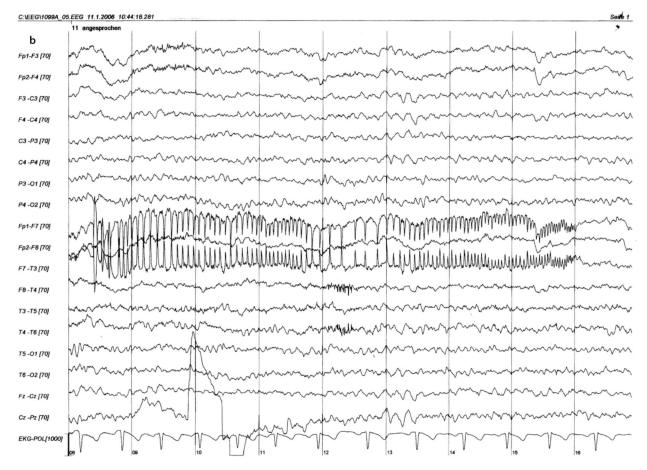

EEG-Kurzschlafableitung in bipolarer Längsreihe: Okzipitale Alpha-Beta-Theta-Mischaktivität in der Einschlafphase. Ausgelöst durch Ansprache und spontan endende steile 10/s-, dann 6/s- und schließlich 18/s-Aktivität wechselnder Spannungshöhe über F7 ohne Ausbreitung auf die Nachbarelektroden T3 und F3 (Filterung mit 35 Hz). Monströses Bewegungsartefakt Pz. Merke: Elektrodenartefakte zeigen in der bipolaren Reihenschaltung eine enge Phasenumkehr

Elektrodenartefakt F7 in verschiedenen Montagen

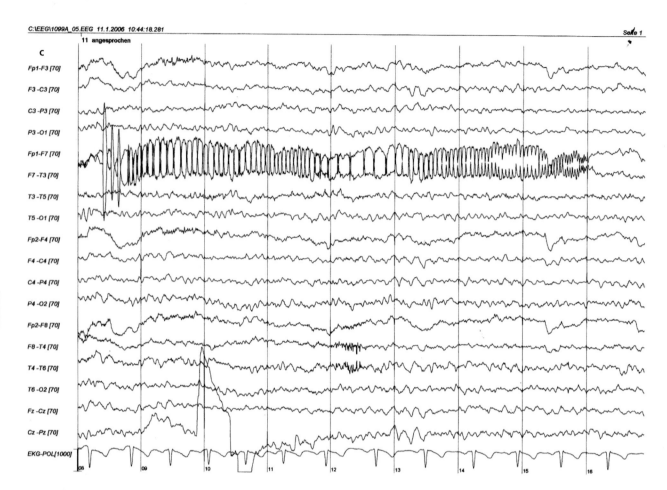

C:\EEG\1099A_05.EEG 11.1.2006 10:44:18.281

Seite 1

Elektrodenartefakt F7 in verschiedenen Montagen

EEG-Kurzschlafableitung in temporaler Längsreihe: Okzipitale Alpha-Beta-Theta-Mischaktivität in der Einschlafphase. Ausgelöst durch Ansprache und spontan endende steile 10/s-, dann 6/s- und schließlich 18/s-Aktivität wechselnder Spannungshöhe über F7 ohne Ausbreitung auf die Nachbarelektroden T3 und F3 (Filterung mit 35 Hz). Monströses Bewegungsartefakt Pz. Merke: Elektrodenartefakte zeigen in der bipolaren Reihenschaltung eine enge Phasenumkehr

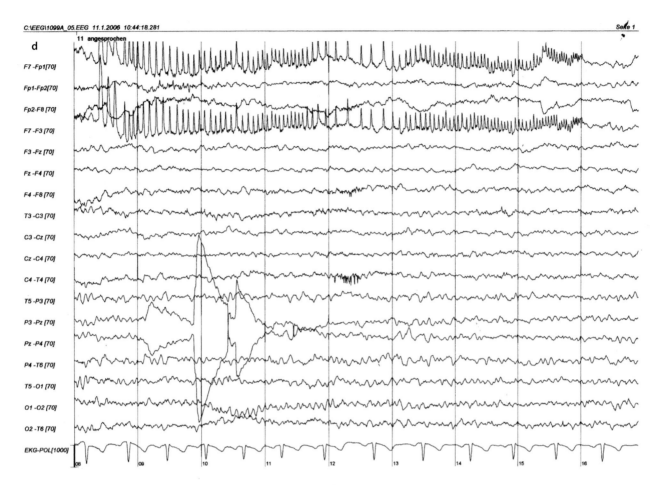

EEG-Kurzschlafableitung in bipolarer Querreihe: Okzipitale Alpha-Beta-Theta-Mischaktivität in der Einschlafphase. Ausgelöst durch Ansprache und spontan endende steile 10/s-, dann 6/s- und schließlich 18/s-Aktivität wechselnder Spannungshöhe über F7 ohne Ausbreitung auf die Nachbarelektroden T3 und F3 (Filterung mit 35 Hz). Monströses Bewegungsartefakt Pz. Nach 5 s angedeutetes Schluckartefakt

Elektrodenartefakt F7 in verschiedenen Montagen

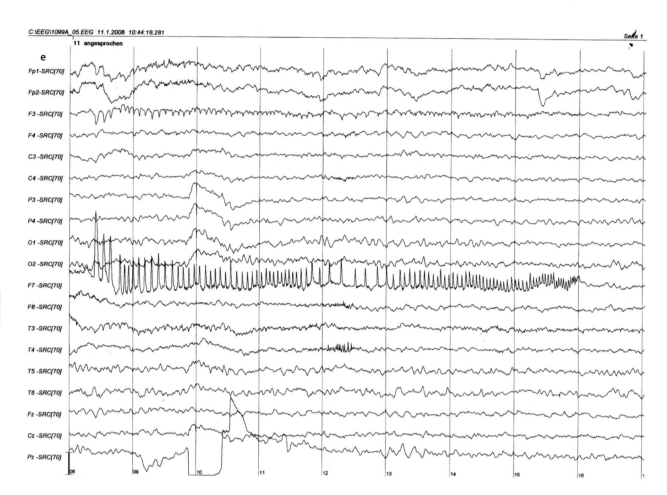

C:\EEG\1099A_05.EEG 11.1.2006 10:44:18.281

Elektrodenartefakt F7 in verschiedenen Montagen

EEG-Kurzschlafableitung als Quellenableitung: Okzipitale Alpha-Beta-Theta-Mischaktivität in der Einschlafphase. . Ausgelöst durch Ansprache und spontan endende steile 10/s-, dann 6/s- und schließlich 18/s-Aktivität wechselnder Spannungshöhe über F7 ohne Ausbreitung auf die Nachbarelektroden T3 (Filterung mit 35 Hz). In der Quellenableitung zusätzlich rechentechnisch verursachte F3-Darstellung des Artefakts. Monströses Bewegungsartefakt Pz

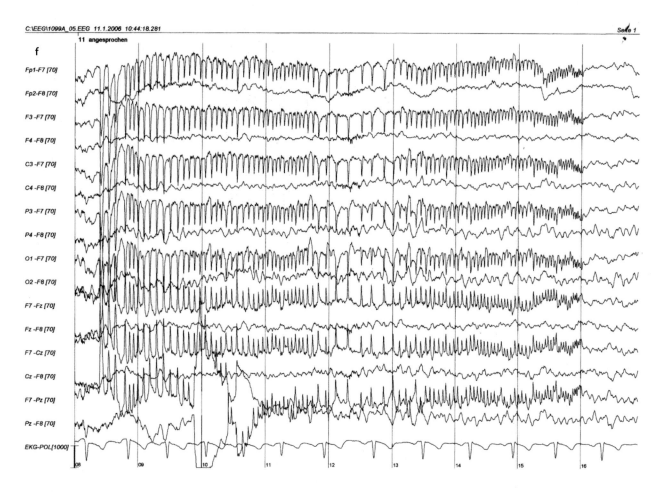

C:\EEG\1099A_05.EEG 11.1.2006 10:44:18.281

EEG-Kurzschlafableitung in Referenz gegen temporoanterior: Okzipitale Alpha-Beta-Theta-Mischaktivität nur rechts erkennbar. Das F7-Artefakt in Form einer 10/s-, 6/s- und 18/s-Aktivität wechselnder Spannungshöhe bildet sich in jeder zweiten Zeile ab, da die F7-Elektrode als Referenz fungiert

Elektrodenartefakt F7 in verschiedenen Montagen

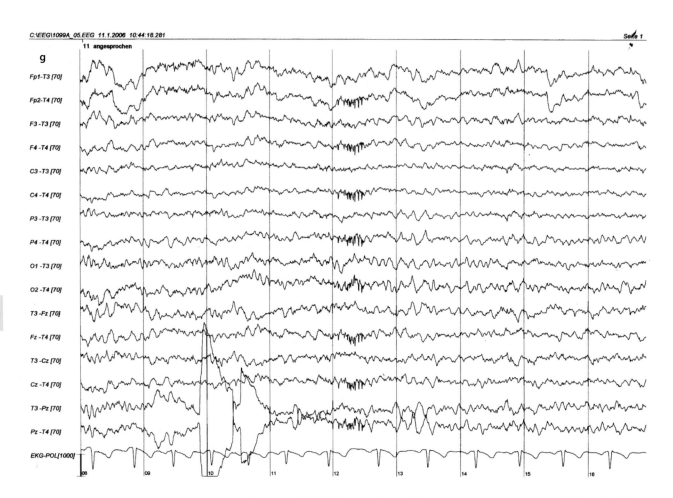

Elektrodenartefakt F7 in verschiedenen Montagen

EEG-Kurzschlafableitung in Referenz gegen temporomedial: Okzipitale Alpha-Beta-Theta-Mischaktivität als Einschlafphase. Das F7-Artefakt bildet sich nicht ab, da die F7-Elektrode in der Referenzschaltung gegen die mittlere Temporalelektrode nicht enthalten ist. Deutlicher sind dafür das monströse Pz-Artefakt und nach 5 s das annehmbare Schluckartefakt (T4)

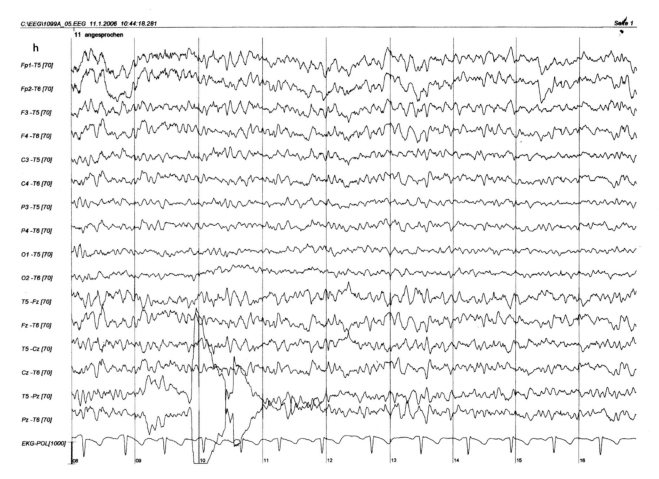

C:\EEG\1099A_05.EEG 11.1.2006 10:44:18.281　　　　　　　　　　　　　　　　　　Seite 1

EEG-Kurzschlafableitung in Referenz gegen temporoposterior: Okzipitale Alpha-Beta-Theta-Mischaktivität in der Einschlafphase. Leichte Rechtsbetonung der Alpha-Wellen im Mittelteil. Das F7-Artefakt bildet sich nicht ab, da die F7-Elektrode in der Referenzschaltung gegen die hintere Temporalelektrode nicht enthalten ist. Deutlicher ist dafür das monströse Pz-Artefakt

Elektrodenartefakt F7 in verschiedenen Montagen

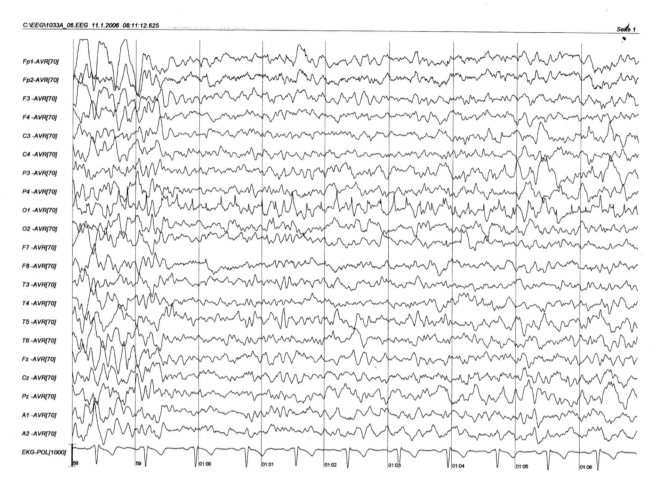

**Intermittierendes
Elektrodenartefakt 01**

20-jähr. Pat. mit fluktuierenden Kopfschmerzen.

EEG gegen die Mittelwertreferenz: Okzipitale Alpha-Beta-Theta-Mischaktivität nur rechts identifizierbar. Initial frontotemporal betonter generalisierter Ausbruch von spannungshoher Theta-Delta-Aktivität (bis 3/s). Dann nach 2 s beginnende und über 5 s anhaltende spitze 4/s-Aktivität der Elektrode O1 ohne Ausbreitung auf die Umgebung und ohne Hemmwelle

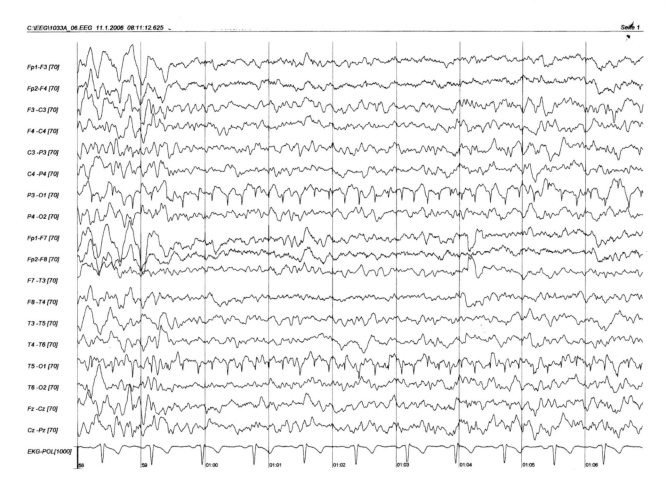

C:\EEG\1033A_06.EEG 11.1.2006 08:11:12.625   Seite 1

Gleicher Patient wie Abb. zuvor, EEG in alternierender Längsreihenschaltung: **Intermittierendes**
Okzipitale Alpha-Beta-Theta-Mischaktivität nur rechts identifizierbar. Initial **Elektrodenartefakt 01**
frontotemporal betonter generalisierter Ausbruch von spannungshoher Theta-
Delta-Aktivität (bis 3/s). Dann nach 2 s beginnende und über 5 s anhaltende
spitze 4/s-Aktivität der Elektrode O1 ohne Ausbreitung auf die Umgebung
und ohne Hemmwelle

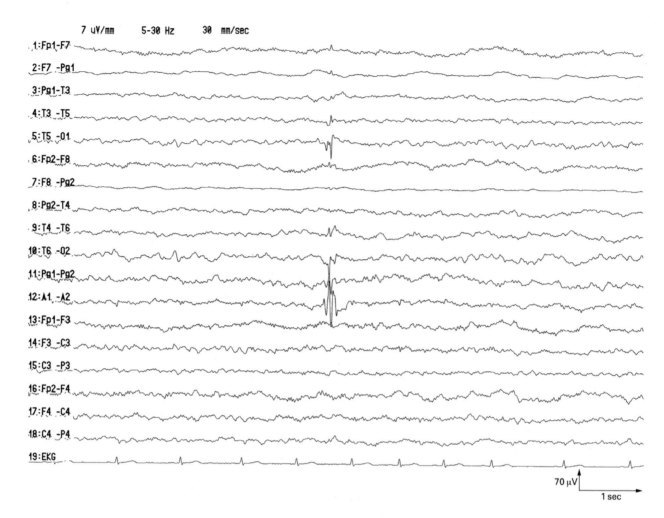

Bewegungsartefakt durch Muskelzuckung

16-jährige Patientin mit psychogenen Muskelzuckungen der Arme. EEG in temporaler Längsreihenschaltung (mit T1 und T2 hier alsPg1 und Pg2): Steile Wackelartefakte ohne „epileptisches Feld", d. h. bds. sind okzipitale und temporoposteriore Elektroden einbezogen mit Dominanz bei den Ohrelektroden. Auch fehlt die Hemmwelle der Elemente

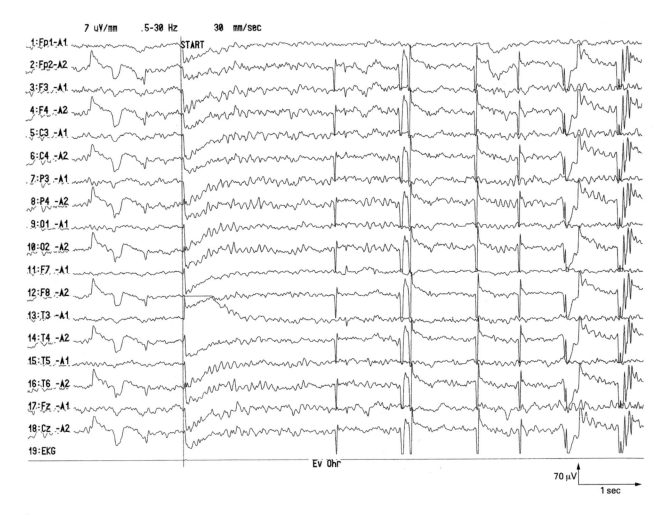

7 uV/mm   .5-30 Hz   30 mm/sec

1:Fp1-A1 ... START
2:Fp2-A2
3:F3 -A1
4:F4 -A2
5:C3 -A1
6:C4 -A2
7:P3 -A1
8:P4 -A2
9:O1 -A1
10:O2 -A2
11:F7 -A1
12:F8 -A2
13:T3 -A1
14:T4 -A2
15:T5 -A1
16:T6 -A2
17:Fz -A1
18:Cz -A2
19:EKG

Ev Ohr

70 µV   1 sec

22-jähriger Patient mit Ptosis links. EEG in Ableitung gegen die Ohrreferenz: Initial langsames Artefakt in A2. Nach Korrekturversuch (Ev Ohr) spikeähnliches A2-Artefakt. Dazwischen regelrechter etwas rechtsbetonter Alpha-Grundrhythmus

Artefakt durch Ohrring rechts

8

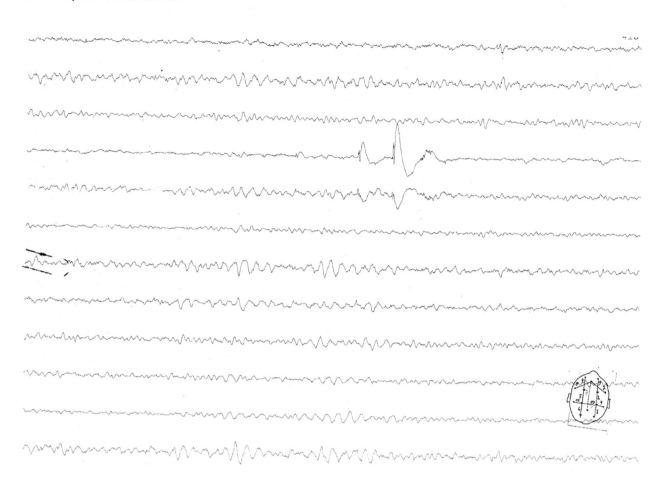

Artefakt M rectus lateralis

15 Jahre alt, wach, bipolare Läng- und Querreihe, EEG: isoliert links frontal unter F7 2 Spike Waves ohne Ausbreitung, Kind blickt nach links, aktiviert den m. rectus lateralis

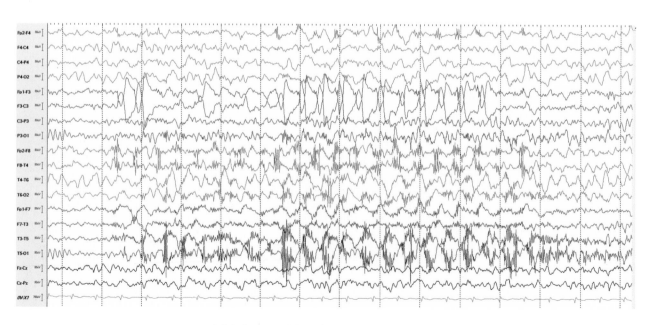

Artefakt durch Zähne zusammenbeißen

9-jähriges Mädchen, bipolare Längsreihe, Augen geschlossen, EEG: paroxysmale Muskelaktivität mit temporalem Maximum: beißt die Zähne zusammen, Muskelartefakt des M. temporalis und Masseter bds., Bulbusartefakt links frontal

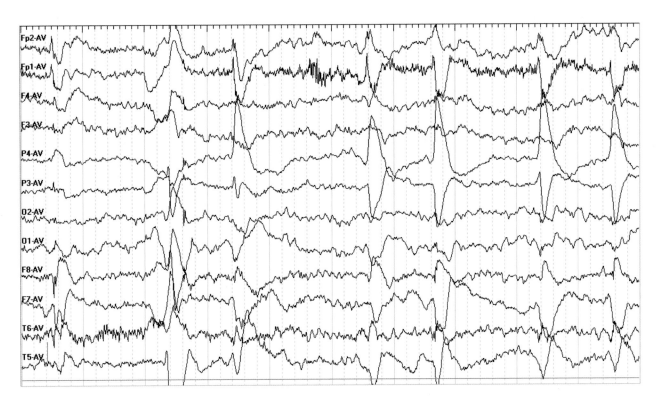

6 Jahre alt, wach, Referenzableitung, EEG: träge generalisierte hochamplitudige Potenziale parallel zu Hicks des Kindes: Hicksartefakt. Merke: EEG-
Protokoll in dieser Situation sehr wertvoll!

Artefakt durch Hicksen des Kindes

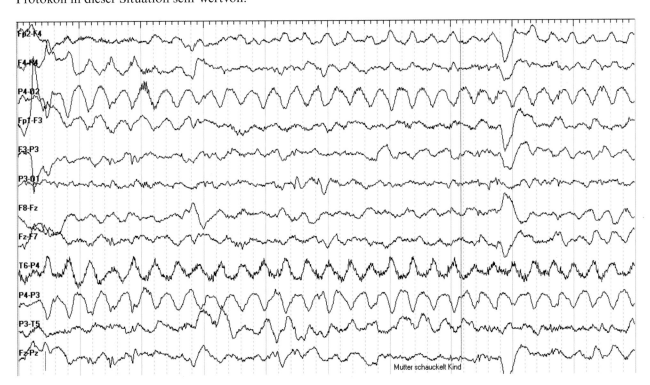

11 Monate alter wacher Säugling, Augen geschlossen; bipolare Längsreihe;
EEG: rhythmische rechts parietookzipitale 3 Hz Wellen, Schüttelartefakt;
siehe Eintrag ins EEG

**Artefakt durch Schauckeln des
Kindes, Beruhigungsversuch**

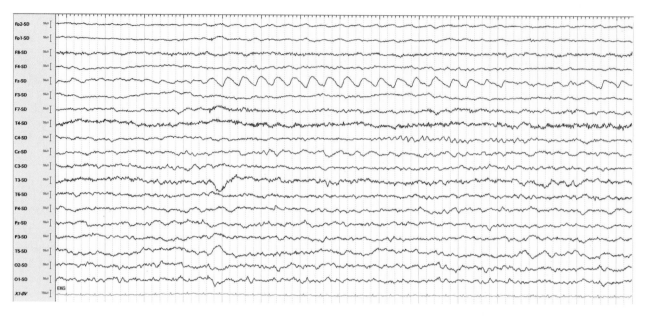

Fontanellenartefakt

2 Monate alter Säugling, schläft, Referenzableitung, EEG: isoliert unter Fz Sägezahnmuster ohne Ausbreitung. Pulsierende Fontanelle – Fontanellenartefakt

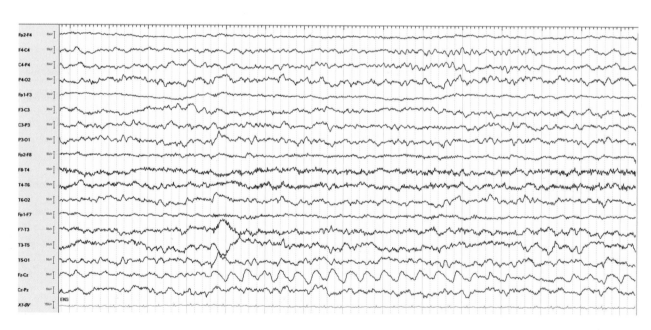

Fontanellenartefakt

schläft, bipolare Längsreihe, EEG: isoliertes Sägezahnmuster über dem Vertex (Fontanelle) ohne Ausbreitung. Pulsierende Fontanelle - Fontanellenartefakt

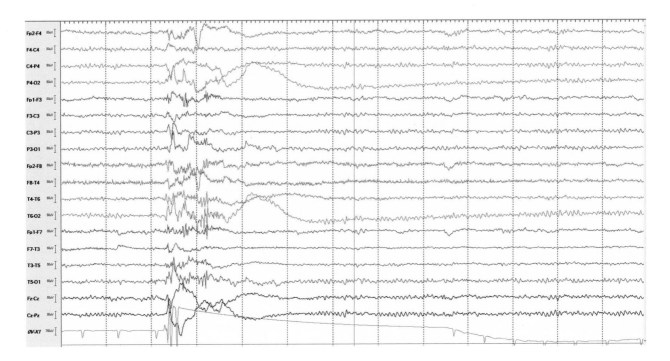

16-Jähriger nach Gewalterfahrung in psychotherapeutischer Behandlung. Nur in der Schule treten generalisierte armbetonte „Bewegungen". EEG: bipolare Längsreihe, Augen geschlossen, okzipital bds. altersphysiologische α-Grundaktivität, parallel zur klinischen armbetonten „Bewegung" generalisierte rasche Potenziale, hochfrequent, Elektrodenartefakt durch die „Bewegung".

Schüttelartefakt

EEG bei diffusen und lokalisierten Hirnfunktionsstörungen

© Springer-Verlag GmbH Deutschland, ein Teil von Springer Nature 2021
G. Kurlemann, H. Kursawe, *Übungsbuch EEG bei Kindern und Jugendlichen*,
https://doi.org/10.1007/978-3-662-62749-5_9

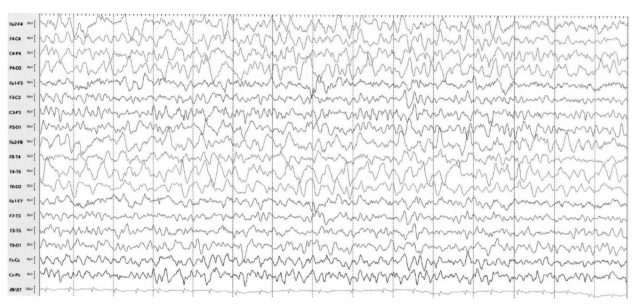

EEG Veränderungen bei Hirntumoren

9-jähriges Kind mit Kopfschmerzen, wach, Augen geschlossen, bipolare Längsreihe, EEG: rechtshemisphärische Delta-Verlangsamung bis 120 µV ohne ETPs durchmischt mit schnellen Thetawellen, linkshemispärisch 7 Hz-Thetaaktivität parietookzipital. Astrozytom Grad 2 rechtshemisphärisch

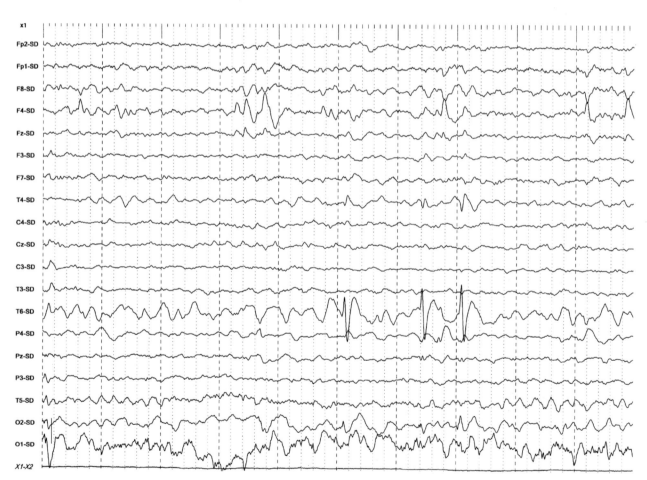

EEG Veränderungen bei Hirntumoren

3-jähriges Kind mit Kopfschmerzen und Erbrechen, Augen geschlossen, bipolare Längsreihe, EEG: rechts temporale Deltawellen-Verlangsamung mit eingelagerten Sharp-Waves, paroxysmale Thetawellen höherer Amplitude rechts frontal und okzipital; temporales Gliom rechts

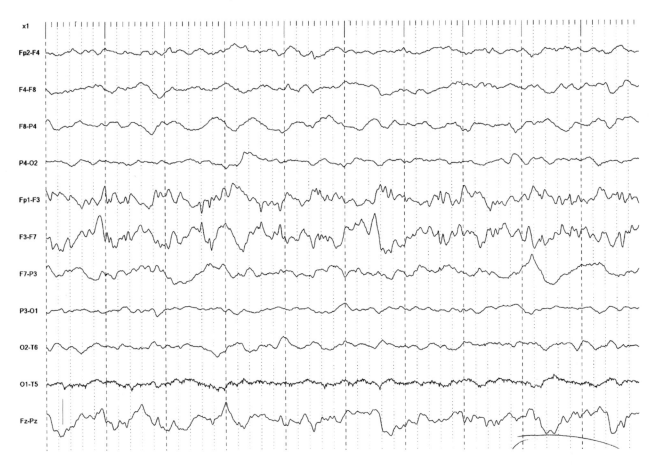

10-jähriges Mädchen, Augen geschlossen, bipolare Längsreihe, vigilanz-gemindert, EEG: generalisierte 1–1,5 Hz Aktivität bis 80 µV, zusätzliche links frontale rhythmische 1 Hz-wellen mit Spikevorlagerung und Überlagerung von raschen Wellen des Alphawellenfrequenzbandes, generalisierte kontinuierliche Verlangsamung („Allgemeinveränderung"), Herpesenzephalitis

EEG bei Enzephalitis

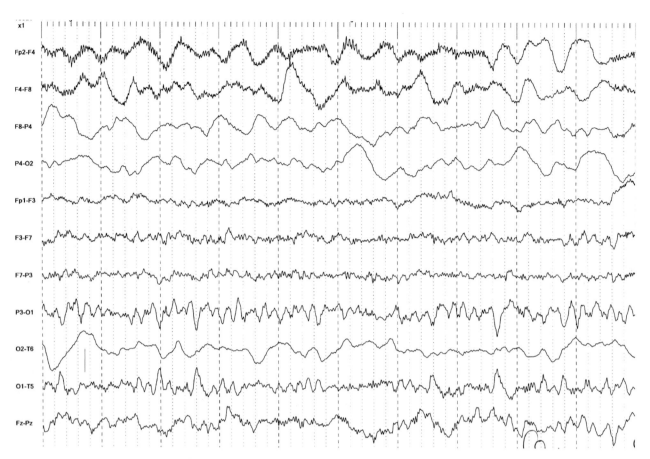

EEG bei Enzephalitis

6-jähriges Kind, links fokalmotorische Anfälle, bipolare LR, Augen geschlossen, EEG: rechtshemisphärische amplitudenhohe Deltaaktivität ohne ETPs, links okzipital altersentsprechende 5 Hz Grundaktivität, Herpesenzephalitis

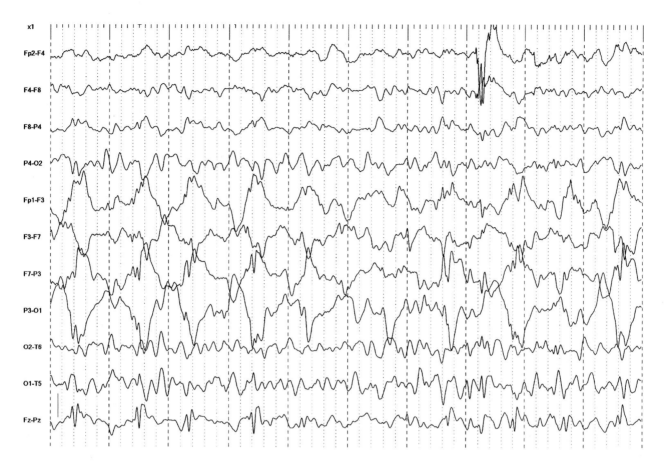

x1	
Fp2-F4	
F4-F8	
F8-P4	
P4-O2	
Fp1-F3	
F3-F7	
F7-P3	
P3-O1	
O2-T6	
O1-T5	
Fz-Pz	

14-Jährige, klinisch verwirrt, ausgeprägte Impulsdurchbrüche, Augen geschlossen, bipolare Längsreihe, EEG: linkshemisphärische Deltaverlangsamung mit Sharp Waves, rechtshemisphärisch 4 Hz Grundaktivität mit unter-
lagerten Deltawellen, ausgeprägte Allgemeinveränderung, NMDA-Enzephalitis

EEG bei Autoimmunenzephalitis

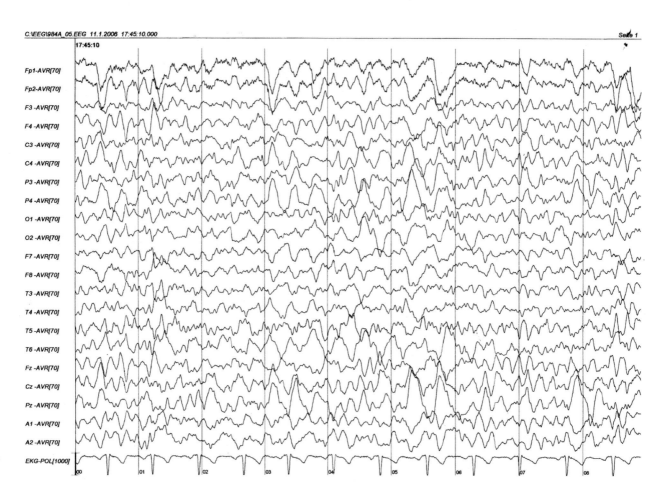

C:\EEG\984A_05.EEG 11.1.2006 17:45:10.000   Seite 1

17:45:10

Fp1-AVR[70]
Fp2-AVR[70]
F3 -AVR[70]
F4 -AVR[70]
C3 -AVR[70]
C4 -AVR[70]
P3 -AVR[70]
P4 -AVR[70]
O1 -AVR[70]
O2 -AVR[70]
F7 -AVR[70]
F8 -AVR[70]
T3 -AVR[70]
T4 -AVR[70]
T5 -AVR[70]
T6 -AVR[70]
Fz -AVR[70]
Cz -AVR[70]
Pz -AVR[70]
A1 -AVR[70]
A2 -AVR[70]
EKG-POL[1000]

Mäßige diffuse Funktionsstörung bei viraler Enzephalitis

20-jähr. Pat. mit fluktuierenden Kopfschmerzen und ohne neurologische Auffälligkeiten. EEG gegen die Mittelwertreferenz: Okzipital Theta-Delta-Aktivität mit Theta-Dominanz. Nach 3 s bilaterale parietotemporal und rechtsbetonte polymorphe Delta-Gruppen mit Generalisationstendenz

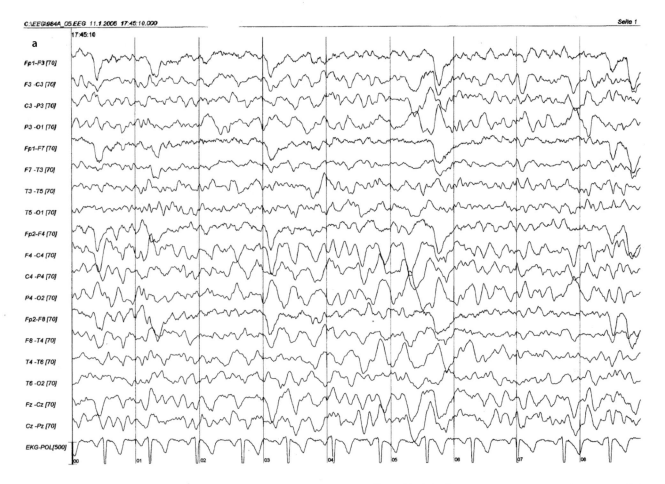

Gleicher Patient wie Abb. zuvor, EEG in temporaler Längsreihe: Okzipital Theta-Delta-Aktivität mit Theta-Dominanz. Nach 3 s bilaterale parietotemporal und rechtsbetonte polymorphe Delta-Gruppen mit Generalisationstendenz. Merke: Die temporale Längsreihe eignet sich gut zum Seitenvergleich und bildet die Rechtsbetonung besser ab als die vorige Referenzableitung

Mäßige diffuse Funktionsstörung bei viraler Enzephalitis

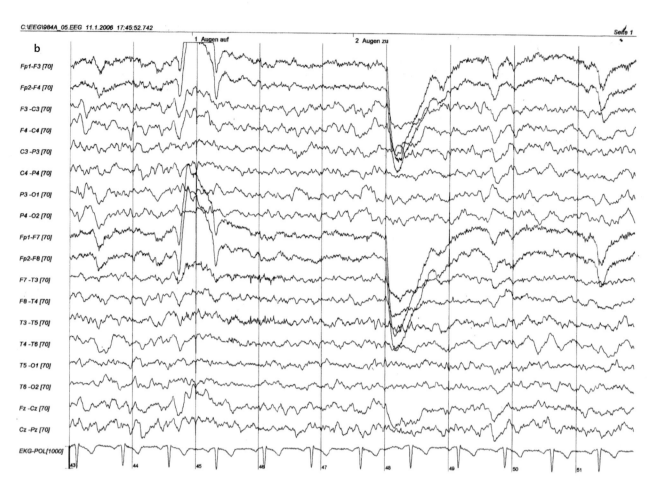

C:\EEG\984A_05.EEG 11.1.2006 17:45:52.742   Seite 1

Mäßige diffuse Funktionsstörung bei viraler Enzephalitis

EEG mit Berger-Reaktion: Okzipital Theta-Delta-Aktivität mit Theta-Dominanz. Die fehlende Reagibilität beim Augenöffnen bestätigt den Schweregrad der diffusen Funktionsstörung nicht aber die Rechtsbetonung wie in der vorigen Ableitung

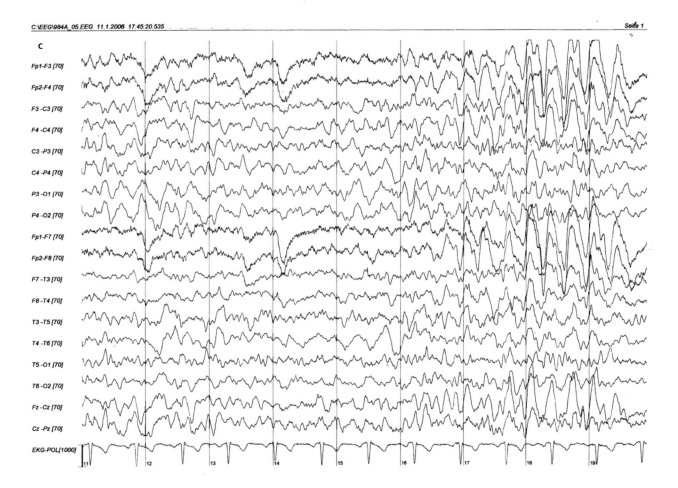

C:\EEG\984A_05.EEG 11.1.2006 17:45:20.535   Seite 1

Gleicher Patient wie Abb. zuvor, EEG: Okzipital Theta-Delta-Aktivität mit Theta-Dominanz. Nach 7 s beginnender Ausbruch von frontaler monomorpher rhythmischer 3/s-Delta-Aktivität (FIRDA) über 2 s als zusätzlicher Ausdruck der Schwere der diffusen Funktionsstörung

Mäßige diffuse und starke intermittierende Funktionsstörung bei viraler Enzephalitis

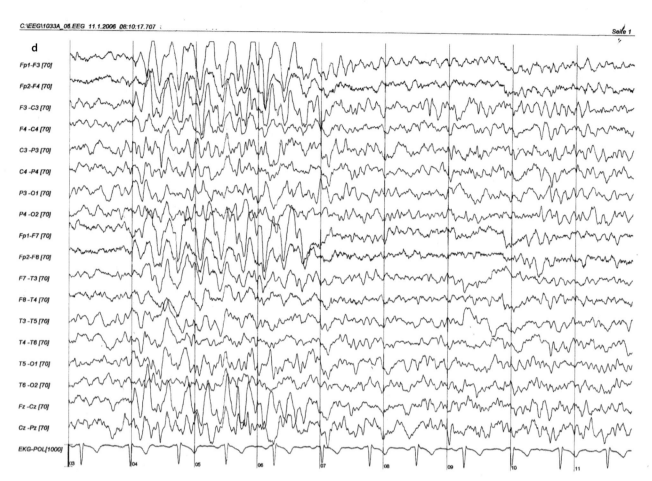

Leichte bis mäßige diffuse Funktionsstörung bei viraler Enzephalitis

Gleicher Patient wie Abb. zuvor, EEG nach drei Tagen: Okzipital nur kurzstreckig am Ende des Blattes dominierende Alpha-Wellen von 8–9/s bei Alpha-Theta-Mischaktivität. Nach 1 s Ausbruch von frontaler rhythmischer 3/s-Delta-Aktivität (FIRDA) über 3 s als zusätzlicher Ausdruck der Schwere. Deutliche Funktionsverbesserung im Vergleich zur vorigen Ableitung

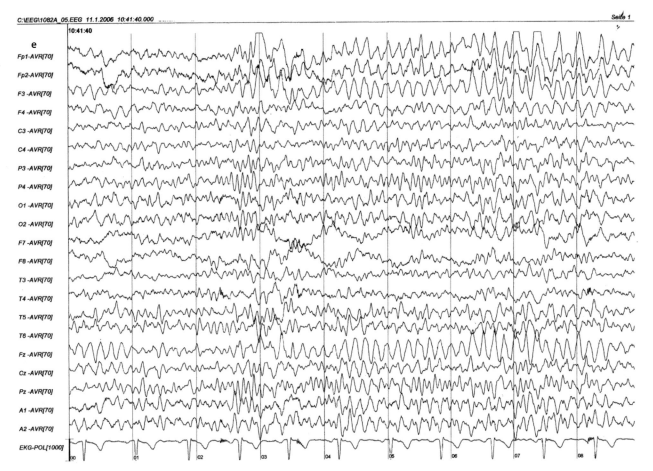

C:\EEG\1082A_05.EEG 11.1.2006 10:41:40.000   Seite 1

10:41:40

e
Fp1-AVR[70]
Fp2-AVR[70]
F3 -AVR[70]
F4 -AVR[70]
C3 -AVR[70]
C4 -AVR[70]
P3 -AVR[70]
P4 -AVR[70]
O1 -AVR[70]
O2 -AVR[70]
F7 -AVR[70]
F8 -AVR[70]
T3 -AVR[70]
T4 -AVR[70]
T5 -AVR[70]
T6 -AVR[70]
Fz -AVR[70]
Cz -AVR[70]
Pz -AVR[70]
A1 -AVR[70]
A2 -AVR[70]
EKG-POL[1000]

Gleicher Patient wie Abb. zuvor, EEG nach zwei Wochen: Okzipitale frequenz-instabile Alpha-Theta-Aktivität. Nach 5 s frontaler 6/s-Rhythmus der Müdig-keit (Hypnagoge Theta-Wellen). F7-und F8-Artefakte (um 1/s) durch lang-same horizontale Augenbewegungen (SEM – Slow eye movements)

Leichte diffuse Funktionsstörung und Vigilanzminderung bei viraler Enzephalitis

9

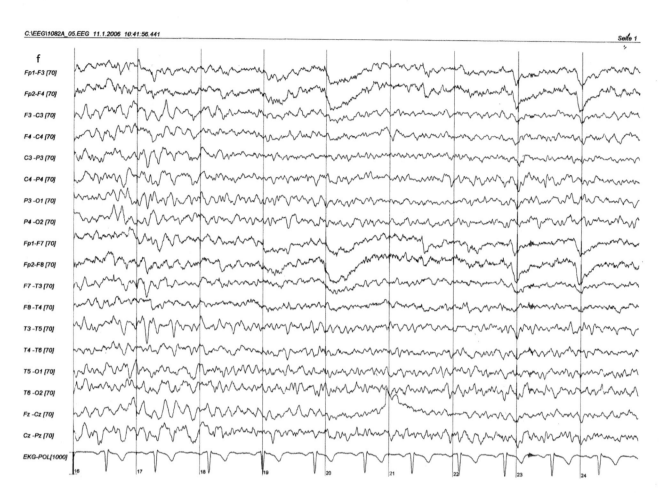

Leichte diffuse Funktionsstörung bei viraler Enzephalitis

Gleicher Patient wie Abb. zuvor, EEG nach drei Wochen: Frequenzinstabile okzipitale Alpha-Theta-Grundaktivität, diffuse Beta-Überlagerung. Nach 4 s frontopolares Bulbusartefakt, wiederholt nach 7 und 8 s (Lidschlag)

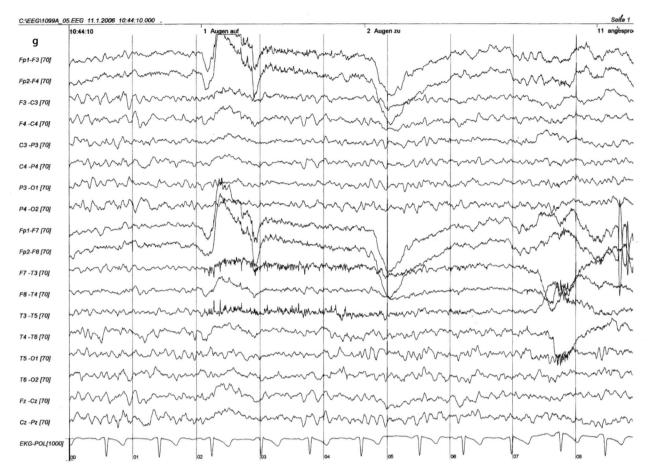

Gleicher Patient wie Abb. zuvor, EEG nach drei Wochen: Alpha-Theta-Grundaktivität, durch Berger-Prüfung nur anfangs kurz blockiert. Nach Augenschluss keine Reagibilität, erst nach 9 s und erneuter Ansprache okzipitaler Alpha-Rhythmus angedeutet

Leichte diffuse Funktionsstörung bei viraler Enzephalitis

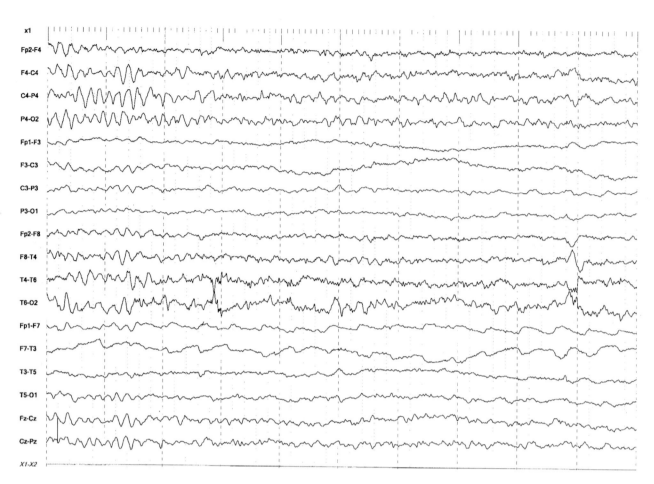

EEG bei angeborenen ZNS-Veränderungen: Sturge-Weber-Syndrom

6-jähriges Kind mit rechts fokal motorischen Anfällen, Augen geschlossen, bipolare Längsreihe, Naevus flammeus linke Gesichtshälfte Trigeminus 1–2, EEG: rechts parietookzipital 6 Hz Grundaktivität mit Spannungsabfall nach frontal; linkshemisphärische Amplitudendepression > 50 % im Vergleich zur Gegenseite, ausschließlich Amplitudendifferenz, nicht Frequenz.

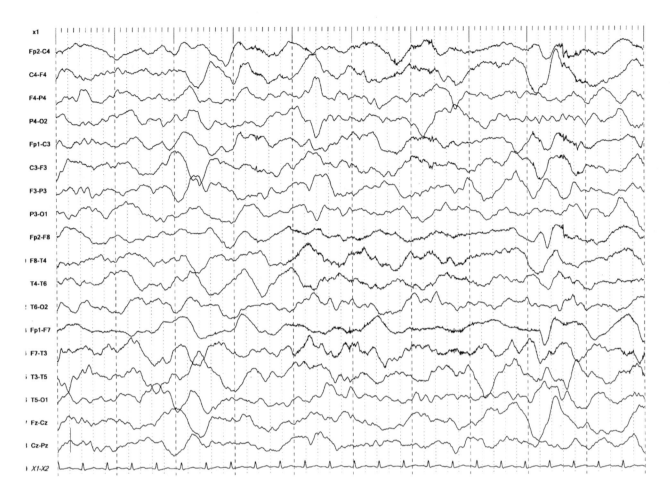

3-jähriges komatöses Kind, bipolare Längsreihe, Augen geschlossen, EEG: generalisierte Deltaaktivität bis 100 µV mit wenigen Anteilen niedrigamplitudiger Thetawellen, keine ETPs, Ätiologie: Stoffwechselentgleisung bei Methylmalonazidurie

EEG bei Stoffwechselentgleisung-Methylmalonazidurie

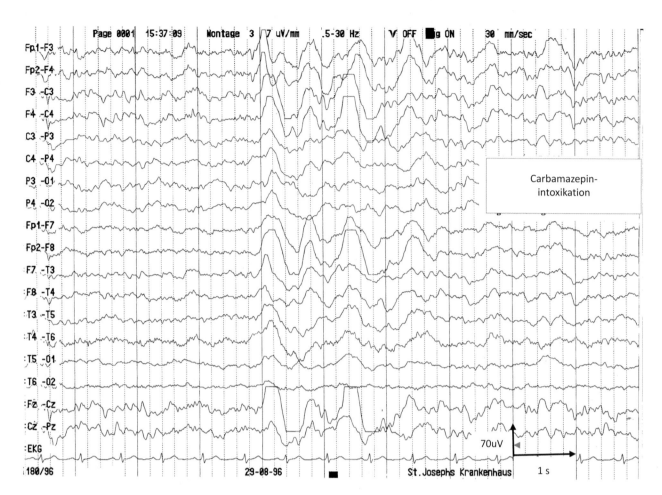

Leichte diffuse Funktionsstörung und intermittierende rhythmische Delta-Aktivität (IRDA)

19-jähr. Patn. 4 Tage nach Suizidversuch mit 8 g Carbamazepin. EEG: Kein Grundrhythmus, okzipitale Alpha-Theta-Mischaktivität. Nach 3 s angedeutet generalisierte frontal betonte spannungshohe Delta-Wellen von 2/s

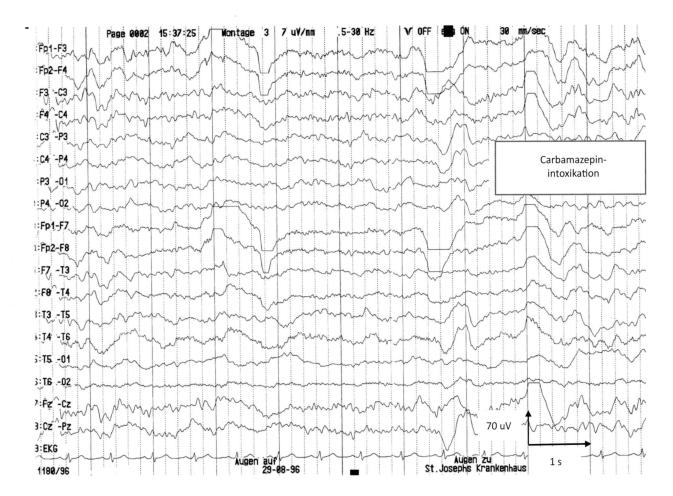

Gleicher Patient wie Abb. zuvor, vier Tage nach Suizidversuch mit 8 g Carbamazepin EEG: Kein Grundrhythmus, okzipitale Alpha-Theta-Mischaktivität. Nach 3 s Augenöffnungsartefakt ohne typische Blockadereaktion, nach Augenschluss generalisierte spannungshohen Delta-Wellen von 2/s (Paradoxe Delta-Aktivierung)

Leichte diffuse Funktionsstörung mit fehlender Berger-Reaktion

9

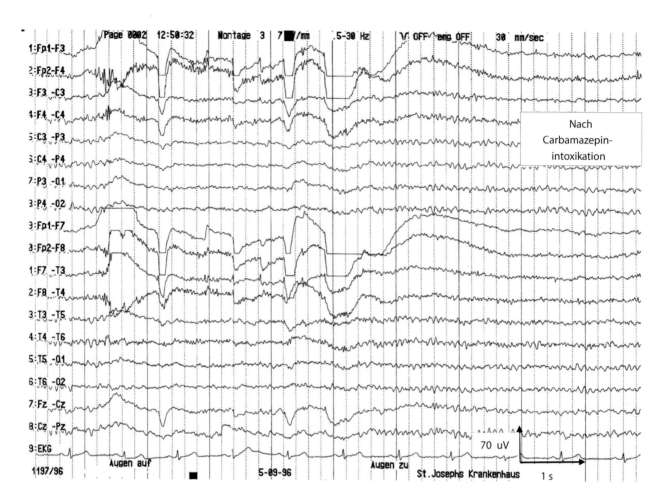

Keine diffuse Funktionsstörung und regelrechte Berger-Reaktion nach CBZ-Intoxikation

Gleiche Patientin wie Abb. zuvor, zwei Wochen später mit jetzt normgerechtem CBZ-Spiegel EEG: Okzipital betonte Alpha-Beta-Aktivität durch Berger-Reaktion vollständig blockiert. Dabei massive Augenartefakte frontotemporal

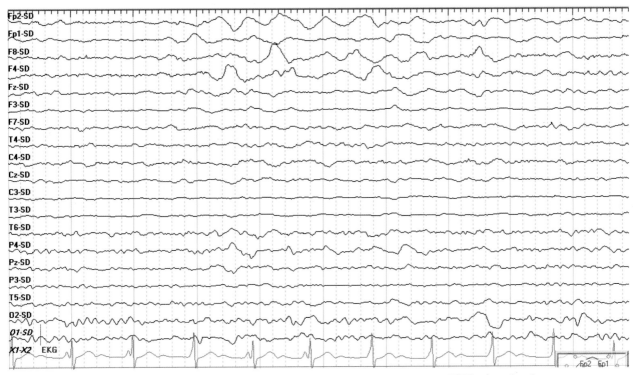

EEG mit regionaler Funktionsstörung nach Schädelhirntrauma (SHT)

3-jähriges Kind, Wach, Augen geschlossen, Referenzableitung, EEG: rechts frontale und rechts parietale, okzipital bds. einstreuende Deltawellen. Multifokale Herdstörung nach SHT

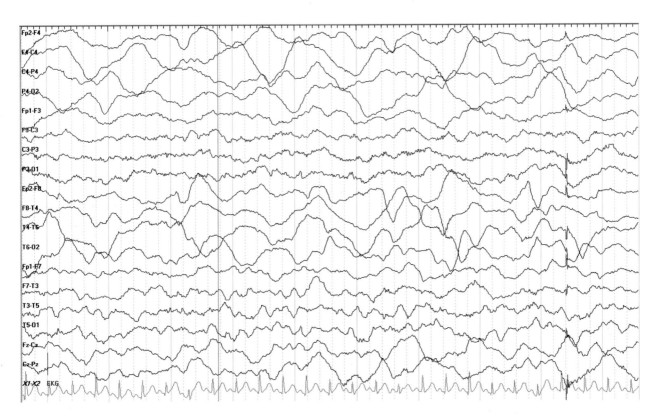

Postiktuales EEG

12 Monate altes Mädchen, > 30 Min. Fieberkrampf mit Todd'scher Parese links; bipolare Längsreihe, Augen geschlossen; EEG: komplette rechtshemisphärische Deltaaktivität ohne ETPs, linkshemisphärisch normale Aktivität, postiktuale neuronale Erschöpfung rechtshemisphärisch, damit fokaler Fieberkrampf

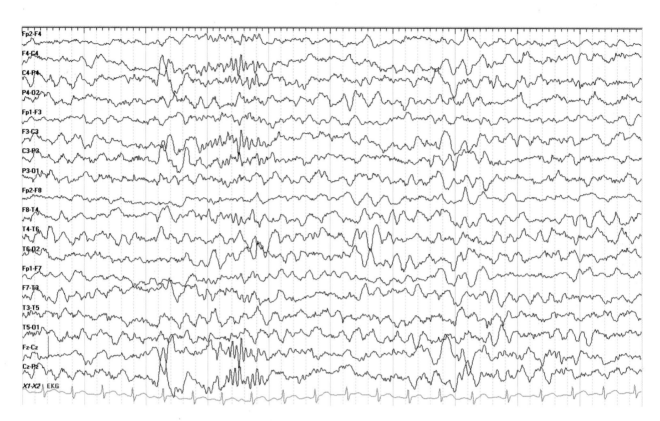

Postiktuales EEG – Erholung   Gleicher Patient wie Abb. zuvor, Augen geschlossen, bipolare Längsreihe, klinisch ohne Seitendifferenz, EEG: seitengleiche Schlafspindeln, Schlafstadium 2. Schlafstadium 3 nach 24 Stunden, kein Herdbefund, keine ETPs, Normalisierung

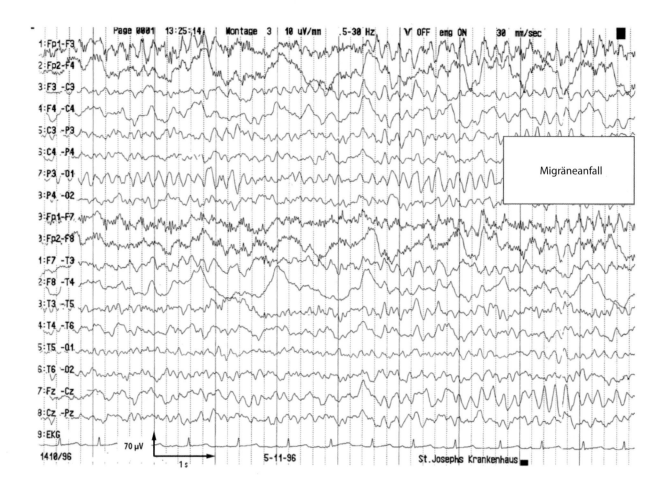

11-jähr. Patn.: Migräneanfall mit linksseitigen Sensationen bei unauffälligem **Leichte diffuse und starke regionale**
MRT. EEG : Links okzipital Theta-Grundrhythmus von 6/s, rechts okzipitale **Funktionsstörung**
Spannungsreduktion. Rechts frontotemporal kontinuierlicher Delta-„Herd"
(1–2/s) mit Ausdehnung über die rechte Hemisphäre.

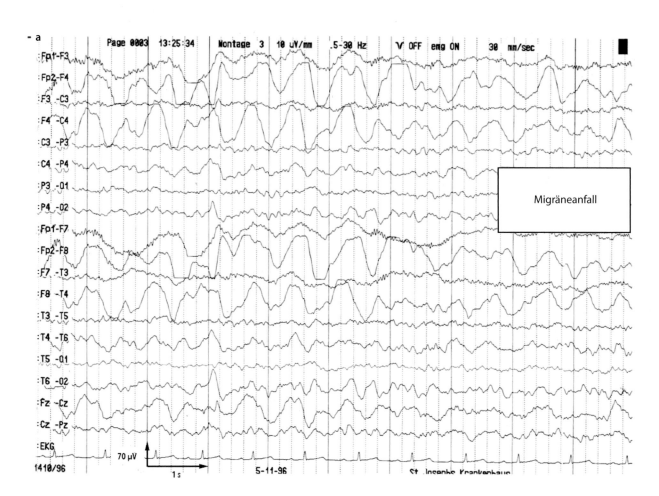

Regionale Funktionsstörung:
Polymorphe Delta-Aktivität (PDA)

Gleicher Patient wie Abb. zuvor, EEG in bipolarer Längsreihe: Okzipital links Alpha-Beta-Theta-Mischaktivität. Rechts frontotemporal kontinuierlicher Delta-„Herd" (1–2/s) mit enger Phasenumkehr über F4 und auch über F8, Ausdehnung über die rechte Hemisphäre bis okzipital, hier Alpha-Reduktion und Delta-Unterlagerung

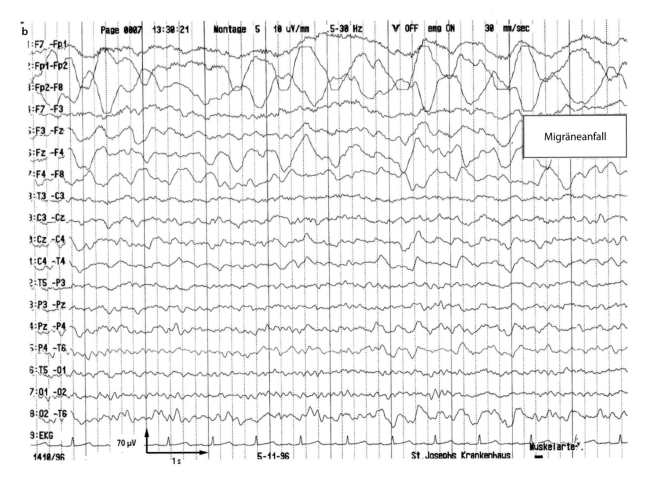

Gleicher Patient wie Abb. zuvor, EEG in bipolarer Querreihe: Okzipital links Alpha-Grundrhythmus von 8–9/s. Rechts frontotemporal kontinuierlicher Delta-„Herd" (1–2/s) mit enger Phasenumkehr über Fp2 und angedeutet über F4, Ausdehnung über die rechte Hemisphäre bis okzipital, hier Alpha-Reduktion und Delta-Unterlagerung

Regionale Funktionsstörung:
Polymorphe Delta-Aktivität (PDA)

9

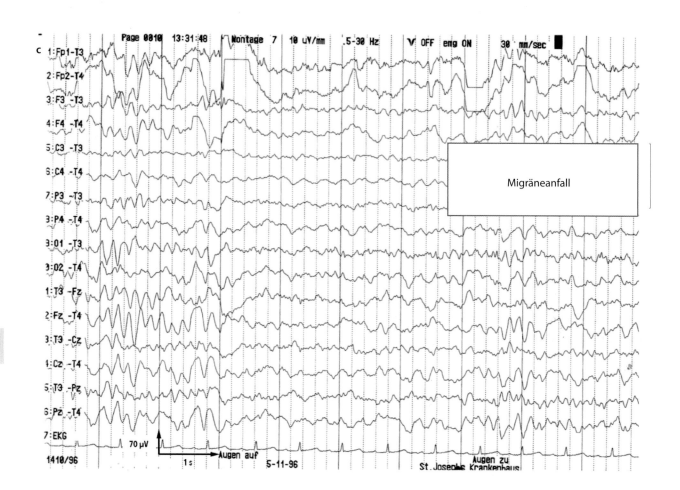

Regionale Funktionsstörung:
Polymorphe Delta-Aktivität (PDA)
und Berger-Reaktion

Gleicher Patient wie Abb. zuvor, EEG mit Berger-Reaktion: Links okzipital Alpha-Theta-Mischaktivität mit regerechter Blockade. Rechts frontotemporal kontinuierlicher Delta-„Herd" (1–2/s), nach Augenöffnen unvollständig blockiert

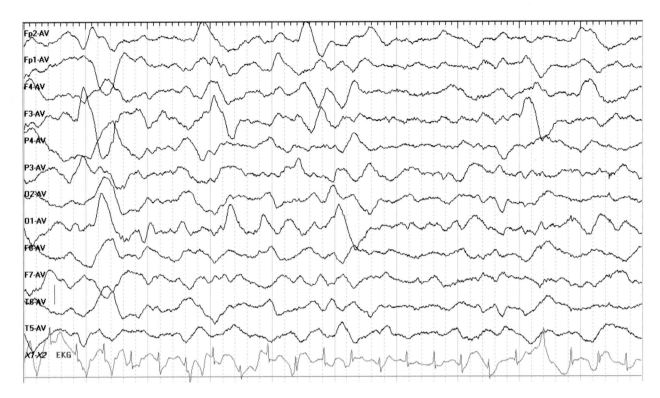

12-jähriges Kind, Augen geschlossen, Kopfschmerzen und Nüchternerbrechen, **EEG bei Hirndruck**
Referenzableitung. EEG: generalisierte amplitudenhohe Deltaaktivität. Hirndruck bei Tumor der hinteren Schädelgrube mit Verschlusshydrozephalus

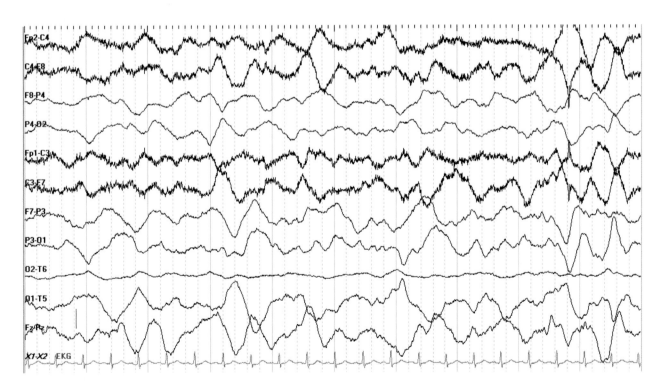

5-jähriges Kind, Erbrechen, Augen geöffnet, bipolare Längsreihe, EEG: gene- **EEG bei Hirndruck**
ralisierte amplitudenhohe Deltaaktivität nicht blockiert durch Augenöffnen.
Hirndruck bei Tumor der hinteren Schädelgrube mit Verschlußhyfdrozepha-
lus; Elektrodenartefakt: O2-T6

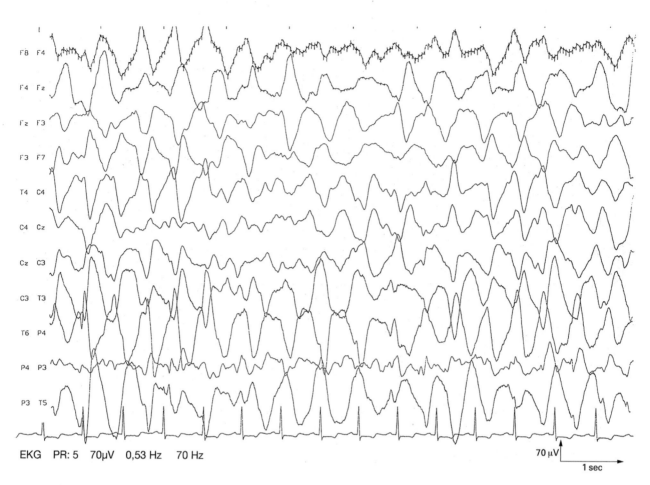

EKG   PR: 5   70μV   0,53 Hz   70 Hz   70 μV

1 sec

Schwere diffuse Hirnfunktionsstörung

16-jähriger Pat. mit zunehmender Bewusstseinstrübung nach Herzklappen-ersatz vor 2 Tagen. EEG-Querreihenschaltung. Ausgeprägte Verlangsamung mit Dominanz amplitudenhoher polymorpher δ-Aktivität (meist 2/s, bis über 200 μV). Muskelpotenzialüberlagerung F8 („Single motor units"). EKG-Zuschaltung Kanal 12

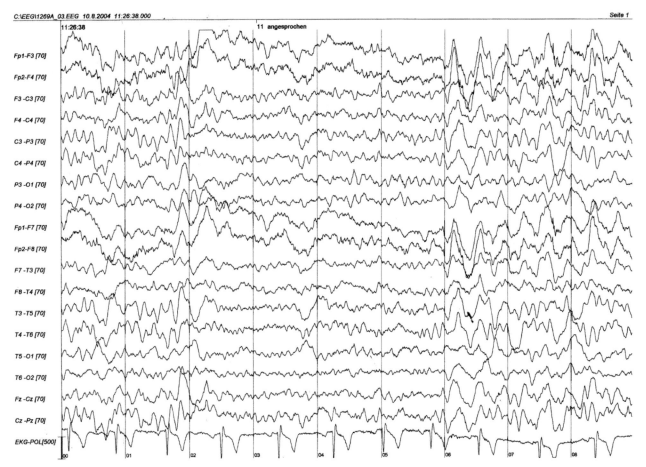

C:\EEG\1269A_03.EEG 10.8.2004 11:26:38.000   Seite 1

11:26:38   11 angesprochen

Fp1-F3 [70]
Fp2-F4 [70]
F3 -C3 [70]
F4 -C4 [70]
C3 -P3 [70]
C4 -P4 [70]
P3 -O1 [70]
P4 -O2 [70]
Fp1-F7 [70]
Fp2-F8 [70]
F7 -T3 [70]
F8 -T4 [70]
T3 -T5 [70]
T4 -T6 [70]
T5 -O1 [70]
T6 -O2 [70]
Fz -Cz [70]
Cz -Pz [70]
EKG-POL[500]

19-jähriger Pat.: Meningoenzephalitis mit komplex fokalem Anfall. EEG am 1.Tag: Okzipital Theta-Dominanz, nach Ansprache für 4 s Aktivitätsbeschleunigung mit nachfolgender frontaler, bis nach okzipital reichender Delta-Aktivierung (3/s). Zusammenfassend mindestens mäßige diffuse Funktionsstörung

Mäßige diffuse und starke intermittierende Funktionsstörung bei Meningoenzephalitis

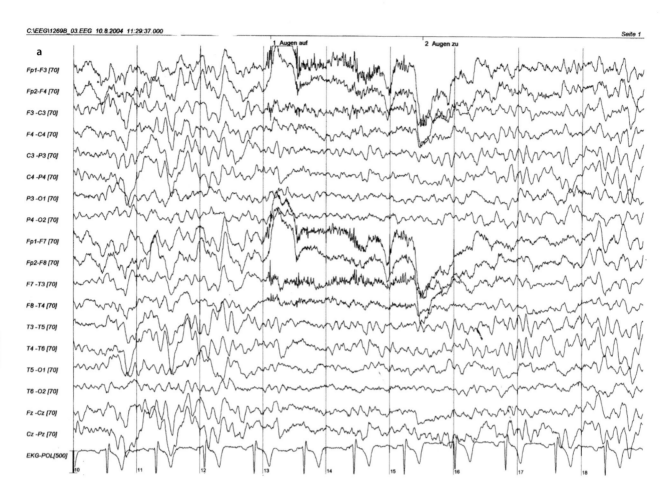

Leichte bis mäßige diffuse Funktionsstörung bei Meningoenzephalitis

Gleicher Patient wie Abb. zuvor, mit initialem komplex fokalen Anfall. EEG am 2.Tag: Anfangs zentrotemporale rechtsbetonte Delta-Einlagerung bei okzipitaler Theta-Dominanz, durch Augenöffnen fast vollständige Blockadereaktion, nach Augenschluss parietotemporale Alpha-Theta-Aktivierung (7–8/s) mit Delta-Einlagerung. Zusammenfassend leichte bis mäßige diffuse Funktionsstörung. Keine sichere regionale Funktionsstörung oder fokale ETP

C:\USERS\HUBERTUS\APPDATA\LOCAL\TEMP\8A_04 (3).EEG 10.2.2019 11:25:59.433   Seite 1

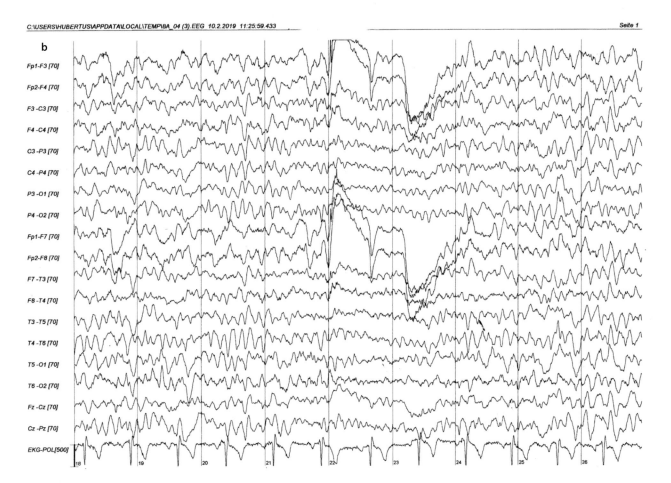

Gleicher Patient wie Abb. zuvor, mit initialem komplex-fokalen Anfall.

EEG am 8. Tag: Okzipitale Alpha-Theta-Mischaktivität mit Dominanz von 6–7/s-Wellen. Nach 4 s durch annehmbaren Weckreiz induziertes frontopolares Muskelartefakt, gefolgt von Augenöffnungs-, Lidschlag- und Augenschlussartefakt, dabei für 2 s Alpha-Aktivierung (8–10/s). Keine ETP. Zusammenfassend nur noch leichte diffuse Funktionsstörung

Leichte diffuse Funktionsstörung bei Meningoenzephalitis

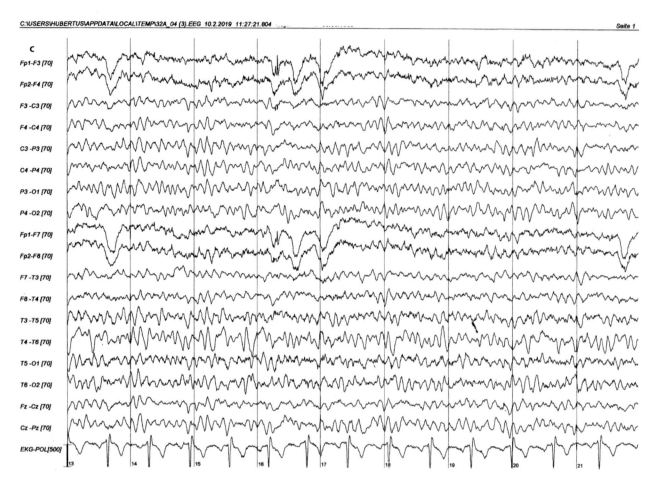

C:\USERS\HUBERTUS\APPDATA\LOCAL\TEMP\32A_04 (3).EEG 10.2.2019 11:27:21.804

Keine sichere diffuse Funktionsstörung bei Meningoenzephalitis

Gleicher Patient wie Abb. zuvor, mit initialem komplex-fokalen Anfall.

EEG am 15. Tag: Okzipitaler Alpha-Grundrhythmus von 8–9/s-Aktivität mit vermehrter Theta-Einlagerung von 5–7/s-Wellen. Am Anfang frontopolares Lidschlagartefakt, nach 4 s frontopolare Bulbusartefakte mit vorgelagerter Muskelspitze links (Rectus lateralis-spike). Keine ETP. Funktionsverbesserung im Vergleich zur vorigen Ableitung

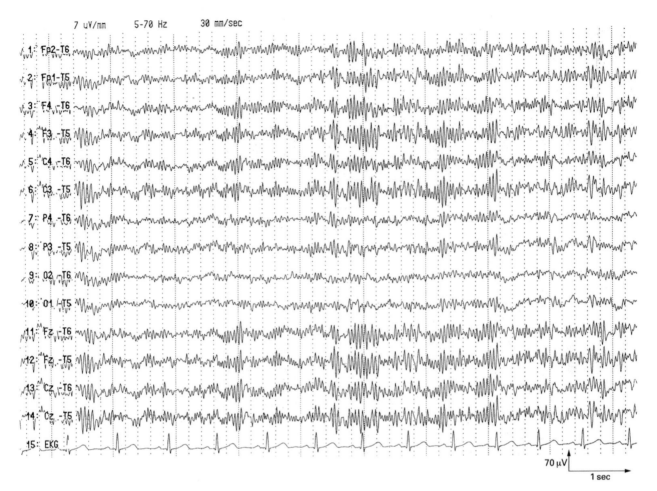

20-jährige Patientin, Diazepam-Intoxikation am Vortag mit Somnolenz, jetzt bewusstseinsklar. EEG als Referenzableitung zur hinteren Temporalelektrode: Stark ausgeprägte, vorn betonte β-Aktivität (meist 20/s) über allen Ableitungsbereichen mit Spindelbildungen

Benzodiazepinintoxikation

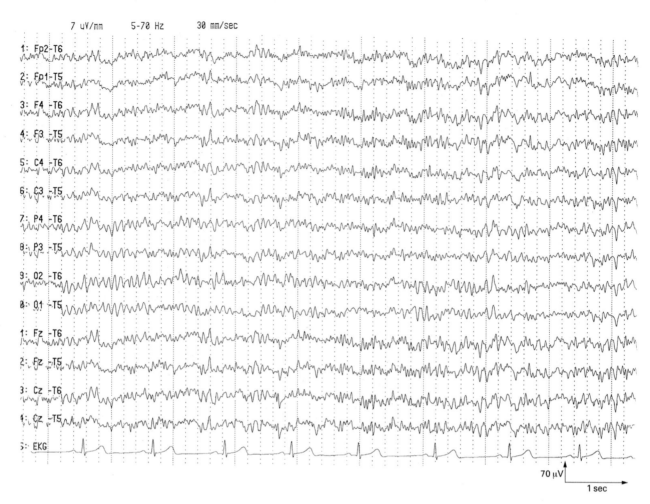

Verlauf der drogeninduzierten β-Aktivierung

Gleicher Patient wie Abb. zuvor, fünf Tage nach der Intoxikation. Keine neurologischen Auffälligkeiten. EEG als Referenzableitung zur hinteren Temporalelektrode: Deutlich verminderte, jetzt langsamere β-Wellen bei mäßig ausgeprägter okzipitaler α-Aktivität im Sinne des Grundrhythmus

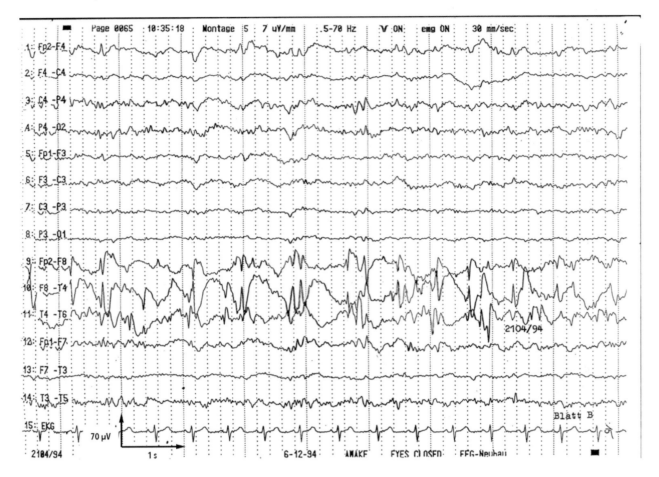

16-jähr.Pat.nach Op eines temporalen Tumors vor zwei Wochen. Präoperativ drei Anfälle. EEG in temporaler Reihenschaltung: Dominanz amplitudenniedriger α-ϑ-Aktivität mit geringer, rechts betonter ϑ-Welleneinstreuung. Rechts temporoanterior mit Phasenumkehr über F8 kontinuierliche ETP (SW-Komplexe mit hoher Amplitude und Ausdehnung nach mediotemporal sowie angedeutet auch nach frontopolar rechts)

Regionale Funktionsstörung (ETP-Fokus temporal rechts)

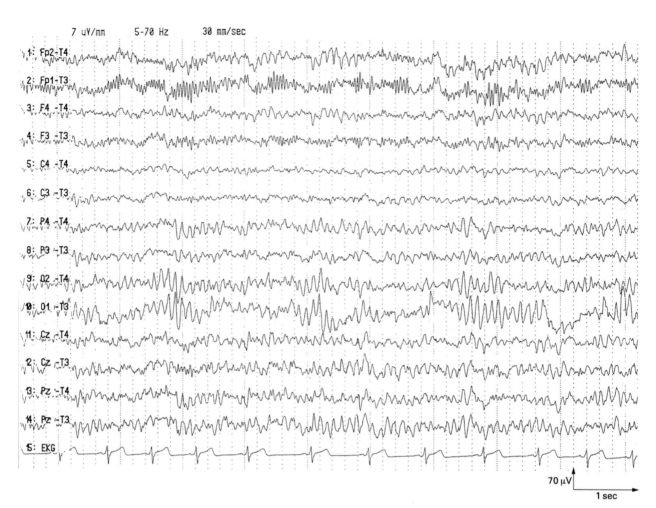

„breach rhythm" (β-Aktivierung frontopolar links)

15-jähriger Patient nach Operation eines Oligodendroglioms links frontal vor 2 Jahren. Neurologisch unauffällig. EEG in Referenzableitung zur mittleren Temporalelektrode: Dominierende α-Grundaktivität. Frontopolar links spindelförmige Ausprägung von β-Wellen bei geringer Ausdehnung nach frontal links (meist Ausdruck gliöser Narbenbildung).Geringe Amplitudenerhöhung der α-Wellen okzipital links mit δ-Wellenunterlagerung bis parietal links

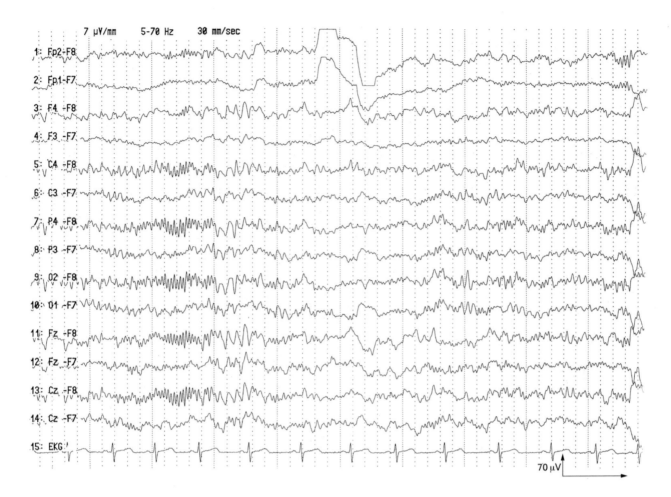

7 µV/mm   5-70 Hz   30 mm/sec

1: Fp2-F8
2: Fp1-F7
3: F4 -F8
4: F3 -F7
5: C4 -F8
6: C3 -F7
7: P4 -F8
8: P3 -F7
9: O2 -F8
10: O1 -F7
11: Fz -F8
12: Fz -F7
13: Cz -F8
14: Cz -F7
15: EKG

70 µV

12-jähriger Patient mit Hydrocephalus internus und Zustand nach Drainage-
operation rechts vor 10 Jahren. Weites Ventrikelsystem, keine Hirndruck-
symptomatik. EEG in Referenzableitung nach temporal vorn: Frequenz-
instabiles EEG mit α-β-ϑ-Mischaktivität. Deutliche temporale Seitendifferenz
mit amplitudenhöheren β-Wellengruppen temporal rechts (meist 15–20/s)

**β-Aktivierung temporoanterior
rechts**

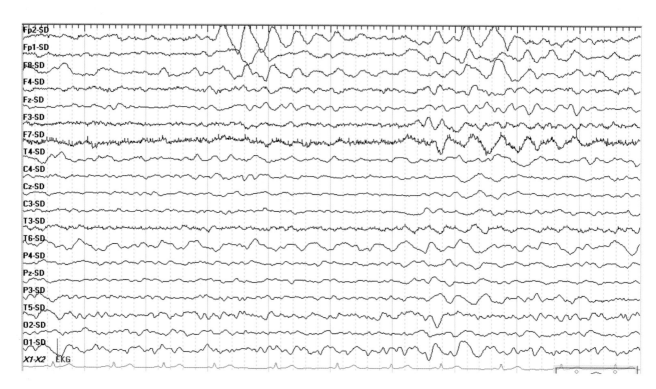

Frontale Verlangsamung

12-jähriges Mädchen, Augen geschlossen, Erbrechen, Referenzableitung, EEG: frontale rhythmische paroxysmale amplitudenhohe Deltawellen, kontinuierliches Deltaherd rechts temporal (T6), Grundaktivität α-Aktivität mit eingelagerten Deltawellen; FIRDA: frontal intermittent rhythmic delta activity, frontal betont; hier multilokulär auftretend auch als IRDA: intermittent rhythmic delta activity. Klinisch: Hirndruck bei Hirntumor

Interiktuale EEG-Befunde bei Epilepsien

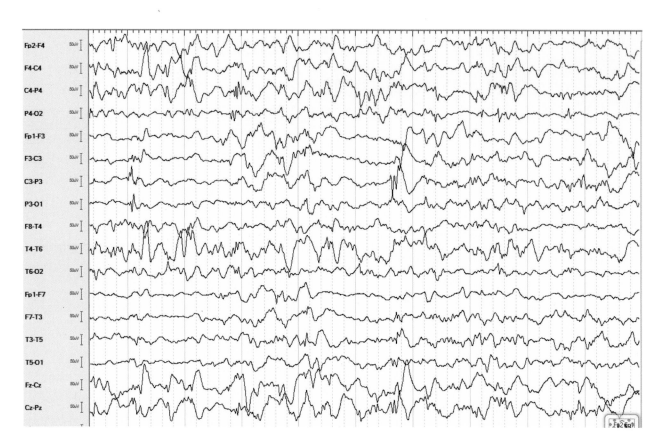

**EEG bei neonataler Enzephalo-
pathie – SCN2A-Enzephalopathie**

7 Wochen alter Säugling, wach, Augen geöffnet; bipolare Längsreihe, EEG:
seitenalternierendes Burst-Suppression-Muster: linkshemisphärisch Burst-
Suppression, rechtshemisphärisch Theta-Deltaaktivität mit Spike-Waves

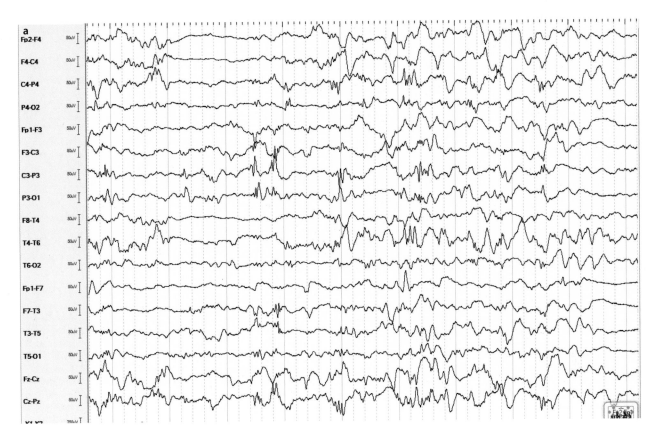

Gleicher Patient wie Abb. zuvor, jetzt 10 Wochen alt, Augen geschlossen, schläft, bipolare Längsreihe, EEG: seitenalternierendes Burst-Suppression-Muster: zunehmende Spikes-Aktivierung im Schlaf, fehlende Schlafveränderungen

EEG bei neonataler Enzephalopathie – SCN2A-Enzephalopathie

10

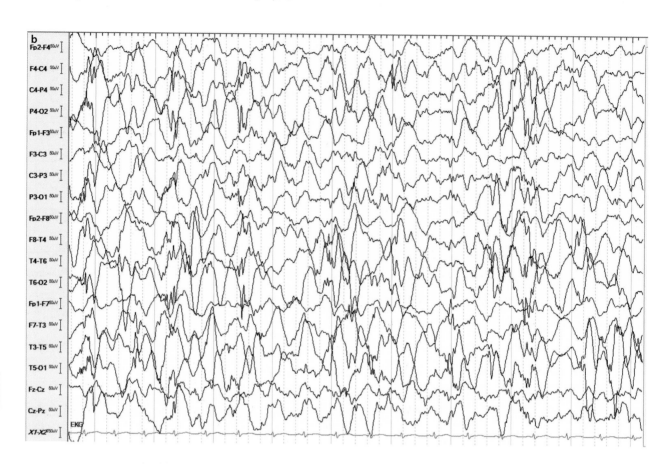

EEG bei neonataler Enzephalopathie – SCN2A-Mutation, Übergang ins West-Syndrom

Gleicher Patient wie Abb. zuvor, jetzt 9 Mon. alt, bipolare Längsreihe, Wechsel des klinischen Bildes mit BNS-Anfällen, EEG: passend dazu im Schlaf-EEG polytope ungeordnete hochamplitudige Theta-Deltaaktivität mit diffusem Spitzenanteil: „chaotisches Schlaf-EEG" ohne erkennbare Schlafstrukturen: Vollbild der spitzenpotenzialreichen Hypsarrhythmie

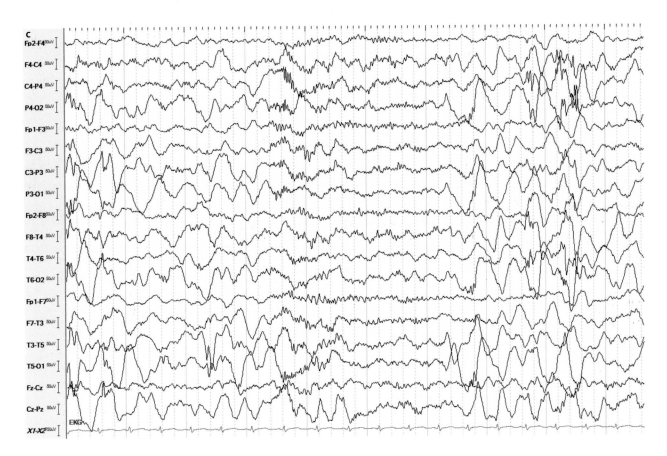

Gleicher Patient wie Abb. zuvor, jetzt 9 Mon. alt, bipolare Längsreihe, EEG: paroxysmale Kurvenabflachung mit niedrigamplitudiger 16 Hz-Aktivität, subklinischer tonischer Anfall, entspricht klinisch tonischen Spasmen

EEG bei neonataler Enzephalopathie – SCN2A-Mutation.

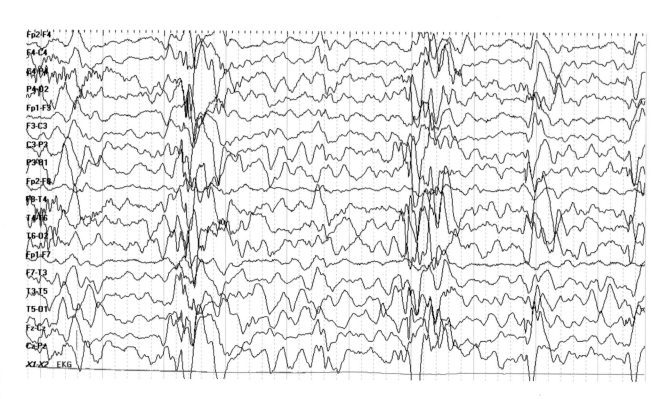

10

EEG bei West-Syndrom,
Blitz-Nick-Salaam-Epilepsie (BNS)

7 Mon. alter Säugling, schläft, EEG: spitzenpotenzialreiche Hypsarrhythmie: schlafsynchronisierte rhythmische Spike und Polyspike Wave Gruppen, generalisiert, rasche β-Wellen unter P4 und T4 subklinischer Anfallsmuster, nicht mit Schlafspindeln verwechseln! Merke: immer Schlaf-EEG bei Verdacht auf West-Syndrom! Ein normales Wach-EEG schließt dieses nicht aus!

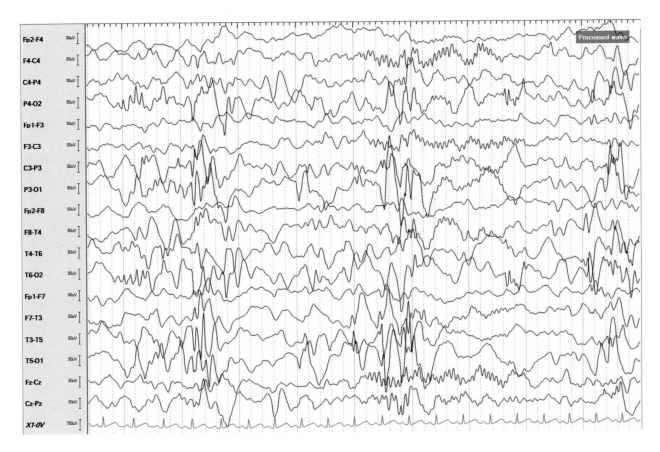

6 Monate alter Säugling, Tuberöse Hirnsklerose, Schlaf, Augen geschlossen, bipolare Längsreihe, EEG: amplitudenhohe paroxysmale Thetaaktivität mit Spitzenvorlagerung parietookzipital; erhaltene symmetrische Schlafspindeln; Hypsarrhythmie

EEG bei West-Syndrom, Blitz-Nick-Salaam-Epilepsie (BNS)

10

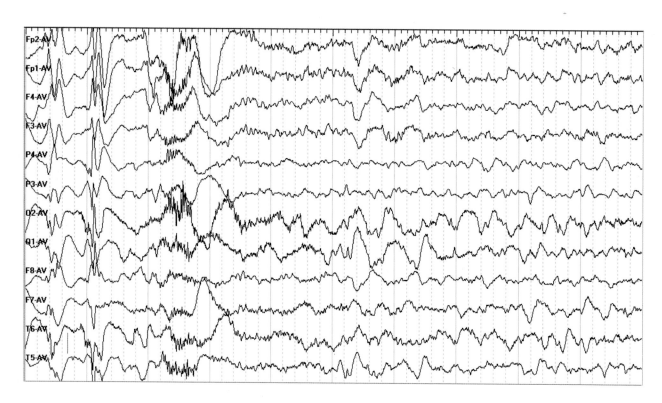

EEG bei West-Syndrom,
Blitz-Nick-Salaam-Epilepsie (BNS)

5 Mon. alter Säugling, Schlaf, Referenzableitung, EEG: amplitudenhohe paroxysmale generalisierte Spike Waves: generalisierte rasche β-Aktivität für 1 Sek. Klinisch symmetrisches Anheben der Arme, Augen geöffnet, tonischer Anfall: Spasmus, anschließend postiktuale Pseudonormalisierung

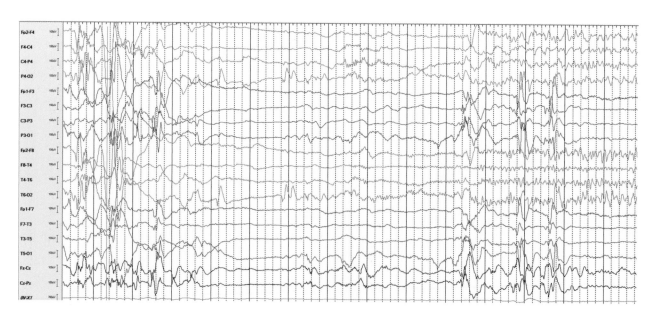

EEG bei Malignant migrating
partial seizures of infancy (MMPSI)

8 Wochen alter Säugling ohne Asphyxie, bipolare Längsreihe, EEG: Burst-Suppression Muster, Evolution eines subklinischen epileptischen Anfalls rechtshemisphärisch mit hochfrequenter rascher Aktivität

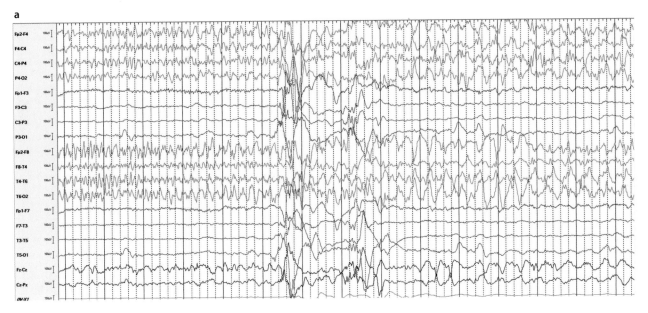

Gleicher Patient wie Abb. zuvor, bipolare Längsreihe, EEG: rechtshemisphärisch Burst-Suppression Muster, Evolution eines subklinischen epileptischen Anfalls rechtshemisphärisch mit hochfrequenter rascher Aktivität

EEG bei Malignant migrating partial seizures of infancy (MMPSI)

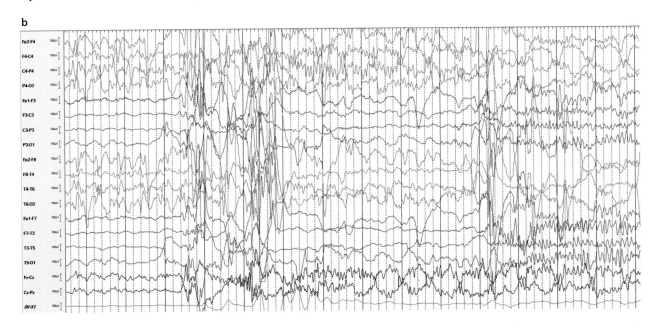

Gleicher Patient wie Abb. zuvor, bipolare Längsreihe, EEG: Burst-Suppression Muster, subklinischer epileptischer Anfall rechtshemisphärisch mit hochfrequenter rascher Aktivität, gleichzeitig linkshemisphärisch gleiche hochfrequente Aktivität wie rechts

EEG bei Malignant migrating partial seizures of infancy (MMPSI)

c

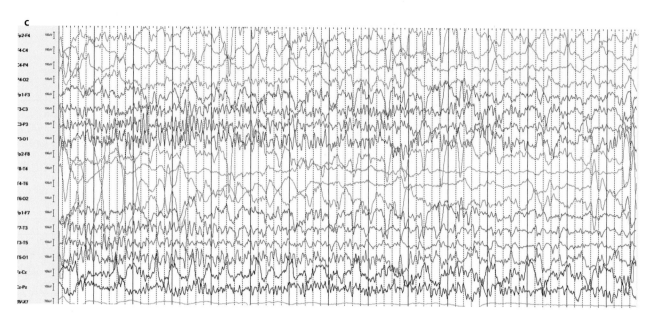

EEG bei Malignant migrating partial seizures of infancy (MMPSI)

Gleicher Patient wie Abb. zuvor, bipolare Längsreihe, EEG: rechtshemisphärisch Sharp Slow Waves ausklingender rechtsseitiger Anfall, linkshemisphärisch hochfrequente monotone schnelle Aktivität, subklinischer linkshemisphärischer Anfall

10

d

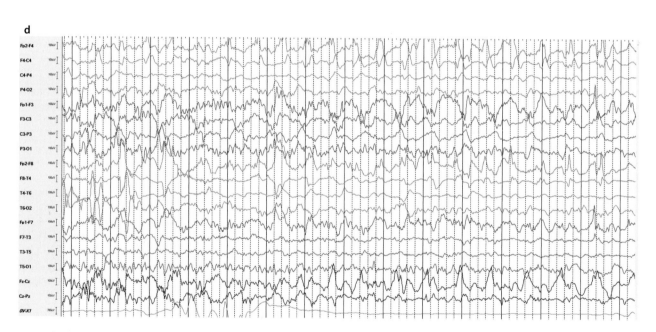

EEG bei Malignant migrating partial seizures of infancy (MMPSI)

Gleicher Patient wie Abb. zuvor, bipolare Längsreihe, EEG: rechts – wie linkshemisphärisch Sharp-Slow-Waves, ausklingender Anfall

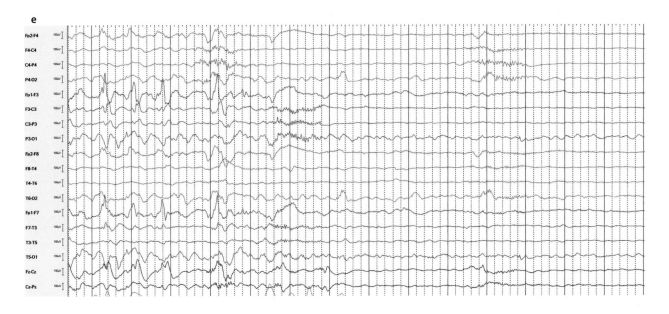

bipolare Längsreihe, EEG: rechtshemisphärisch Amplitudendepression post-iktuale-elektrische Stille, linkshemisphärisch leicht verzögert zur Gegenseite, kurze asynchrone niedrigamplitudige hochfrequente β-Spindeln, subklinische tonische Anfälle

EEG bei Malignant migrating partial seizures of infancy (MMPSI)

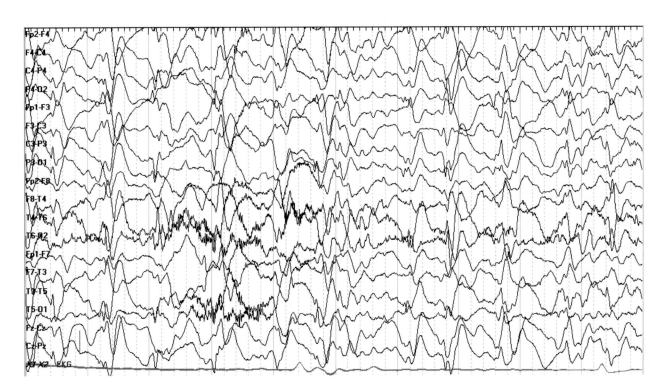

12-jähriges Mädchen, Zustand nach BNS, klinisch generalisierte Grand Mal-Anfälle, Absencen und tonische Anfälle mit langsamen Augenöffnen, Augen bei Anleitung geöffnet, bipolare Längsreihe, EEG: generalisiertes Spike Wave-Variant Muster, kurze Amplitudenreduktion nach Spike-Wave Grup-pe.Lennox-Gastaut-Syndrom

EEG bei Lennox-Gastaut-Syndrom (LGS)

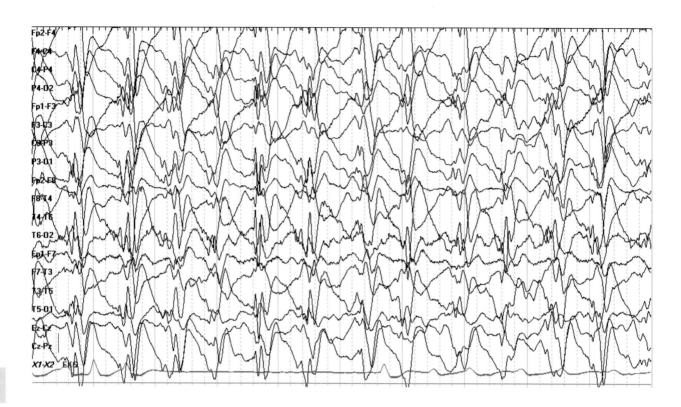

10

EEG bei Lennox-Gastaut-Syndrom (LGS)

8-jähriges Kind, Zustand nach BNS, Augen geschlossen, müde, bipolare Längsreihe, EEG: generalisiertes Spike Wave-Variant Muster hoher Amplitude bis 200 µV in dichter Folge-kontinuierlich, Müdigkeitsbedingte Aktivierung

a

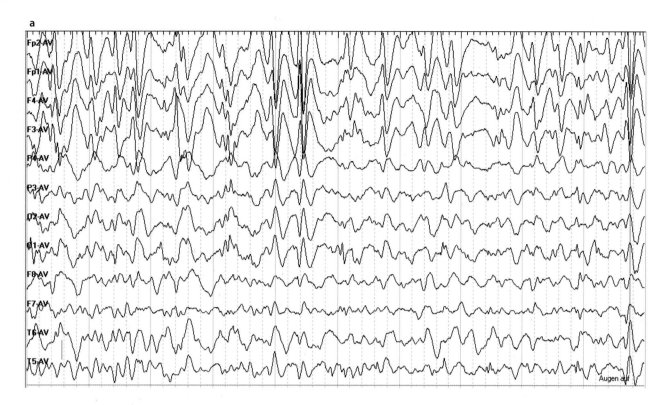

nach Wecken des Kindes, Augen geöffnet, bipolare Längsreihe, EEG: frontal betontes Spike Wave-Variant-Muster hoher Amplitude variabler Höhe, deutlich gelichtet, paroxysmal ausbreitend, LGS

EEG bei Lennox-Gastaut-Syndrom (LGS)

b

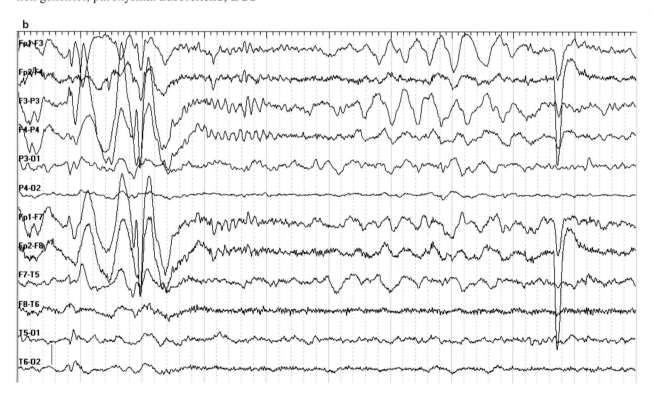

Augen geschlossen, bipolare Längsreihe, EEG: frontal betontes Spike Wave-Variant Muster hoher Amplitude bis 200 μV, paroxysmale Amplitudendepression und langsame monotone α-Aktivität (9 Hz): Augen langsam geöffnet, kurzer tonischer Anfall, LGS

EEG bei Lennox-Gastaut-Syndrom (LGS)

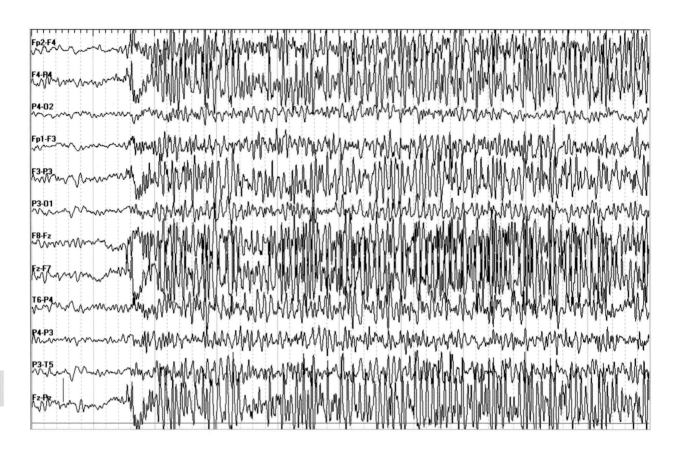

10

EEG bei Lennox-Gastaut-Syndrom (LGS)

14-Jähriger mit LGS, bipolare Längsreihe, EEG: generalisierte hochamplitudige monomorphe rasche Aktivität (β-Aktivität) mit frontalem Maximum: generalisierter tonischer Anfall bei LGS, klinisch: tonisches Anheben der Arme und Augenöffnen

a

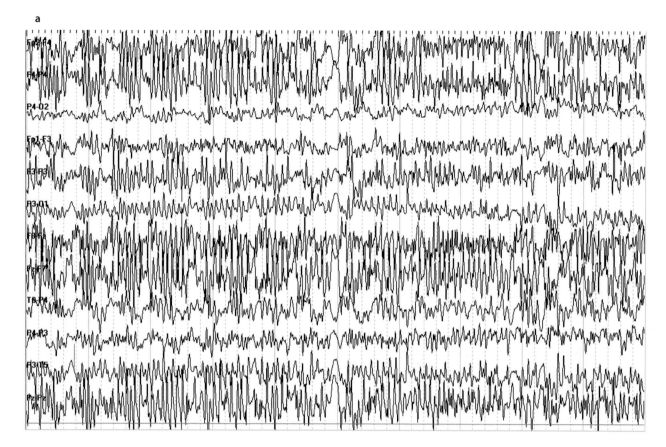

bipolare Längsreihe, EEG: generalisierte hochamplitudige monomorphe rasche Aktivität (β-Aktivität) mit frontalem Maximum: generalisierter tonischer Anfall bei LGS, klinisch: tonisches Anheben der Arme und Augenöffnen

EEG bei Lennox-Gastaut-Syndrom (LGS)

b

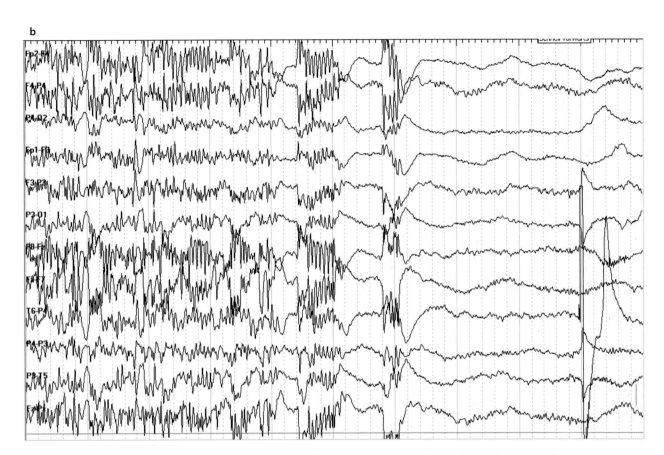

10

EEG bei Lennox-Gastaut-Syndrom (LGS)

bipolare Längsreihe, EEG: spontanes Ende des tonischen Anfalls: 2alige kurze generalisierte Amplitudendepression, danach generalisierte Amplituden-depression als Ausdruck der neuronalen Erschöpfung

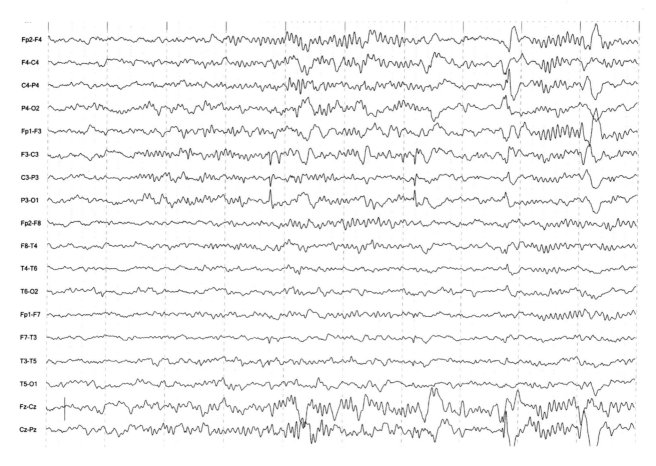

7 1/2-jähriger Junge, nächtliche fokalmotorische hemifaziale Anfälle rechts, bipolare Längsreihe, Augen geschlossen, EEG: fokale sharp waves links zentroparietal, Phasenumkehr unter P3, BECTS, interiktuales EEG

EEG bei Benign partial epilepsy with centro-temporal spikes (BECTS) – Rolandisches EEG-Merkmal

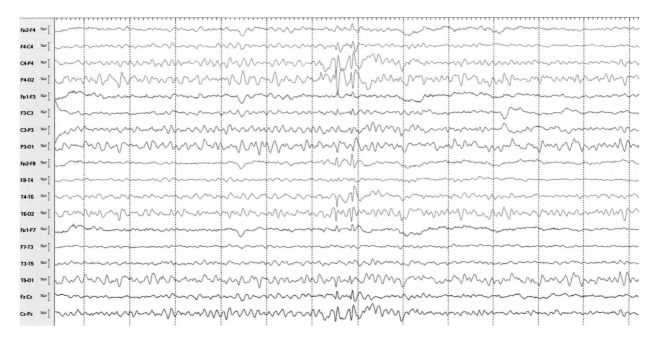

9-jähriger Junge, Kopfschmerzen, bipolare Längsreihenschaltung, Augen geschlossen, EEG: rechts zentroparieto-okzipital gruppierte Sharp-Waves, seitengleiche Alphahintergrundsaktivität okzipital bds., symmetrischer Spannungsabfall nach frontal. BECTS als Zufallsbefund

EEG bei BECTS

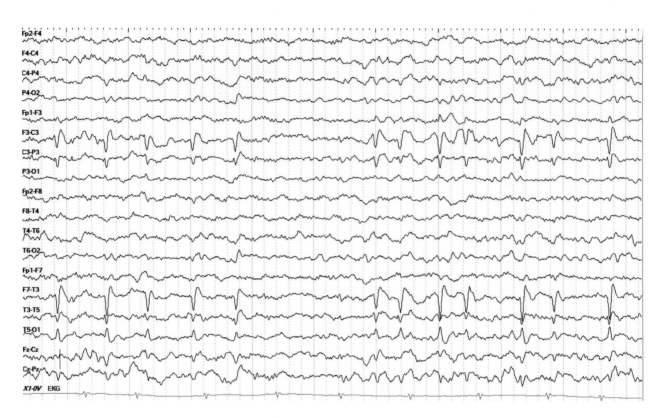

10

EEG bei BECTS

9 Jahre alter Knabe, müde, Augen geschlossen, bipolare Längsreihe, EEG: schlafaktivierte Sharp Waves links frontozentrotemporal ohne Ausbreitung. Schlafaktivierte fokale Sharp Waves bei BECTS

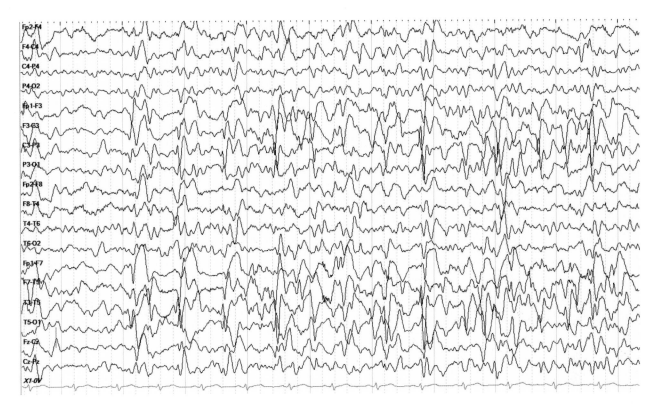

8-Jährige, wach, Augen geschlossen; bipolare Längsreihenschaltung, EEG: links   **EEG bei BECTS**
zentrotemporale lebhafte Sharp-Waves, klinisch asymptomatisch, Zufallsbefund

a

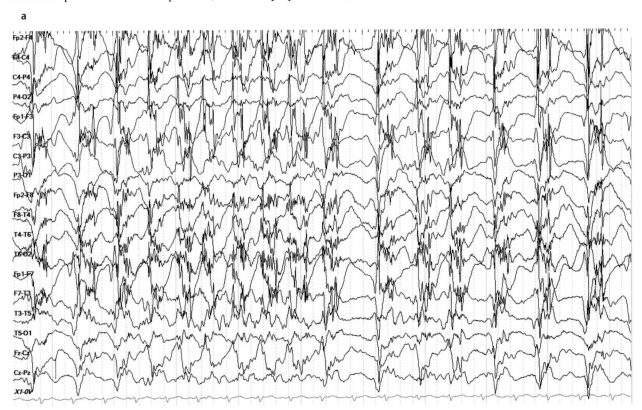

Gleicher Patient wie Abb. zuvor, bipolare Längsreihenschaltung, EEG: gene-   **EEG bei BECTS**
ralisierte Polyspike-Waves mit bilateral synchronen Myoklonien bei erhaltenem
Bewußtsein, klonischer epileptischer Anfall bei BECTS. 1. epileptischer Anfall
des Kindes

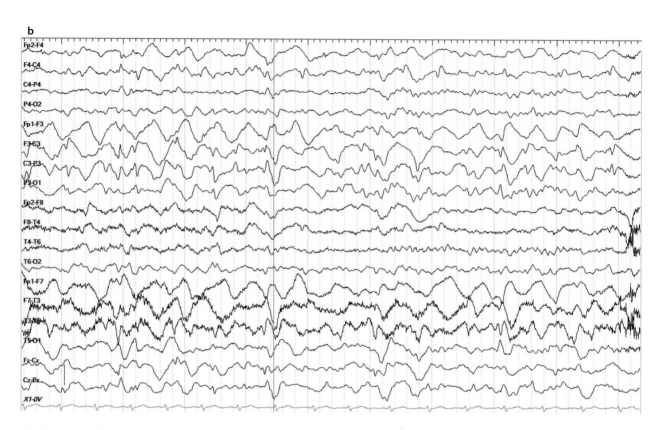

EEG bei BECTS

Gleicher Patient wie Abb. zuvor, bipolare Längsreihenschaltung, EEG: generalisierte postiktuale Deltaverlangsamung mit linkshemisphärischer Betonung

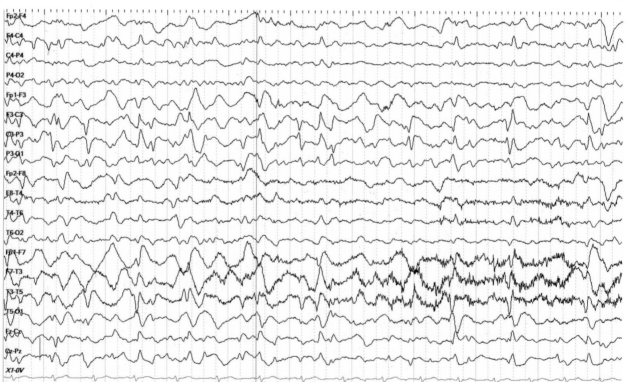

EEG bei BECTS

7-Jähriger mit leichter Sprachretardierung, Augen geschlossen, bipolare Längsreihenschaltung, EEG: linkshemisphärische Deltaverlangsamung mit Sharp-Waves. cMRT ohne Befund, Mutation im GRIN2A-Gen. Elektroenzephalografisch nicht von anderen Mutationen zu unterscheiden.

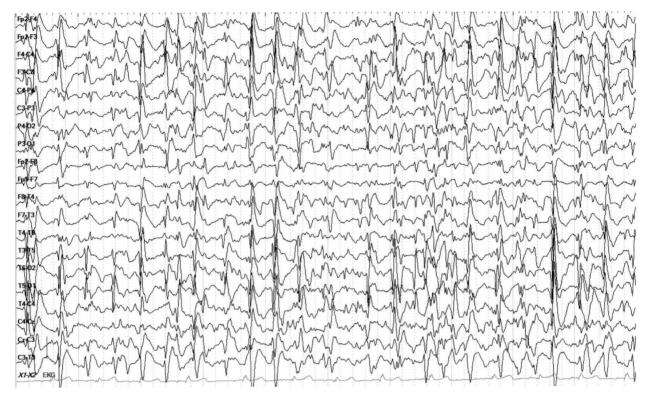

12-Jährige, schwerst mehrfach behindert; wach, Augen geöffnet, bipolare Längsreihenschaltung, EEG: frontal betonte hochamplitudige Sharp-Wave und Sharp-Slow-Wave Aktivität im NREM-Schlaf, keine Schlafstrukturen im gesamten Schlaf-EEG, CSWS-Syndrom DD LGS, keine subklinischen Anfälle

EEG bei Continuous Spike Wave During Sleep (CSWS), bioelektrischer Status epilepticus im NREM-Schlaf

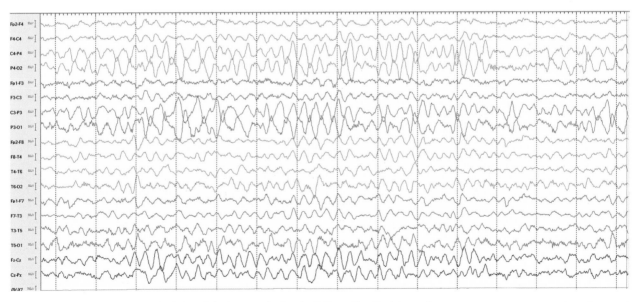

8 Monate alter Säugling, bei Fieber fokal motorische Anfälle, selbstlimitierend, wach, bipolare Längsreihe, EEG: parieto-okzipital monomorphe 4 Hz Aktivität mit symmetrischem Spannungsabfall nach frontal. Keine ETPs, keine Seitendifferenz. Normalbefund. Aktivierung der Anfälle durch Carbamazepin bei Verdacht auf Watanabe-Syndrom. Diagnose: Dravet-Syndrom, SCN1A Mutation

EEG bei Early myoclonic epilepsy of infancy – Dravet-Syndrom

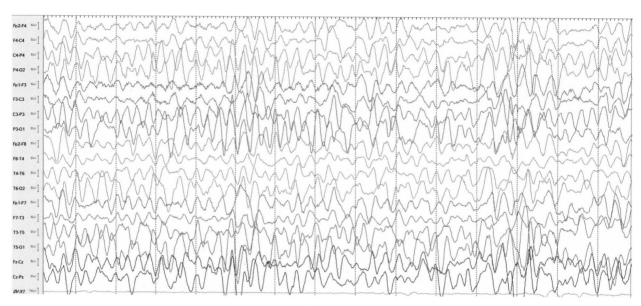

EEG bei Early myoclonic epilepsy of infancy – Dravet-Syndrom

Gleicher Patient wie Abb. zuvor, bipolare Längsreihe. Jetzt im Spontanschlaf, EEG Amplitudenaktivierung und Frequenzverlangsamung als Zeichen des hypnagogen Synchronie, Schlafstadium 1, keine ETPs

10

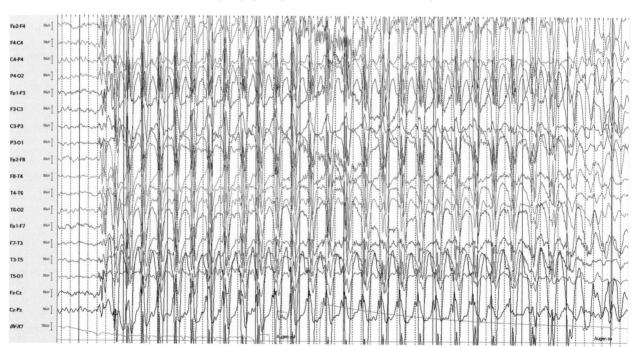

EEG wenn Kinder träumen – Absence-Epilepsie

8-jähriges Mädchen, klinisch: „träumt in der Schule", bipolare Längsreihe, EEG: spontan auftretende 3/Sek Spike-Waves, Kind öffnet 4 Sek nach Beginn der Entladungen beide Augen, ist nicht ansprechbar, Innehalten – Träumen, am spontanen Ende des Paroxysmus Augenschluss und wieder ansprechbar! Absence-Epilepsie

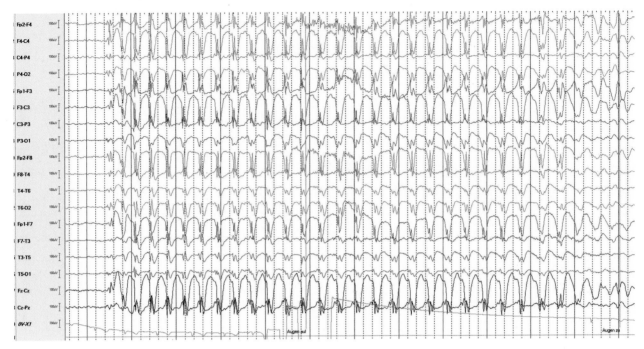

Gleicher Patient wie Abb. zuvor. Reduktion der Verstärkung lässt das 3/Sek. Spike Wave Muster besser erkennen. Typisch im Kindesalter die amplitudenhohen Spike Waves, 3–4 Sekunden nach Beginn der 3/Sek. Spike-Waves werden die Augen geöffnet als Zeichen eines epileptischen Anfalls

EEG wenn Kinder träumen – Absence-Epilepsie

10

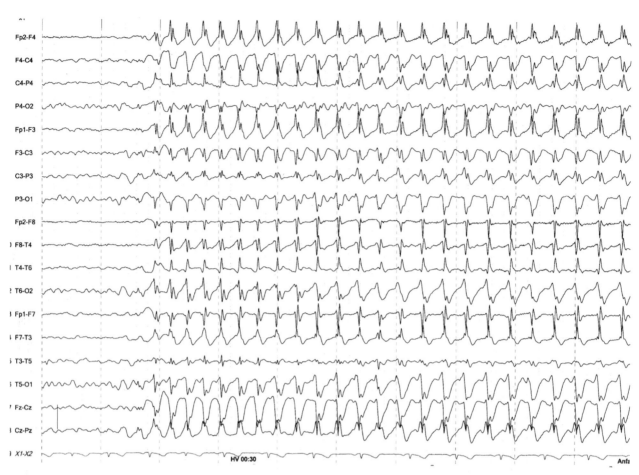

Absence-Epilepsie: 2 in 1 Syndrom: 2 unterschiedliche sowohl elektrisch wie auch klinische Merkmale zweier Syndrome bei einem Kind

3 1/2-jähriges Mädchen, unter HV 3/Sek Spike Waves mit Augenöffnen und Innehalten, frühkindliche Absence – Epilepsie, Verstärkung 200 µV

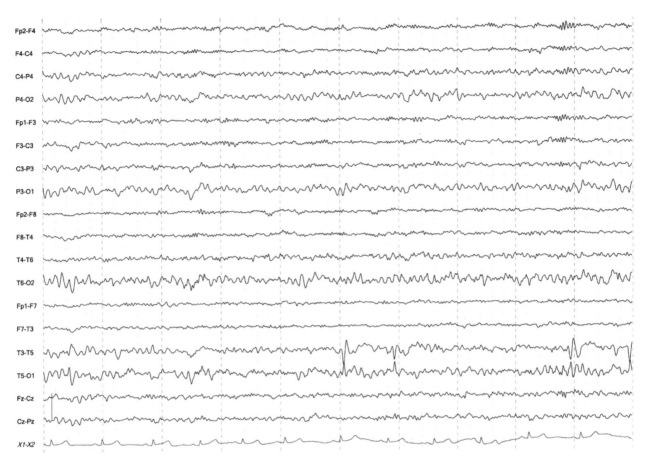

Augen geschlossen, bipolare Längsreihe, unter Therapie mit Ethosuximid, EEG: temporal links Sharp Waves ohne Ausbreitung: 2 in 1-Syndrom. Nach Absence-Muster Entwicklung eines BECTS-Musters, klinisch können auch fokal motorische Anfälle auftreten

Absence-Epilepsie: 2 in 1 Syndrom: 2 unterschiedliche sowohl elektrisch wie auch klinische Merkmale zweier Syndrome bei einem Kind

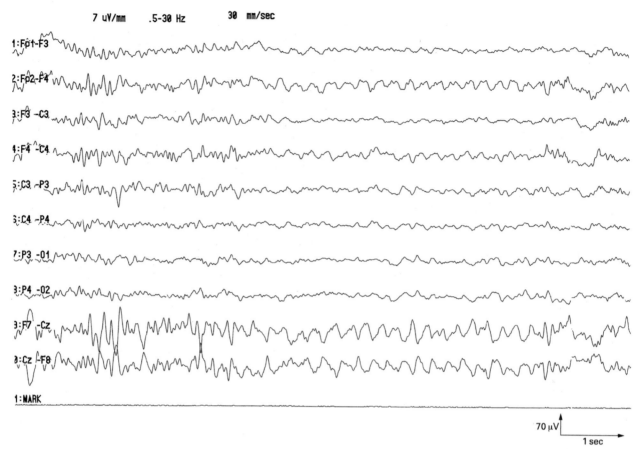

Subklinisches θ-Muster bei nächtlicher Frontallappenepilepsie

15-jährige Patientin mit vorrangig nächtlichen komplex-fokalen Anfallen seit dem 8. Lebensjahr. Kognitive Defizite trotz Anfallsfreiheit nach antiepileptischer Einstellung. EEG-Nachtableitung: Rechts frontales 4/s-Muster mit Ausbreitung nach Cz. Schlafstadium 1. Dabei keine klinischen Anfallszeichen

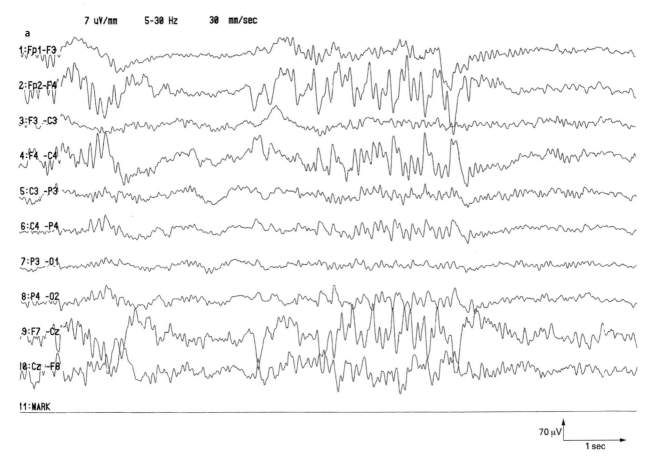

Gleicher Patient wie Abb. zuvor, kognitive Defizite in der Schule nach antiepileptischer Einstellung trotz Anfallsfreiheit. EEG-Nachtableitung: Rechts frontal Ausbrüche von „sharp waves" mit Phasenumkehr bei F4 und Ausbreitung nach Cz. Schlafstadium 1. Nach Nachtableitung Medikation korrigiert

Subklinische „sharp waves" bei nächtlicher Frontallappenepilepsie

10

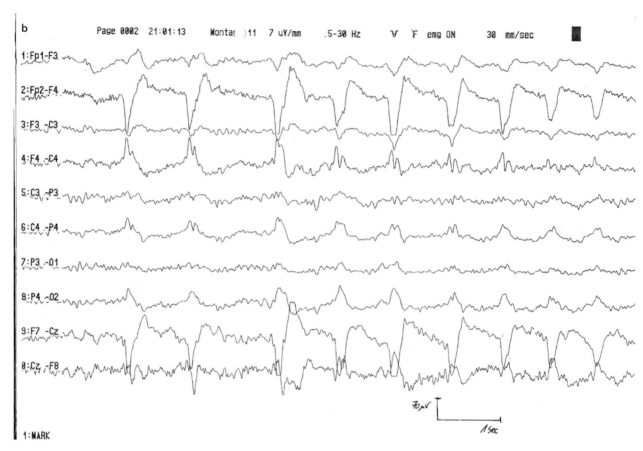

Frontales subklinisches Sharp wave-Muster

Gleicher Patient wie Abb. zuvor, kognitive Defizite in der Schule nach antiepileptischer Einstellung trotz Anfallsfreiheit. EEG-Nachtableitung: Rechts frontal Ausbrüche von pseudorhythmischen „sharp waves" mit Phasenumkehr bei F4 und Ausbreitung nach Cz, C4 und P4. Schlafstadium 1.

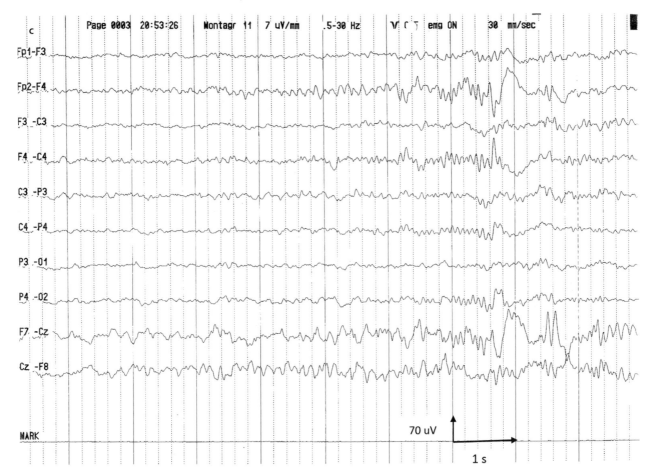

Modifizierter K-Komplex

Gleicher Patient wie Abb. zuvor, nach Umstellung auf DPH keine Anfälle, aber Schulversagen. Schlaf-EEG: Pathologisch veränderter K-Komplex in Form einer angelagerten steilen Welle rechts frontal mit Phasenumkehr über F4 und Ausbreitung nach Cz.

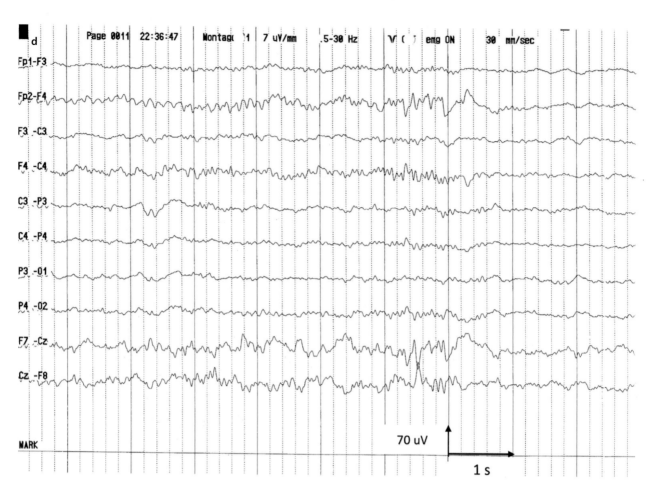

10

Subklinisches frontales Theta-Muster und modifizierte Vertex-Welle

Gleiche Patientin wie Abb. zuvor, nach Umstellung auf DPH keine Anfälle mehr, aber Schulversagen. Schlaf-EEG: Für 3 s Theta-Muster (4/s) über F4. Pathologisch veränderte Vertex-Welle in Form von angelagerten Beta-Wellen rechts frontal mit Phasenumkehr über F4 und Ausbreitung nach Cz. Schlafstadium 1

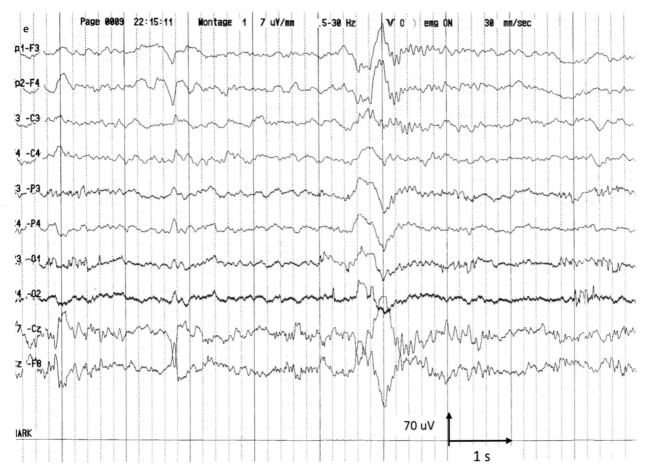

Page 0009   22:15:11   Montage 1   7 uV/mm   .5-30 Hz   V 0)   emg ON   30 mm/sec

70 uV

1 s

Gleiche Patientin wie Abb. zuvor, keine kognitiven Defizite in der Schule nach antiepileptischer Dosissteigerung auf 350 mg DPH. EEG-Nachtableitung: EEG: Normaler Schlaf mit regulären Vertex-Wellen und K-Komplex

Remission der modifizierten Graphoelemente des Schlafs

10

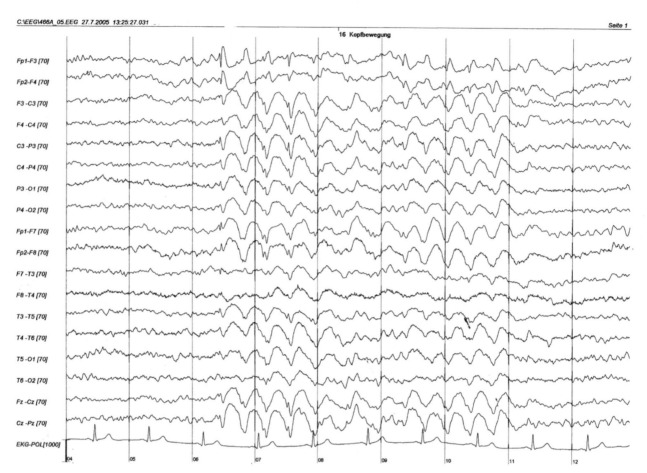

EEG-Verlauf in Narkose mit generalisierten ETP

Erwachsener Pat. mit „bekannter" Epilepsie seit der Kindheit. Narkose nach mehrfach operierter Darmatonie, am Vortag Aussetzen der Antiepileptika und Grand mal.

EEG am 1.Tag: Anfangs Alpha-Beta-Mischaktivität, nach 3 s frontal betonte SW-Komplexe, danach noch abortiv über 5 s (monomorphe Delta-Gruppen von 3/s). Das EEG-Muster macht in Zusammenhang mit der Kopfbewegung einen unterdrückten Anfall bei generalisierter Epilepsie wahrscheinlich.

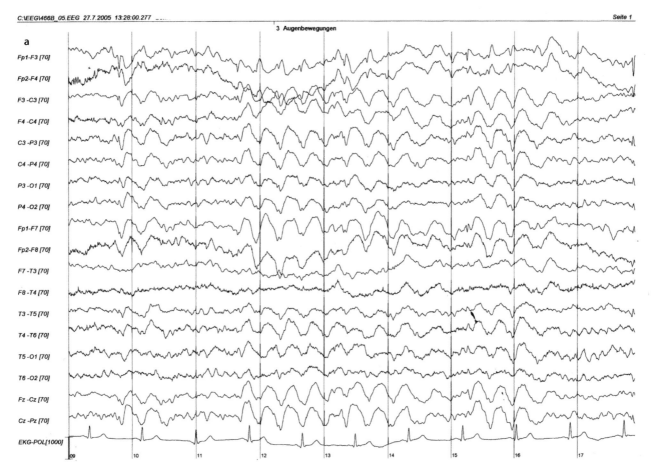

Gleicher Patient wie Abb. zuvor, mit „bekannter" Epilepsie seit der Kindheit, EEG am 1.Tag: Anfangs Alpha-Beta-Mischaktivität, dann abortiver frontaler SW-Komplex gefolgt von frontalen SWK und monomorpher Delta-Aktivität (2–3/s) über 5 s. Das EEG-Muster spricht im Zusammenhang mit den Augenbewegungen für einen Anfall bei generalisierter Epilepsie.

EEG-Verlauf in Narkose mit generalisierten ETP

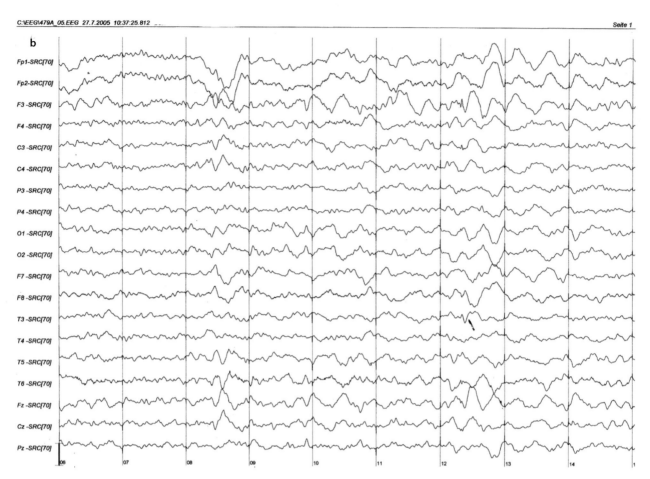

EEG-Verlauf in Narkose mit generalisierten ETP

Gleicher Patient wie Abb. zuvor mit „bekannter" Epilepsie seit der Kindheit, EEG als Quellenableitung am 3.Tag unter Dormikum und Trapanal: Anfangs Alpha-Beta-Mischaktivität, angedeutete frontale Schlafspindeln (13/s), dann nach 3 s abortive Vertex-Welle (C3, C4 und Cz) und frontopolares Augenartefakt gefolgt von Theta-Delta-Aktivität (bis 2/s). Durch Narkose modifiziertes Schlafstadium 2. Nach 7 s links frontal SW-Komplex durch Quellenableitung herausgearbeitet

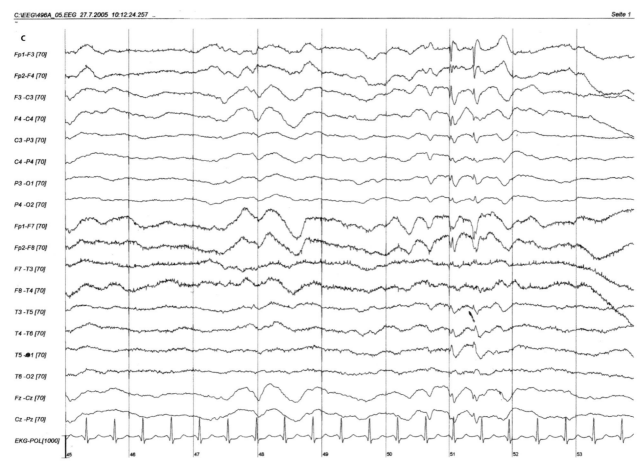

C:\EEG\496A_05.EEG 27.7.2005 10:12:24.257   Seite 1

Gleicher Patient wie Abb. zuvor mit „bekannter" Epilepsie seit der Kindheit. EEG am 8.Tag unter Dormikum und Trapanal nach erneutem Grand mal: Wechsel von monomorphen frontal betonten Delta-Gruppen mit Suppressionsstrecken als Ausdruck eines medikamentös induzierten Tiefschlafs. Nach 7 s generalisierte SW-Komplexe.

EEG-Verlauf in Narkose mit generalisierten ETP

10

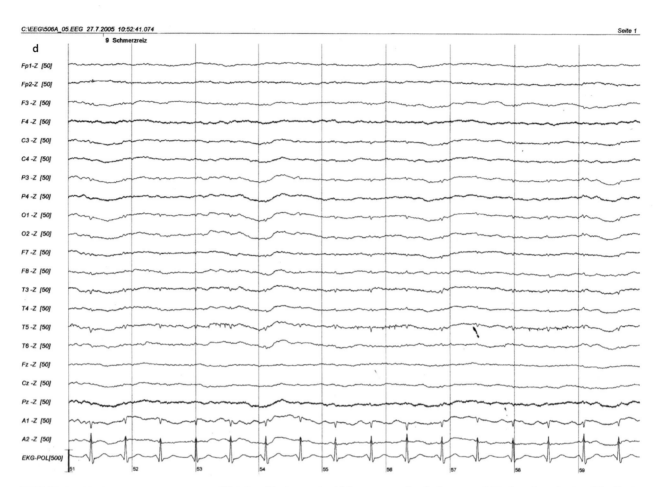

EEG-Verlauf in Narkose mit generalisierten ETP

Gleicher Patient wie Abb. zuvor mit „bekannter" Epilepsie seit der Kindheit. EEG gegen die Mittelwertreferenz am 10.Tag (Empfindlichkeit verstärkt auf 50 µV/D) : Unter Barbiturat- und Benzodiazepin-Narkose keine sichere Aktivität nachweisbar, nur fragliche Reagibilität auf Schmerzreiz. Medikamentös induzierte schwerste diffuse Funktionsstörung. EKG-Artefakte

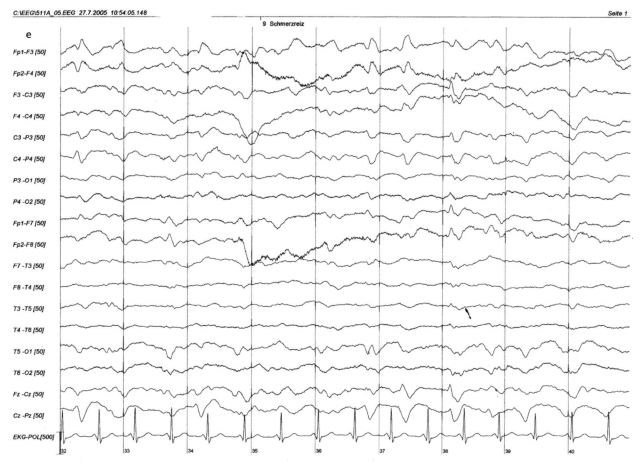

C:\EEG\511A_05.EEG 27.7.2005 10:54:05.148 — 9 Schmerzreiz — Seite 1

Gleicher Patient wie Abb. zuvor mit „bekannter" Epilepsie seit der Kindheit. EEG (Empfindlichkeit verstärkt auf 50 μV/D) am 13.Tag: Nach Narkosebeendigung Theta-Delta-Dominanz. In Remission befindliche schwere diffuse Funktionsstörung mit Reagibilität auf Schmerzreiz in Form von 3 abortiven Vertex-Wellen (nach 5 s), modifizierte Schlafaktivität mindestens des Stadiums 2.

EEG-Verlauf in Narkose mit generalisierten ETP

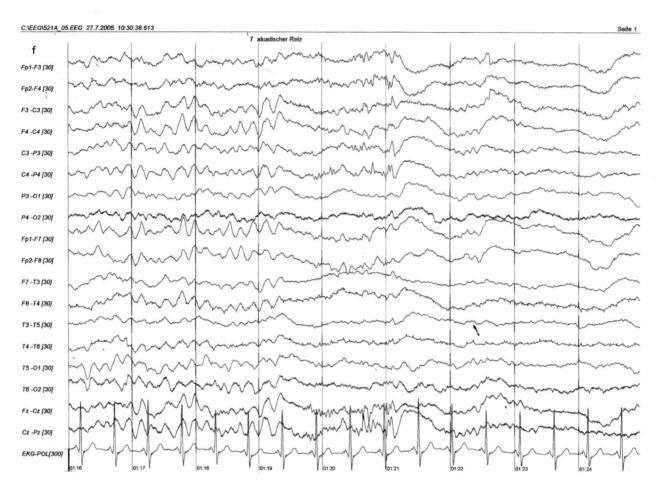

EEG-Verlauf in Narkose mit generalisierten ETP

Gleicher Patient wie Abb. zuvor mit „bekannter" Epilepsie seit der Kindheit, EEG am 15.Tag (Empfindlichkeit verstärkt auf 30 µV/D): Funktionsverbesserung, leichte bis mäßige diffuse Funktionsstörung in Form von 5/s-Theta-Tätigkeit, die durch akustischen Reiz prompt blockiert wird. Dabei rudimentäre frontozentrale „Spikes", nachfolgend posteriorer 9/s-Rhythmus

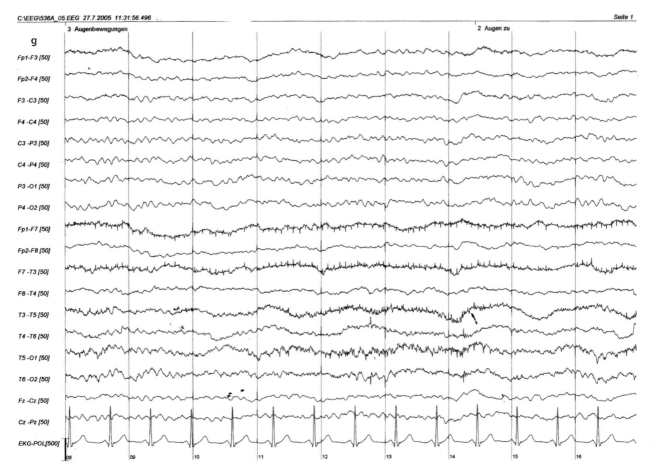

Gleicher Patient wie Abb. zuvor mit „bekannter" Epilepsie seit der Kindheit. EEG am 21.Tag nach Phenobarbitalreduktion (Empfindlichkeit verstärkt auf 50 µV/D) : Flache Alpha-Theta-Aktivität (meist 8/s). Höchstens leichte diffuse Funktionsstörung bei klinischer Remission. F7- und T5-Artefakte („single motor units")

EEG-Verlauf in Narkose mit generalisierten ETP

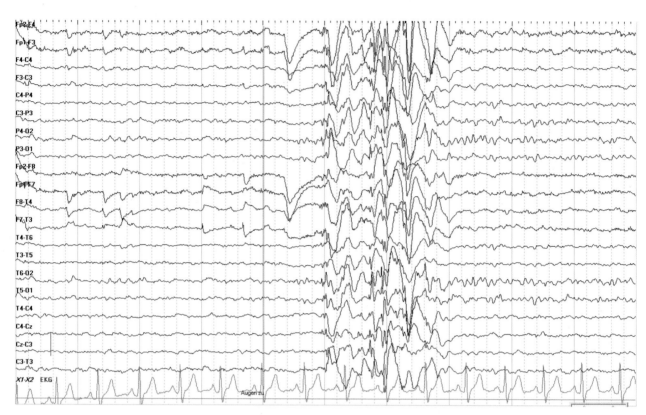

10

EEG bei juveniler myoklonischer Epilepsie – JME

14-Jährige, wach, Augen geschlossen; bipolare Längsreihe, EEG: okzipital bds niedrigamplitudie α-Grundaktivität symmetrischem Spannungsabfall nach frontal., keine Seitendifferenz, kein Herdbefund, paroxysmaler generalisierter Polyspike Wave Paroxysmus mit kurzer Schultergürtel-betonter Myoklonie, JME: juvenile myoklonische Epilepsie

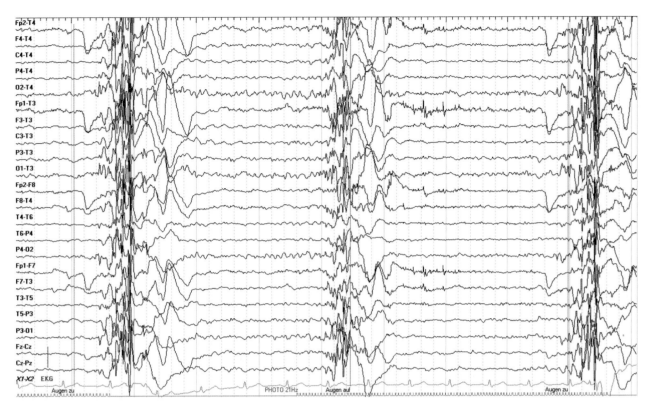

bipolare Längsreihe, Fotostimulation, EEG: bei Lidschluss (1. Paroxysmus) und unter 21 Hz-Stimulation paroxysmale generalisierte Polyspike-Wave Aktivität, Merke: JME: 30 % fotosensibel

EEG bei juveniler myoklonischer Epilepsie – JME

Iktuale EEG-Muster bei Epilepsien

© Springer-Verlag GmbH Deutschland, ein Teil von Springer Nature 2021
G. Kurlemann, H. Kursawe, *Übungsbuch EEG bei Kindern und Jugendlichen*,
https://doi.org/10.1007/978-3-662-62749-5_11

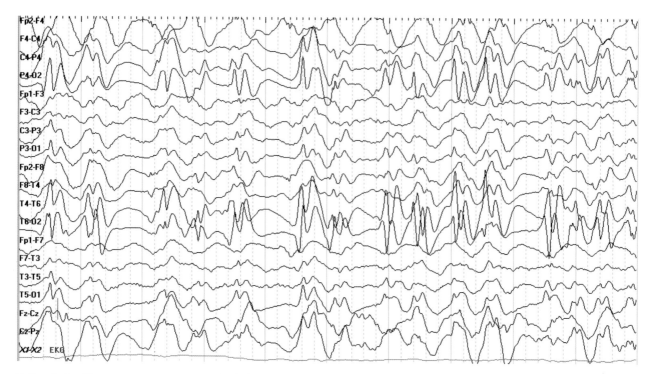

Epileptischer Nystagmus

6-Jähriger, Augen geöffnet, langsamer synchroner Nystagmus nach links, Rückstellphase nicht über die Mittellinie, Pupillen mittelweit, nicht lichtreagibel, bipolare Längsreihe: EEG: Amplitudenhohe Sharp Waves rechtshemisphärisch mit parietalem Maximum: epileptischer Nystagmus: Sharp Waves kontralateral zur schnellen Phase des Nystagmus, Amplitudenreduktion auf 200 μV

a

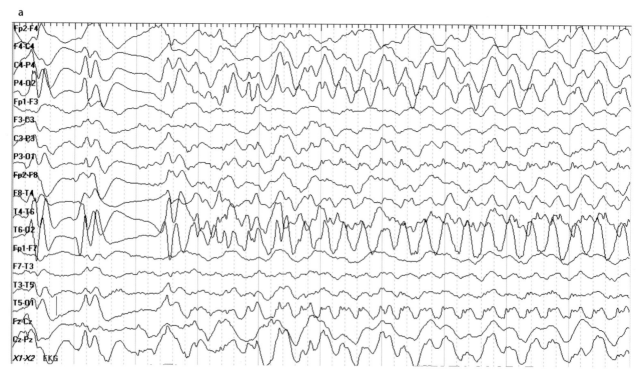

Epileptischer Nystagmus

Augen geöffnet, langsamer synchroner Nystagmus nach links, Rückstellphase nicht über die Mittellinie, bipolare Längsreihe: EEG: Amplitudenhohe 3–4 Hz mit parietookzipitalem Maximum: epileptischer Nystagmus: Sharp-Waves kontralateral zur schnellen Phase des Nystagmus, Amplitudenreduktion auf 200 μV.

b

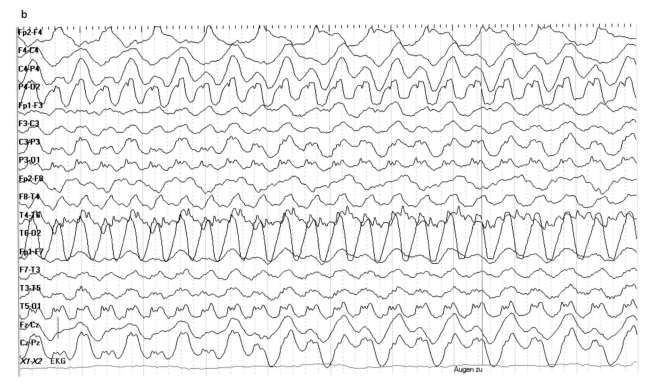

langsamer synchroner Nystagmus nach links, bipolare Längsreihe, Amplitudenhohe 3–4 Hz mit parietookzipitalem Maximum: epileptischer Nystagmus:
Sharp-Waves kontralateral zur schnellen Phase des Nystagmus, mit zunehmender Ableitung Verlangsamung der gesamten rechten Hemisphäre
2,5 Hz hoher Amplitude, Augen im Verlauf geschlossen unter Persistenz der
Anfallsbereitschaft. Amplitudenreduktion auf 200 μV.

Epileptischer Nystagmus

c

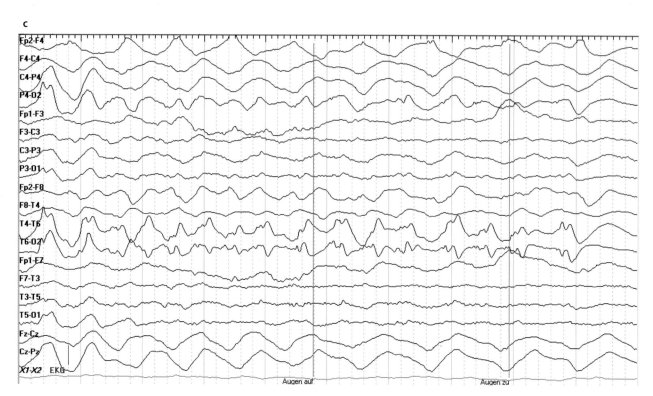

Epileptischer Nystagmus

Gleicher Patient wie Abb. zuvor Augen geschlossen/geöffnet ohne Reaktion auf das EEG, persistierender synchroner Nystagmus nach links, EEG: bipolare Längsreihe, Amplitudenhohe 1 Hz-Deltaaktivität, generalisiert mit rechtshemisphärischer Betonung, Amplitudenreduktion auf 200 µV.

d

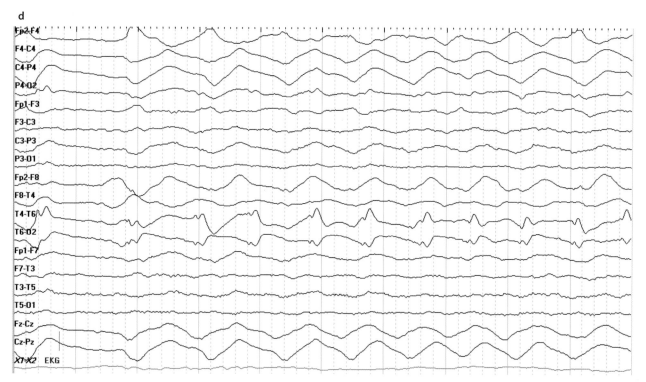

Epileptischer Nystagmus

Gleicher Patient wie Abb. zuvor, der Nystagmus sistiert, Pupillen mittelweit, nicht lichtreagibel, bipolare Längsreihe: Amplitudenhohe 1 Hz Aktivität generalisiert, rechtshemisphärisch, postiktuale Verlangsamung, Amplitudenreduktion auf 200 µV.

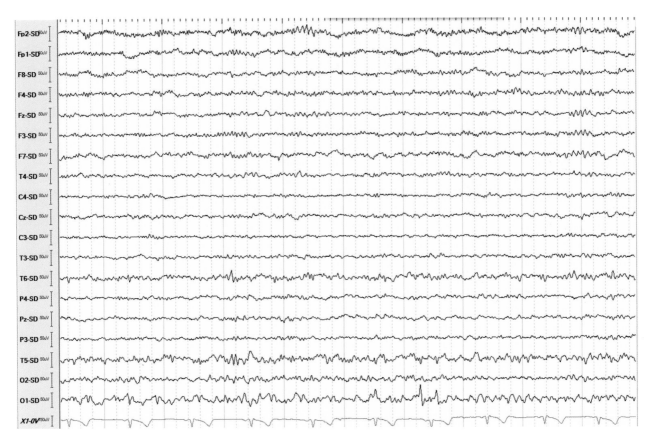

14-jähriges Mädchen, TSC, wach, Augen geschlossen, Referenzableitung, EEG:　**Fokaler visueller epileptischer Anfall**
links okzipital singuläre Spikes in einer altersphysiologischen α-Grundaktivität.

a

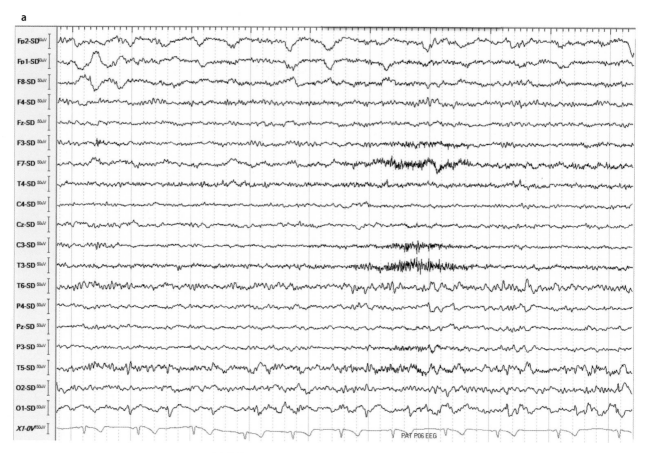

11

Fokaler visueller epileptischer Anfall   Gleicher Patient wie Abb. zuvor, Referenzableitung, EEG: links okzipital singuläre Spike-Waves isoliert unter O1 ohne Ausbreitung, klinisch noch asymptomatisch

b

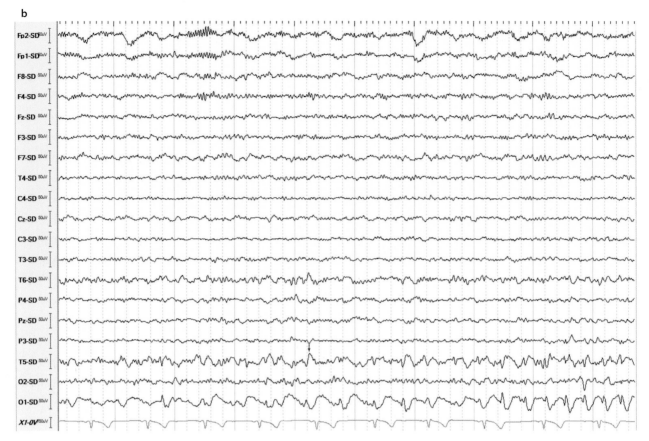

Augen geschlossen; Referenzableitung, EEG: links okzipital und temporal Spike-Waves, Beginn der Ausbreitung der Spikes nach li. temporal (Pfeil), Patientin klagt über Verdunklung des Gesichtsfeldes ab Ausbreitung des Sharp-Waves

Fokaler visueller epileptischer Anfall

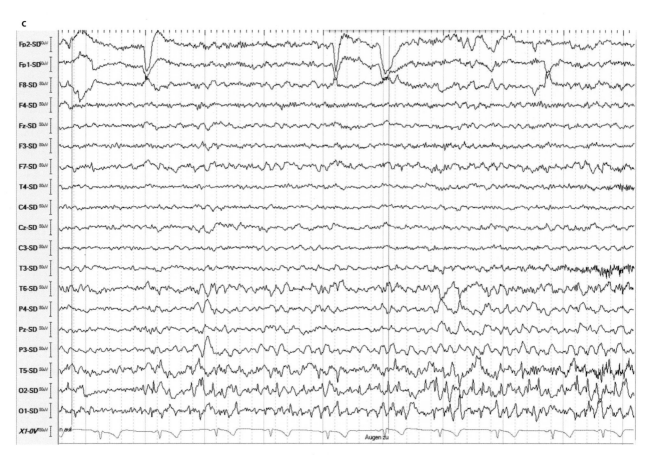

11

Fokaler visueller epileptischer Anfall   Gleicher Patient wie Abb. zuvor, Referenzableitung, EEG: links temporal und okzipital Spike-Wave-Aktivität, überlagerte Betaaktivität, Ausbreitung der Anfallsbereitschaft nach rechts okzipital. Zunehmende Verdunklung des Gesichtsfeldes

d

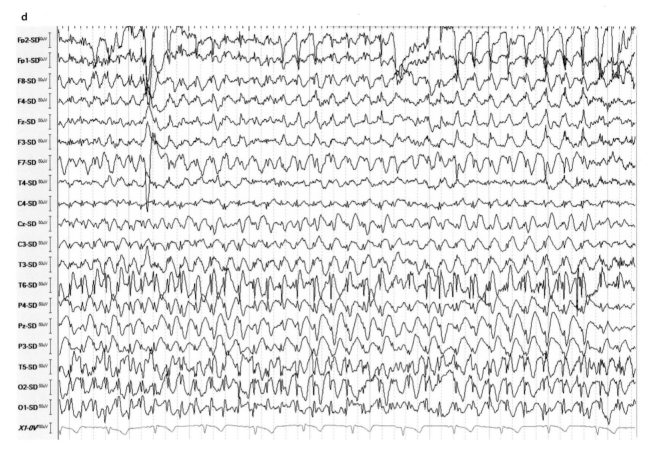

Gleicher Patient wie Abb. zuvor, Referenzableitung, EEG: Ausbreitung der **Fokaler visueller epileptischer Anfall**
Spike-Waves nach rechts temporookzipital, klinisch jetzt mit Lidmyoklonien
und anhaltender Verdunklung des Gesichtsfeldes

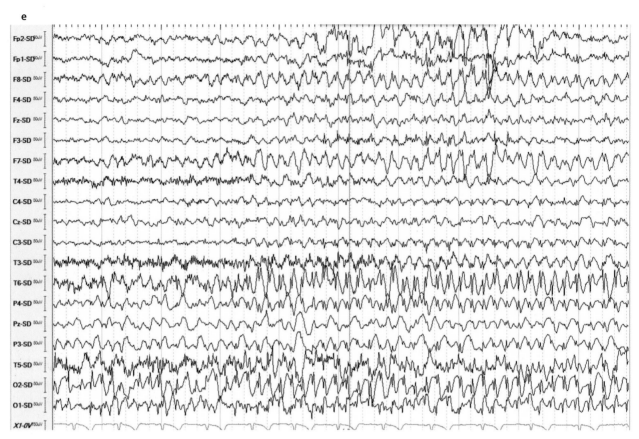

Fokaler visueller epileptischer Anfall   Gleicher Patient wie Abb. zuvor, Referenzableitung, EEG: dichtes Spike-Wave-Muster in gleicher Lokalisation wie zuvor: klinisch Lidmyoklonien bds. und schwarzes Gesichtsfeld

11

f

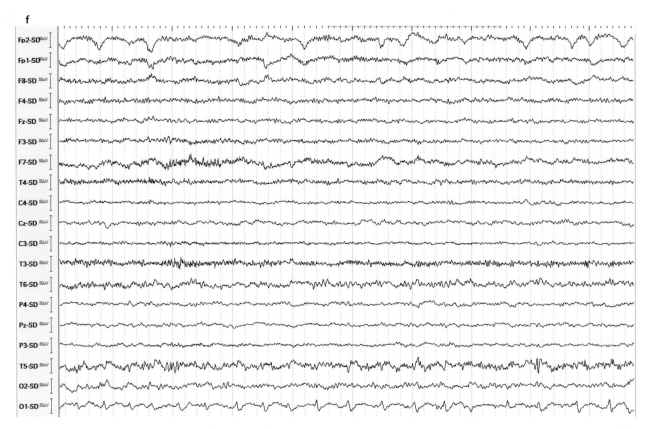

Gleicher Patient wie Abb. zuvor, Referenzableitung, EEG: isoliert unter O1 kontinuierliche Sharp-Waves wie Ausgangsbefund, Kind sieht wieder, Lidmyoklonien sistieren, postiktualer Befund nach Anfallsende. Tuber im linken visuellen Kortex.

Fokaler visueller epileptischer Anfall

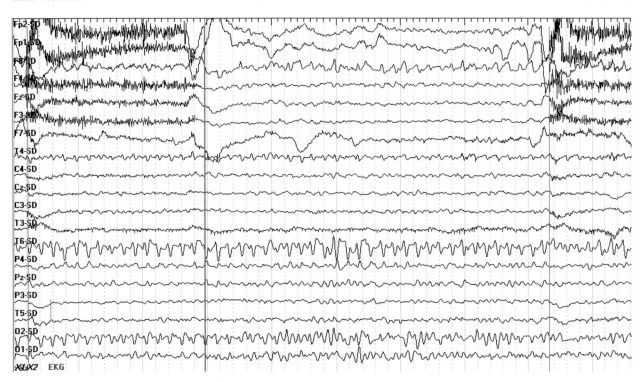

10-jähriges Mädchen mit morgendlicher Übelkeit und „Bauchgrummeln". Wacht auf mit Übelkeit, Augen geschlossen, 8:57 Uhr; Referenzableitung, EEG: rechts temporookzipital rhythmische Spike-Waves, frontale Bulbusartefakte

„Mir ist so übel" -vegetativer Anfall

a

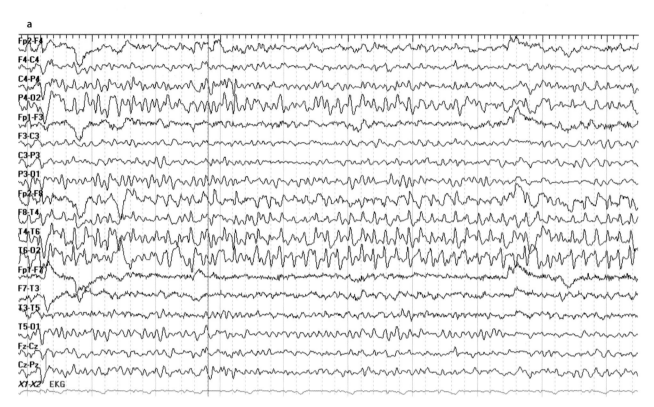

11

„Mir ist so übel" -vegetativer Anfall   Gleicher Patient wie Abb. zuvor, bipolare Längsreihe, rechts temporookzipital rhythmische kontinuierliche Spike-Waves, frontale Bulbusartefakte: vegetativer epileptischer Anfall

b

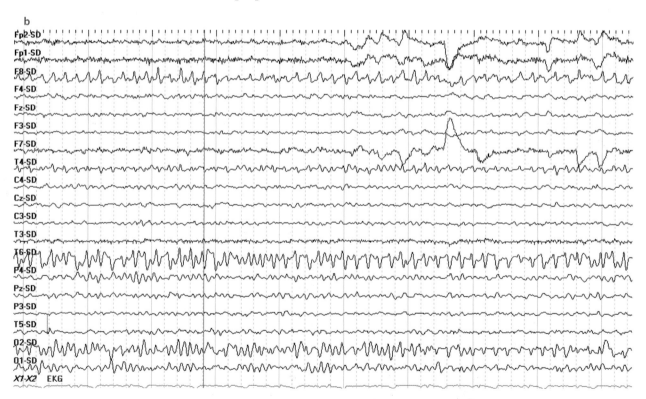

„Mir ist so übel" -vegetativer Anfall   Gleicher Patient wie Abb. zuvor, anhaltende Übelkeit, 09:00 Uhr; bipolare Längsreihe, EEG: rechts temporookzipital rhythmische Spike-Waves, frontale Bulbusartefakte; 3 Minuten später Ausbreitung der Spike-Waves nach rechts frontal

c

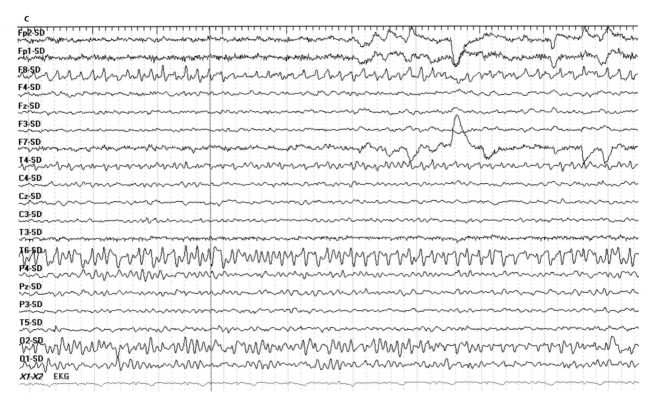

Gleicher Patient wie Abb. zuvor, Referenzableitung, EEG: rechts temporal rhythmische Spike-Waves, frontale Bulbusartefakte; im Verlaufe dann auch Erbrechen: vegetativer Status epilepticus, Merke: muss unterbrochen werden!

„Mir ist so übel" -vegetativer Anfall

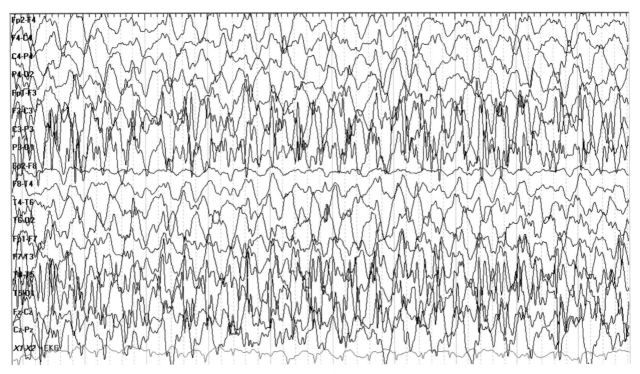

6 Jahre alt, erbricht seit 30 Min. unbeeinflussbar, Augen auf, bipolare Längsreihe, EEG: diffuse generalisierte Verlangsamung, parietotemporo-okzipital links kontinuierliche hochamplitudige Spike-Waves; vegetativer Status epilepticus

Ikutales Erbrechen

a

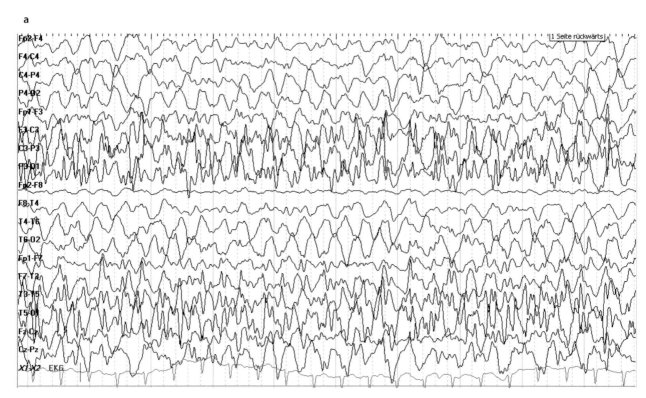

11

Iktales Erbrechen

Gleicher Patient wie Abb. zuvor, bipolare Längsreihe, EEG: zur Verdeutlichung und Klärung der Lokalisation der ETPs. Merke: die Reduzierung der Verstärkung ist immer wieder eine sinnvolle Maßnahme! Amplitudenreduktion auf 300 µV

b

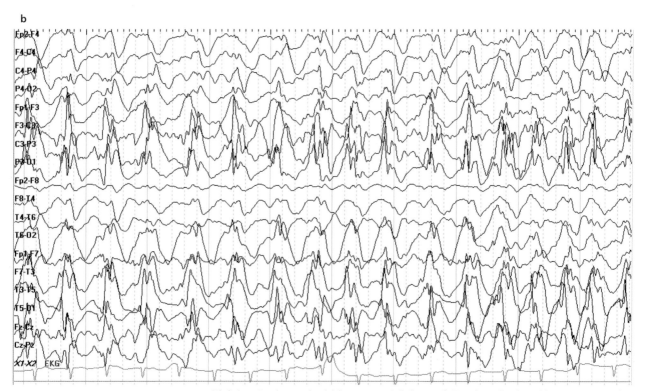

Iktales Erbrechen

Gleicher Patient wie Abb. zuvor, 4 Sek. nach Beginn der i.v. Clonazepamgabe, EEG: bipolare Längsreihe, Abnahme der Spike Wave Dichte als Zeichen der beginnenden Clonazepamwirkung

c

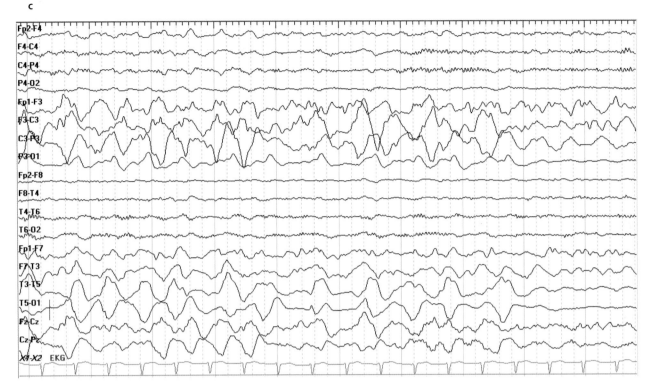

Gleicher Patient wie Abb. zuvor, Erbrechen sistiert, EEG: linkshemispärisch träge 2 Hz Wellen, rechtshemisphärische β-Aktivität und maximale Amplitudenabflachung, die fehlende Generierung der medikamentös induzierten β-Aktivität links belegt zusätzlich den linkshemisphärischen Ursprung des Anfalls

Iktuales Erbrechen, vegetativer Status epilepticus bei Panayiotopoulos-Syndrom

d

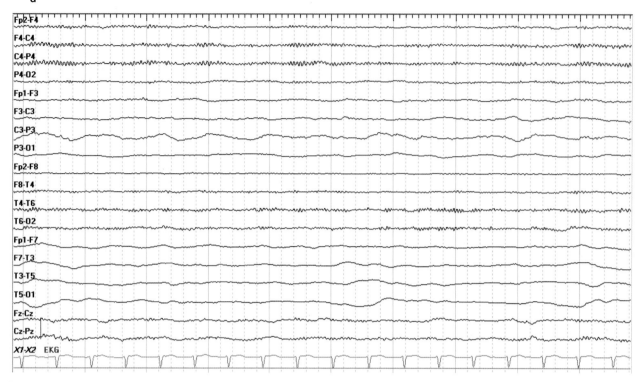

11

Iktales Erbrechen, vegetativer Status epilepticus bei Panayiotopoulos-Syndrom

Gleicher Patient wie Abb. zuvor, EEG: Anfallsende mit links zentro-parietaler Verlangsamung als Zeichen des fokalen Status epilepticus, rechtshemisphärische Betaaktivitätsüberlagerung medikamentös bedingt, linkshemisphärisch fehlend als Zeichen des dortigen Anfallsbeginn: entspricht einer medikamentösen Todd'schen Parese durch neuronale neuronale Erschöpfung, 40 Sek. nach Gabe von Clonazepam

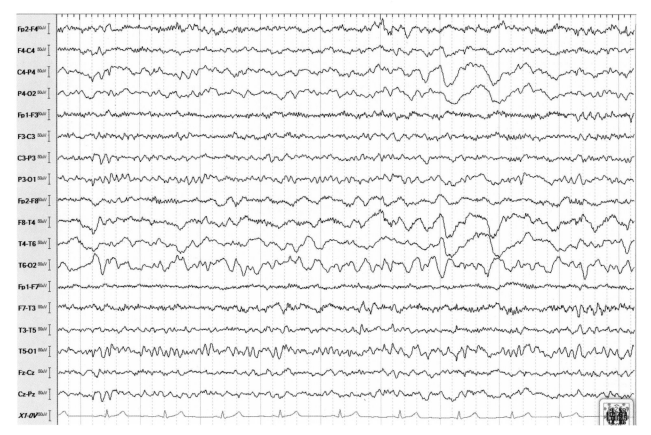

14-jähriger, Augen geschlossen, kognitiv nicht beeinträchtigt, bipolare Längs-reihe, EEG: rechts parietotemporo-okzipitale Verlangsamung, links alters-physiologische Alphagrundaktivität

Epilepsie bei Ringchromosom 20

a

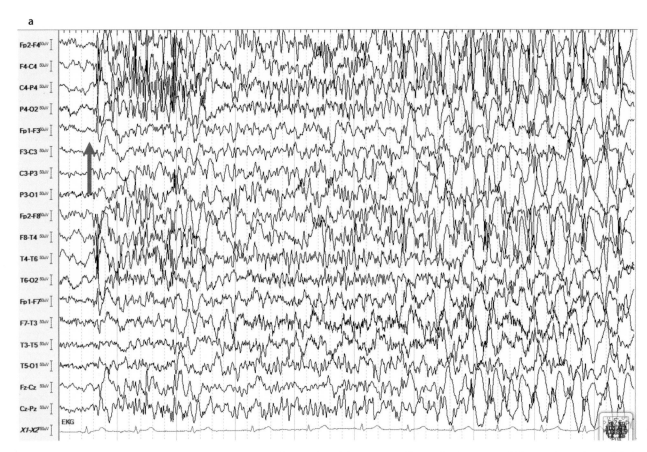

11

Epilepsie bei Ringchromosom 20

Gleicher Patient wie Abb. zuvor, öffnet die Augen (Pfeil) „steht neben sich",
bipolare Längsreihe, EEG: rechts frontopräzentrale Poly-Spike-Aktivität mit
Übergang in Spike-Waves und Ausbreitung auf die gesamte rechte Hemisphäre, linkshemisphärisch rasche hochfrequente β-Aktivität

b

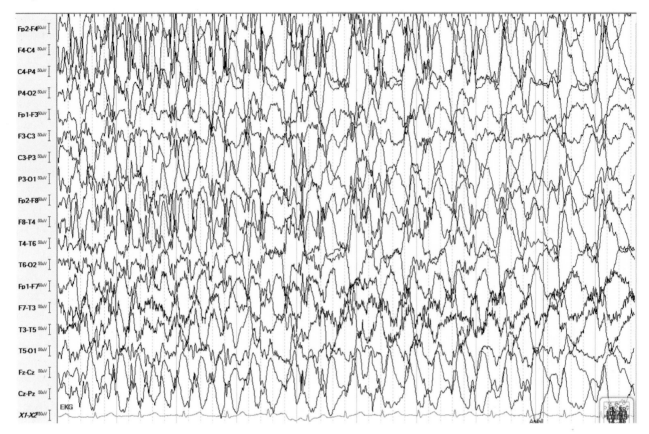

Gleicher Patient wie Abb. zuvor, Augen geöffnet, außer der beschriebenen Selbstwahrnehmung keine klinischen Merkmale eines epileptischen Anfalls, EEG: generalisierte Spikes und Poly-Spike-Waves rechts frontal betont.

Epilepsie bei Ringchromosom 20

c

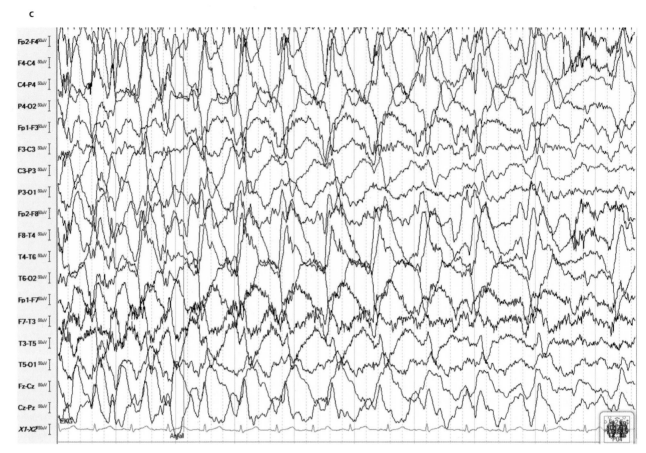

Epilepsie bei Ringchromosom 20   Gleicher Patient wie Abb. zuvor, bipolare Längsreihe, EEG: langsame Spike-Wave-Variant-Entladungen, Anfall ausklingend

d

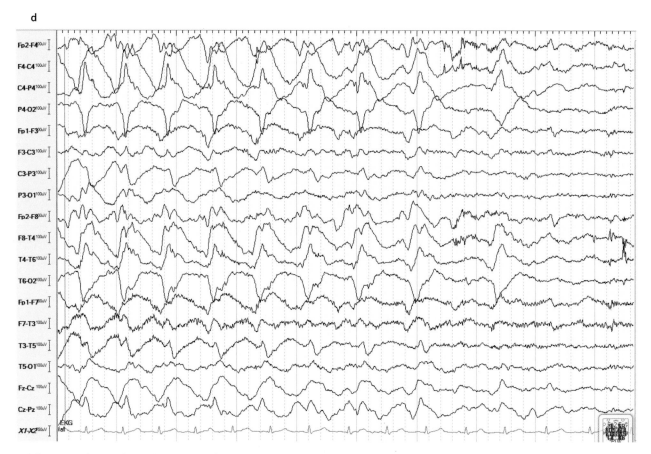

Gleicher Patient wie Abb. zuvor, bipolare Längsreihe, EEG: langsame Spike-Wave-Variant-Entladungen, Anfall spontan ausklingend

Epilepsie bei Ringchromosom 20

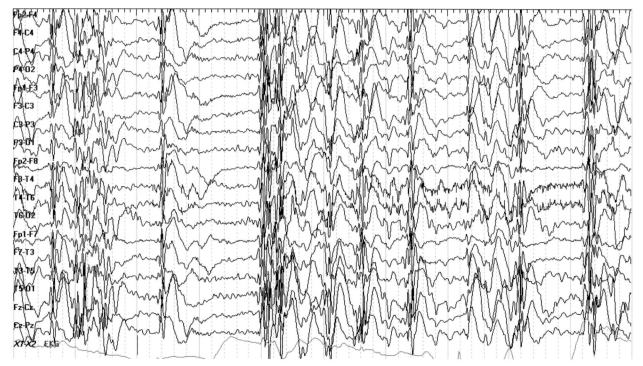

15-jährige Patientin, nicht orientiert, kann nicht mehr rechnen, Augen geschlossen, bipolare Längsreihe: EEG: kontinuierliche generalisierte Spike und Poly-Spike-Waves und Spike-Wave-Variant Entladungen mit postparoxysmaler kurzer Amplitudendepression; subklinischer Status epilepticus

Subklinischer Status – „Status minor"

a

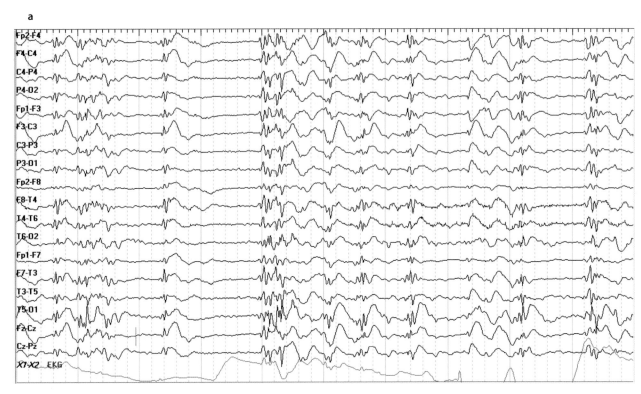

Subklinischer Status – „Status minor"

Gleicher Patient wie Abb. zuvor, Reduktion der Verstärkung auf 300 µV

b

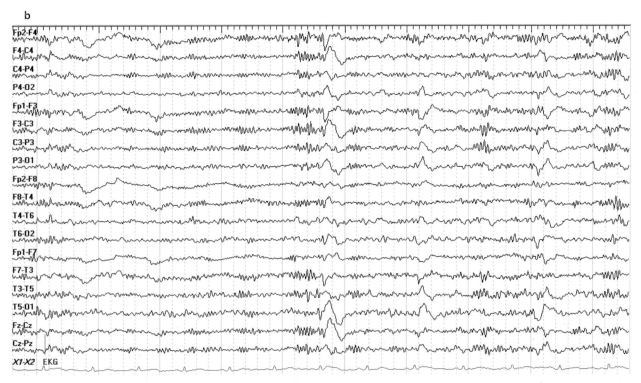

Subklinischer Status – „Status minor"

Gleicher Patient wie Abb. zuvor, nach i.v. Gabe von 2 mg Clonazepam, bipolare Längsreihe, EEG: prompte Unterbrechung des Status epilepticus, generalisierte β-Aktivität mit singulären niedrigamplitudigen Sharp-Waves multifokal, normale Verstärkung

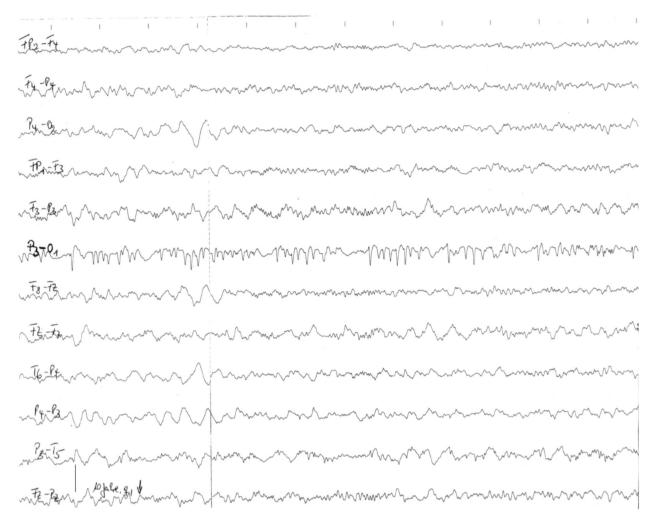

10-Jährige, klagt über eye blinking links, bipolare Längsreihe, Augen geschlossen, EEG: links okzipital kontinuierliche isolierte positive Spikes, ME-
LAS-Syndrom, links okziptal Ödem im cMRT, genetisch gesichert

**EEG bei MELAS-Syndrom,
Epilepsia partialis continua**

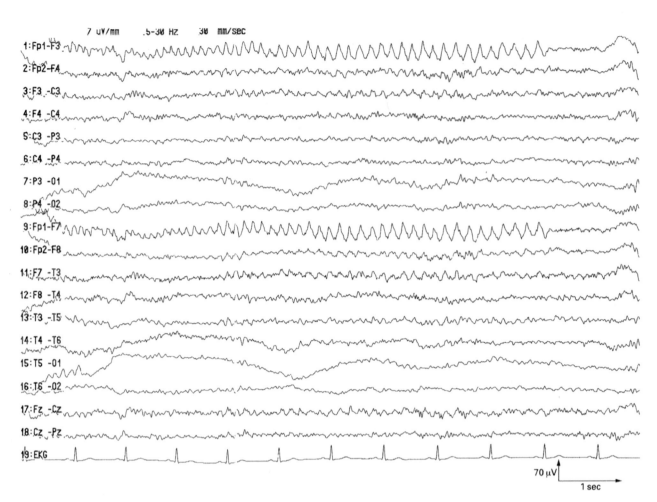

11

Subklinisches 9-Muster nach fokalem Status epilepticus

23-jähriger Patient mit linksfrontalem Defekt nach intrakranieller Blutung. Am Vortag Status frontaler Anfalle. EEG: In der Ermüdung (kein Alpha-Grundrhythmus!) links frontopolar beginnendes 9/s-Muster, das in ein 7/s- und 6/s-Muster übergeht, sich nach frontal und zur Gegenseite ausdehnt und nach 6 s plötzlich endet (Evolution eines subklinischen Anfallsmusters mit Crescendo der Amplituden)

C:\EEG\754A_08.EEG 19.8.2008 13:43:17.156

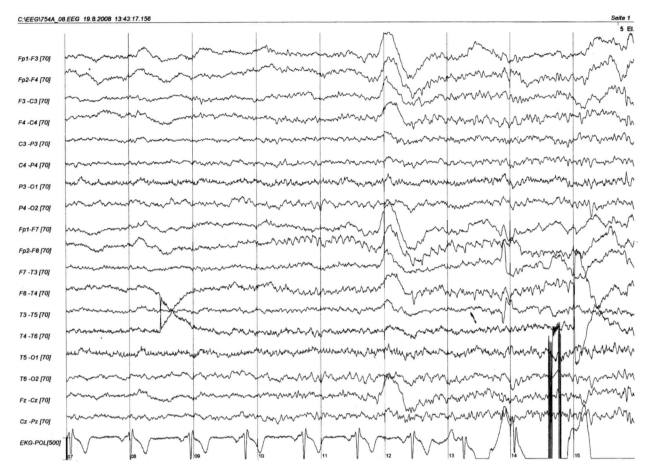

20-jähr. Patient nach Kontusionsblutung rechts und nachfolgendem frontalen Anfall. EEG: Nach 3 s Beginn der Evolution eines initialem 9/-Muster rechts frontotemporal mit Phasenumkehr F8. Dann Übergang in spannungshöheres 6–7/-Muster und Ausbreitung nach frontozentral. Dazwischen Augenartefakt. Klinisch: Beginn eines frontalen Anfalls

Frontales Evolutionsmuster

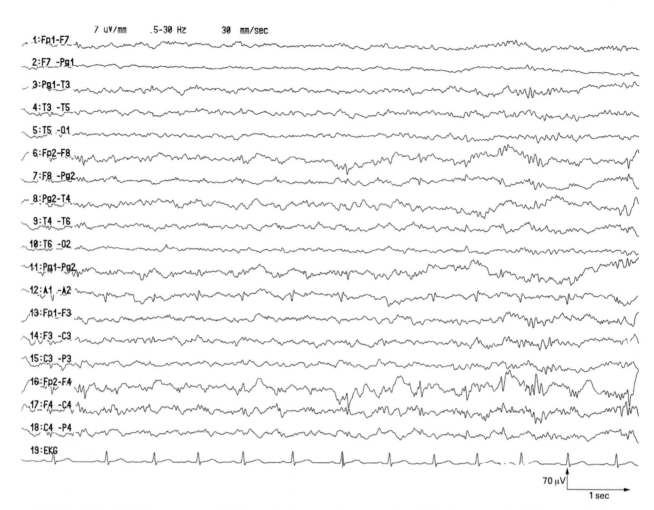

Anfallsablauf bei nächtlicher Frontallappenepilepsie: Interiktuale „spikes"

15-jährige Patientin mit vorrangig nächtlichen komplex-fokalen Anfallen seit dem 8. Lebensjahr. Diagnose: Nächtliche familiäre Frontallappenepilepsie. Therapie: VPA 1350 mg EEG im Kurzschlaf mit T1 und T2 (hier als Pg1 und Pg2): Rechtsfrontale interiktuale „spikes" und SW-Komplexe mit Maximum bei F4. EKG-Artefakte (A1–A2). Schlafstadium 1

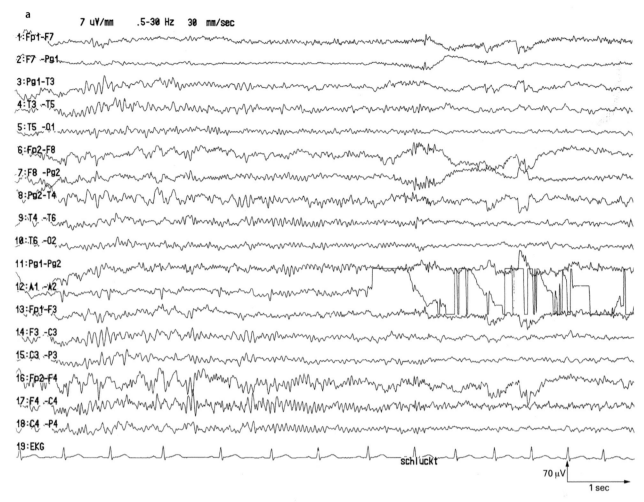

a   7 uV/mm   .5-30 Hz   30 mm/sec

1:Fp1-F7
2:F7 -Pg1
3:Pg1-T3
4:T3 -T5
5:T5 -O1
6:Fp2-F8
7:F8 -Pg2
8:Pg2-T4
9:T4 -T6
10:T6 -O2
11:Pg1-Pg2
12:A1 -A2
13:Fp1-F3
14:F3 -C3
15:C3 -P3
16:Fp2-F4
17:F4 -C4
18:C4 -P4
19:EKG

schluckt

70 µV

1 sec

Gleiche Patientin wie Abb. zuvor, EEG in temporaler Längsreihe mit T1 und T2 (hier als Pg1 und Pg2): Anfangs interiktuale „spikes" F4, dann zu Anfallsbeginn rechts frontal dominierendes 15/s-Muster, schließlich Schluckartefakt und Bewegungsartefakte durch Armhebung links. EKG-Artefakte A1-A2

Anfallsablauf bei nächtlicher Frontallappenepilepsie: Iktuales frontales β-Muster F4

b

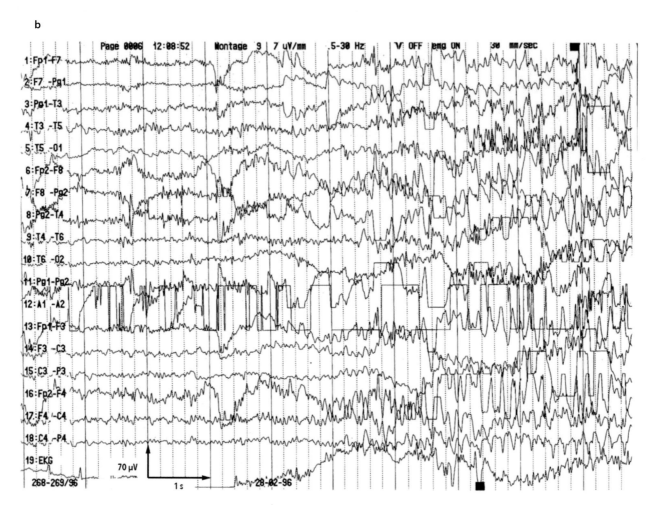

Anfallsablauf bei nächtlicher Frontallappenepilepsie: Iktuales frontales β-Muster F4

Gleiche Patientin wie Abb. zuvor, EEG in temporaler Längsreihe mit T1 und T2 (hier als Pg1 und Pg2): Iktuales frontales β-Muster nur noch rudimentär bei F4 erkennbar. Bewegungsartefakte durch Armhebung links und begleitende Myoklonien

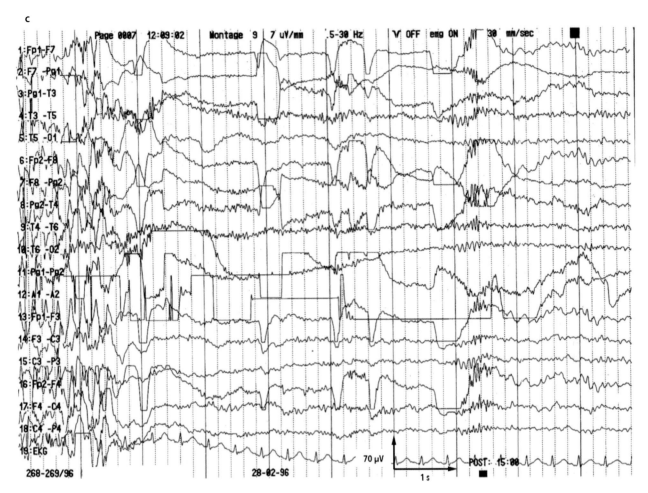

c

Gleiche Patientin wie Abb. zuvor, EEG in temporaler Längsreihe mit T1 und T2 (hier als Pg1 und Pg2): Abklingen der Myoklonien und Bewegungsartefakte. Frontale Lidschlag- und Bulbusartefakte. EKG stark beschleunigt

Anfallsablauf bei nächtlicher Frontallappenepilepsie: Abklingendes frontales β-Muster

d

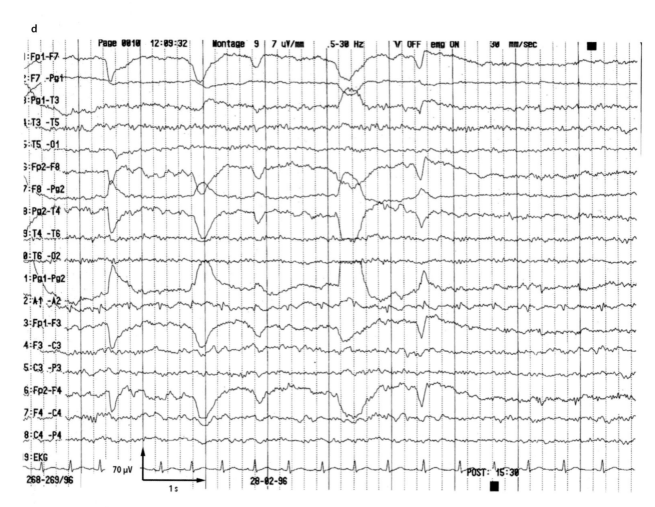

Anfallsablauf bei nächtlicher Frontallappenepilepsie: Bulbusartefakte und EKG-Beschleunigung

Gleiche Patientin wie Abb. zuvor, nach Abklingen des frontalen Anfalls. EEG in temporaler Längsreihe mit T1 und T2 (hier als Pg1 und Pg2): Nach dem Anfall okzipital dominierende Alpha-Beta-Aktivität, 5-malig Lidschlagartefakte und andeutungsweise nach 8 s angedeutete Rückkehr der interiktualen Spikes (F4). EKG-Artefakte A1-A2. Weiterhin EKG stark beschleunigt!

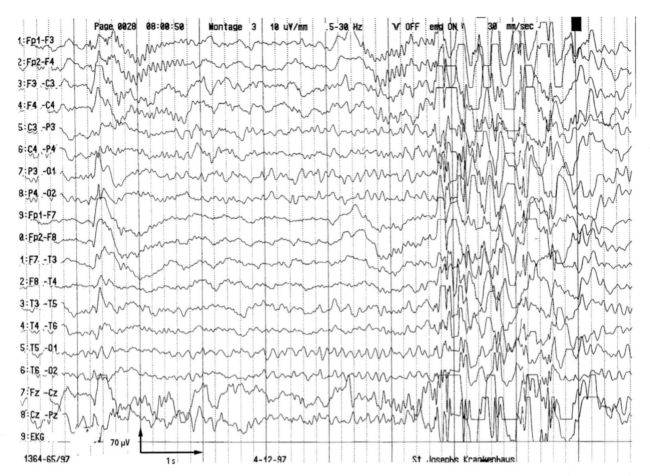

12-jähr. Patn. mit generalisierter idiopathischer Epilepsie und Myoklonien. EEG im Schlafstadium 2: Linke Blattseite regelrechter K-Komplex mit Spindeln, dann kurze Alpha-Tätigkeit und abortive Vertex-Welle (Maximum zentral!). Nach 7 s generalisierter Paroxysmus aus atypischen SW-Komplexen

Atypischer SW-Komplex im leichten Schlaf

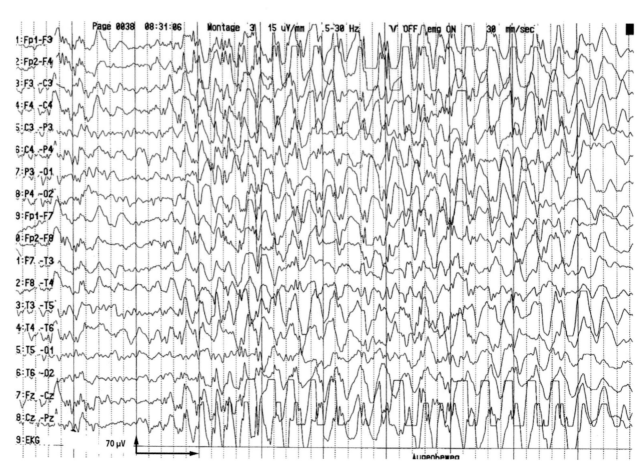

Atypische SW-Muster als Korrelat eines myoklonischen Anfalls

Gleiche Patientin wie Abb. zuvor, EEG: Aus dem Schlafstadium 2 heraus generalisierte atypische SW-Muster (2–3/s) über 6 s Dauer. Klinisch begleitet von Lidmyoklonien

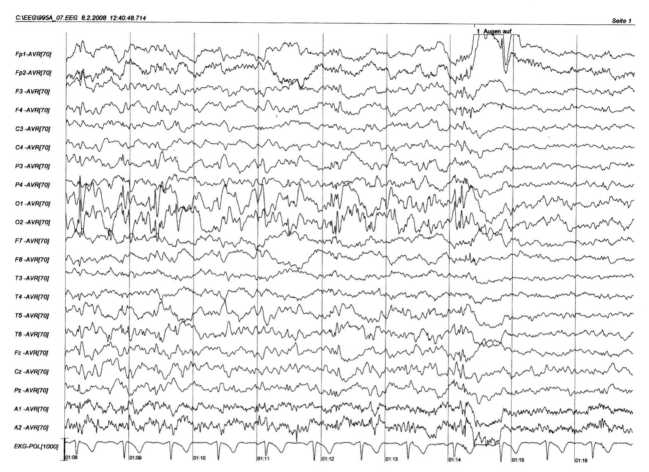

C:\EEG\995A_07.EEG 8.2.2008 12:40:48.714

19-jähr. Patientin mit abklingendem nonkonvulsiven Status nach Status myoklonicus. EEG gegen die Mittelwertreferenz: Kein Grundrhythmus. Über 6 s anhaltende okzipitale SW- und Poly-SW-Komplexe (um 2/s), die durch Augenöffnen unterbrochen werden

Nonkonvulsiver Status

a

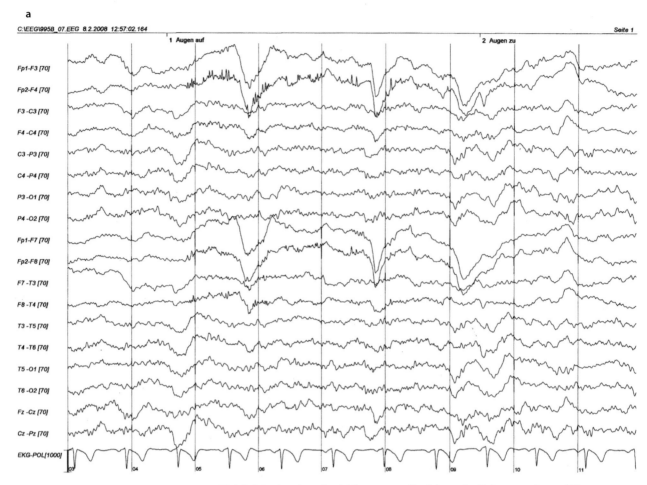

C:\EEG\9958_07.EEG 8.2.2008 12:57:02.164   Seite 1

Clonazepameffekt nach nonkonvulsivem Status

Gleiche Patientin wie Abb. zuvor, direkt nach Gabe von 1 mg Clonazepam. EEG: Kein Grundrhythmus, nur okzipitale Alpha-Beta-Mischaktivität. Dann bei Berger-Prüfung Augenöffnungs-Lidschlag- und Augenschlussartefakte mit angedeuteter Reagibilität (Beta-Dominanz!) gefolgt von Alpha-Theta-Mischaktivität. Leichte diffuse Beta-Überlagerung durch Clonazepam. Keine ETP

b

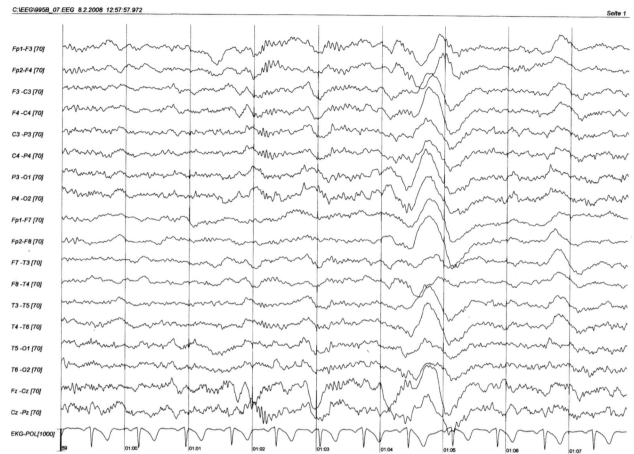

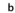

C:\EEG\995B_07.EEG 8.2.2008 12:57:57.972   Seite 1

Gleiche Patientin wie Abb. zuvor, eine Minute nach Gabe von 1 mg Clonazepam. EEG: Kein Grundrhythmus, nur Alpha-Beta-Mischaktivität, dann 3 s abortive Vertex-Wellen (Maximum Cz!) und rudimentäre Beta-Spindeln. Nach 6 s K-Komplex und anschließende Mischaktivität. Leichte diffuse Beta-Überlagerung als Clonazepameffekt

Clonazepameffekt nach nonkonvulsivem Status

Besondere EEG-Muster-richtungsweisende EEG-Muster

© Springer-Verlag GmbH Deutschland, ein Teil von Springer Nature 2021
G. Kurlemann, H. Kursawe, *Übungsbuch EEG bei Kindern und Jugendlichen*,
https://doi.org/10.1007/978-3-662-62749-5_12

a

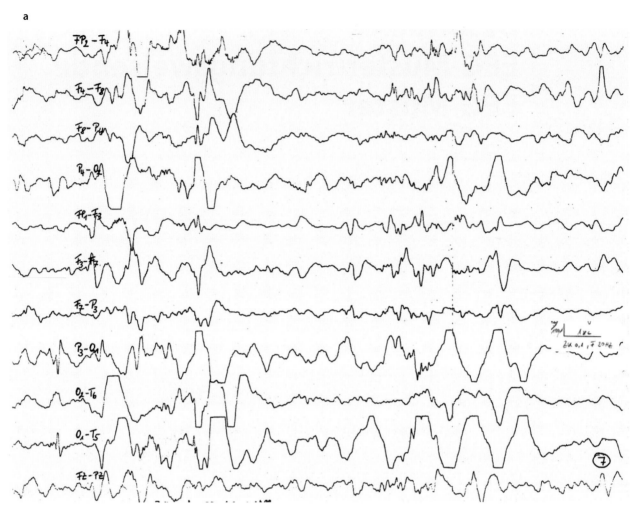

12

Pyridoxin-abhängige epileptische Enzephalopathie

3 Mon. Alter Säugling, therapieresistente polytope Myoklonien, reduzierter Wachheitszustand, EEG: bipolare Längsreihe: Burst-suppression-Muster mit variabler Interburstaktivität.

b

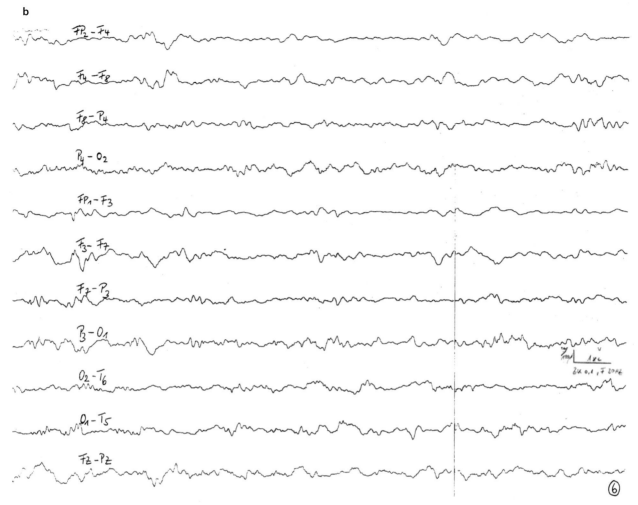

Gleicher Patient wie Abb. zuvor, nach Gabe von 100 mg Pyridoxin i.v.; EEG: bipolare Längsreihe: Auflösen des Burst-Suppression Musters, niedrigamplitudige β-Aktivität, subvigile β-Aktivität, angedeutete Schlafspindeln. Diagnose durch Gabe von Pyridoxin i.v. unter EEG-Kontrolle. Merke: bei therapieresistenten NG-Anfällen immer an die Gabe von Pyridoxin denken

Pyridoxin-abhängige epileptische Enzephalopathie

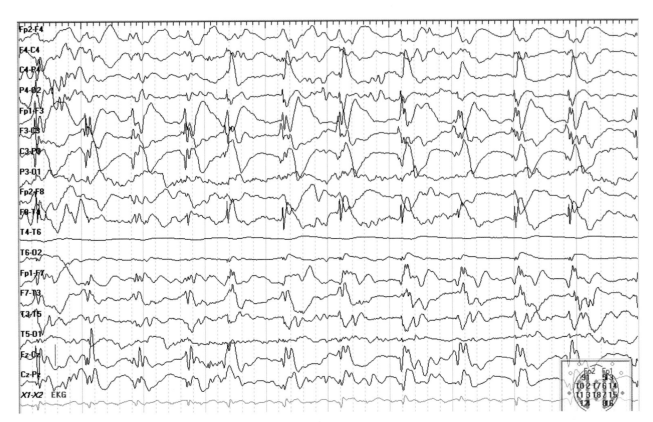

12

Pyridoxin-abhängige epileptische Enzephalopathie

7 Wochen alter Säugling, der nicht wach wird. EEG: bipolare Längsreihenschaltung, generalisierte Spike und Polyspike-Wave Entladungen mit träger Nachschwankung. Status epilepticus non convulsivus. Elektrodenartefakt unter T6

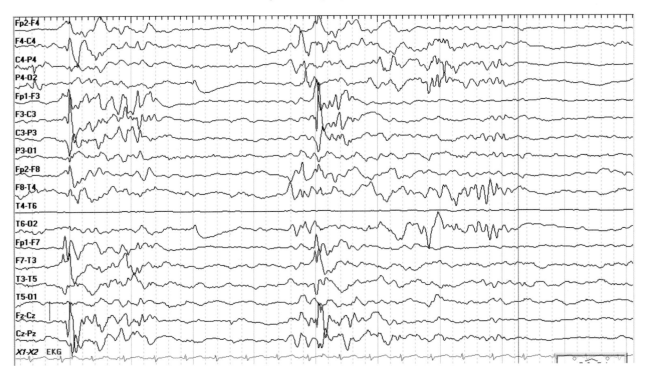

Pyridoxin-abhängige epileptische Enzephalopathie

Gleicher Patient wie Abb. zuvor, EEG: bipolare Längsreihenschaltung, Elektrodenartefakt unter T6. 3 Minuten nach Gabe von 100 mg Pyridoxin i.v. sofortige Unterbrechung des Status epilepticus, kurze paroxysmale generalisierte Spike Waves. Unter 50 mg Pyridoxin anhaltend saniertes EEG und Anfallsfreiheit, Mutationsnachweis im Antiquitin-Gen

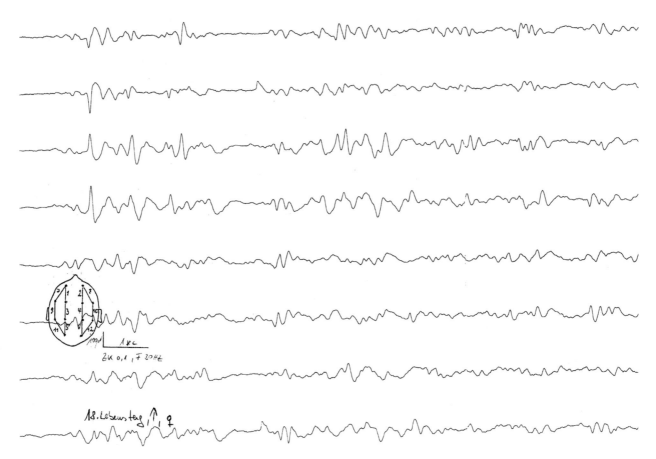

reifes NG, 18. Lebenstag; Augen geöffnet! EEG: bipolare Längsreihe: Trace alternant! Cave! Daher kein NREM-Schlaf. längere 6 Hz-Spindeln-siehe Markierung. Trace alternant: pathologisch für das Alter des Kindes bei geöffneten Augen

Betaaktivität bei Lissenzephalie Typ 1

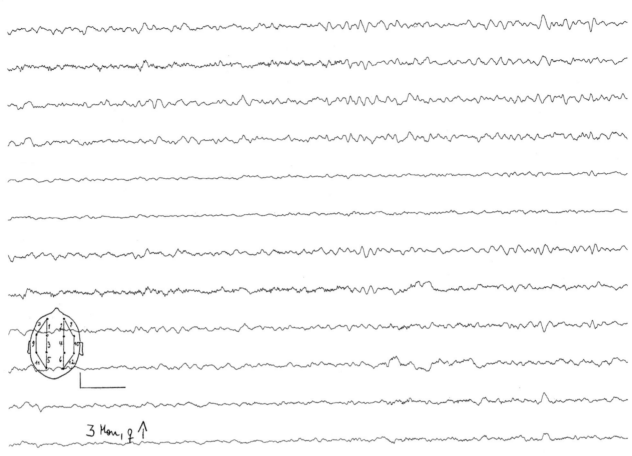

12

Betaaktivität bei Lissenzephalie Typ 1   Gleicher Patient wie Abb. zuvor, jetzt 3 Mon. alt Fehlende Entwicklung des Kindes; Augen geöffnet; EEG: kontinuierliche frontale 5–6 Hz; EEG: zunehmend deutlichere und kontinuierliche β-Aktivität, Merke: für das Alter des Kindes zu schnelle Aktivität, Lissenzephalie Typ1

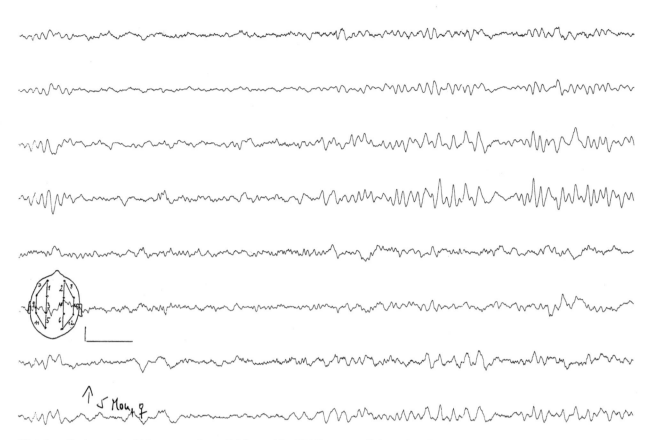

Gleicher Patient wie Abb. zuvor, jetzt 5 Mon. Alt; EEG: generalisierte bereits **Betaaktivität** angedeutet spindelförmige Beta-Aktivität

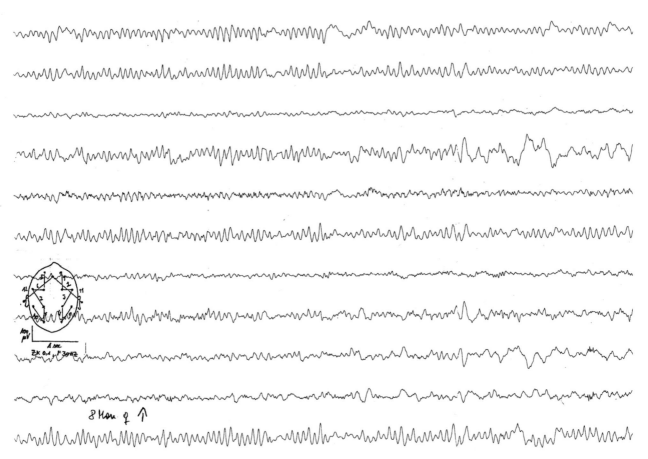

12

Betaaktivität

Gleicher Patient wie Abb. zuvor, jetzt 8 Mon. Alt, Augen geöffnet; EEG: generalisierte spindelförmige Betaaktivität, die mit dem Alter zunimmt.

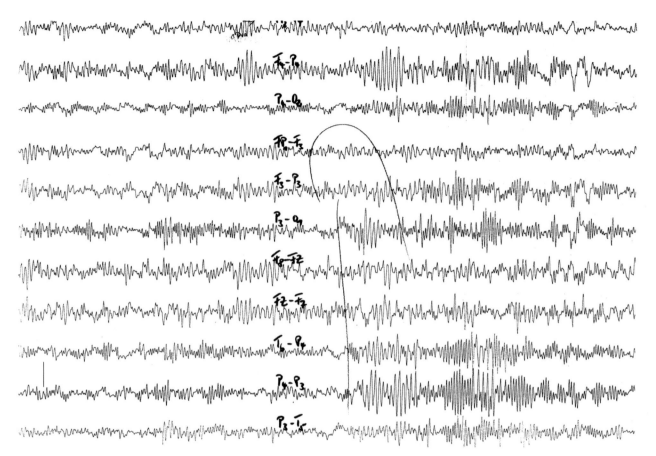

jetzt 8 Jahre alt! Augen geöffnet; fehlende Entwicklung; EEG: generalisierte spindelförmige β-Aktivität bei geöffneten Augen, mit dem Alter zunehmend. Diagnose: Lissenzephalie Typ 1

Betaaktivität bei Lissenzephalie Typ 1

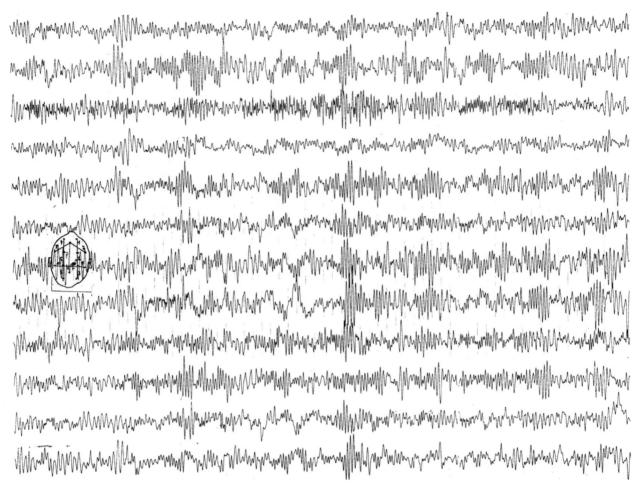

12

Betaaktivität

14-jähriger Junge, globale Retardierung, Augen geschlossen, therapieresistente gen. epileptische Anfälle; EEG: bipolare Längs- und Querreihe: gen. amplitudenhohe spindelförmige Betaaktivität: Lissenzephalie Typ 1. **Merke**: ein für das Alter des Kindes deutlich zu schnelles EEG bzgl. der Frequenz der Grundaktivität nach Ausschluss einer Einnahme von Benzodiazepinen muss an eine Lissenzephalie Typ 1 denken lassen!

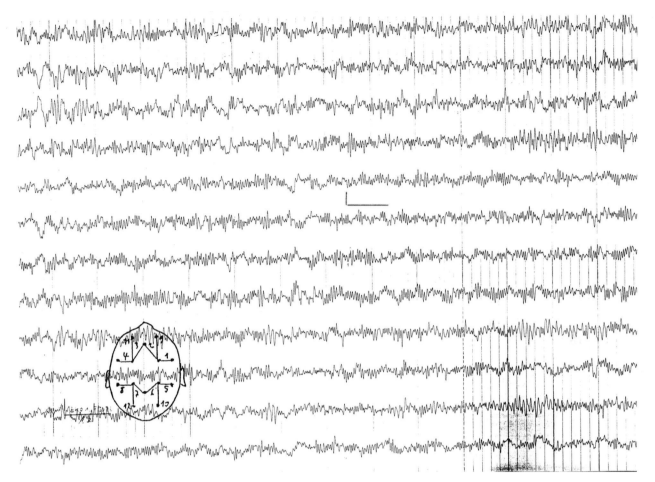

16 Mon. altes Kleinkind nach Benzoeeinnahme, Augen geschlossen, gesundes Kind! EEG: bipolare Längs- und Querreihe: generalisierte β-Aktivität: niedrigamplitudige spindelförmige β-Aktivität aus dem hohen Betafrequenzband.

Betaaktivität bei Benzoediazepineinnahme

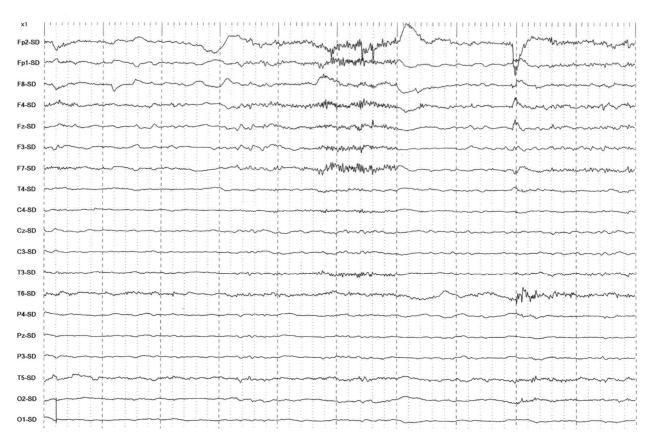

12

EEG bei Neuronaler Zeroidlipofuszinose – CLN 1 – Santavuori-Haltia

2 Jahre alter Junge, therapieresistente Epilepsie, Augen geschlossen; EEG: Referenzableitung: deutliche Amplitudendepression bei Regelverstärkung kaum erkennbare Grundaktivität parietookzipital; keine ETP's. infantile NCL Santavuori-Haltia CLN1, Chromosom 1 p32

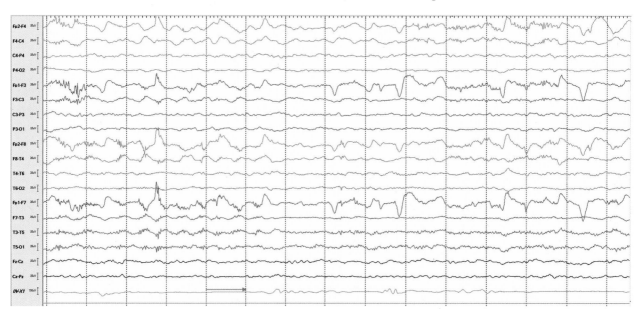

EEG bei Zeroidlipofuszinose CLN 1-Santavuori-Haltia

3 Jahre alter Junge, therapieresistente Epilepsie, Augen geschlossen, klin. globale Retardierung; EEG: Referenzableitung: deutliche Amplitudendepression,nur durch Hochverstärkung (5 µV/mm) erkennbare Grundaktivität; keine ETP's. Frontale Bulbusartefakte. Infantile NCL Santavuori-Haltia, CLN1, Chromosom 1 p32

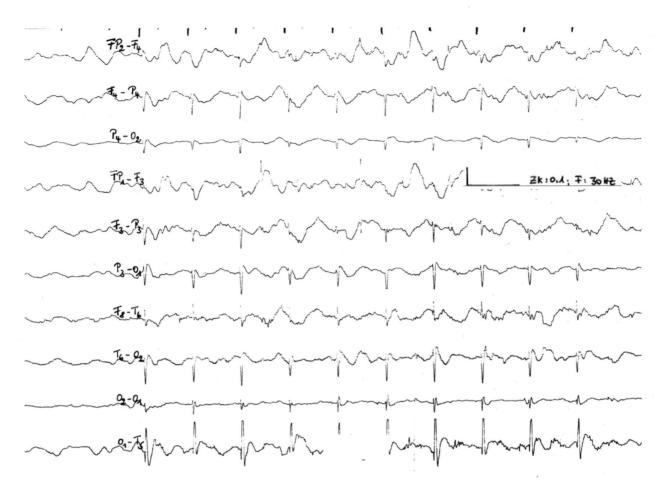

6-jähriges Mädchen, globale Retardierung, therapieresistente myoklonische Anfälle; EEG: bipolare Längsreihe unter Fotostimulation mit 1–2/sec Lichtreizen, generalisierte singuläre Spikes mit Myoklonie: spätinfantile NCL-Jansky – Bielschowsky, Merke: keine Differenzialdiagnose, diagnostisch beweisend.

EEG bei Zeroidlipofuszinose CLN 2 – Jansky-Bielschowsky

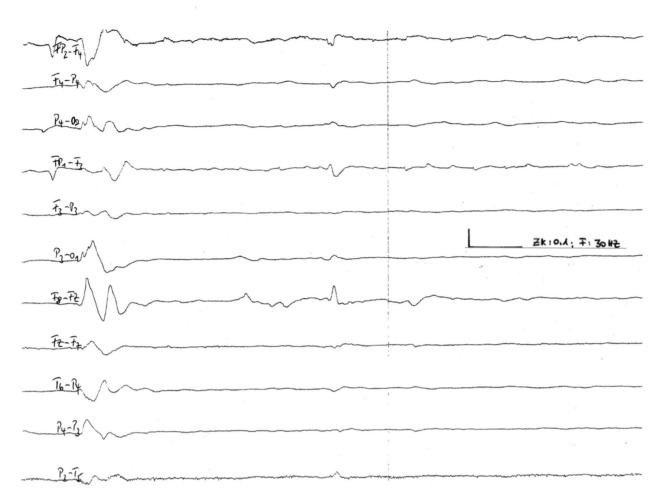

Das EEG bei Zeroidlipofuszinose CLN 2 – Jansky-Bielschowsky

EEG: bipolare Längsreihe: maximale Amplitudendepression als Folge der intrazerebralen Ablagerungen, i. d. R. präfinales EEG. Langsame Lichtreize werden nicht mehr mit einzelstehenden Spikes beantwortet. „Ausgebranntes ZNS" in der Endphase der Erkrankung.

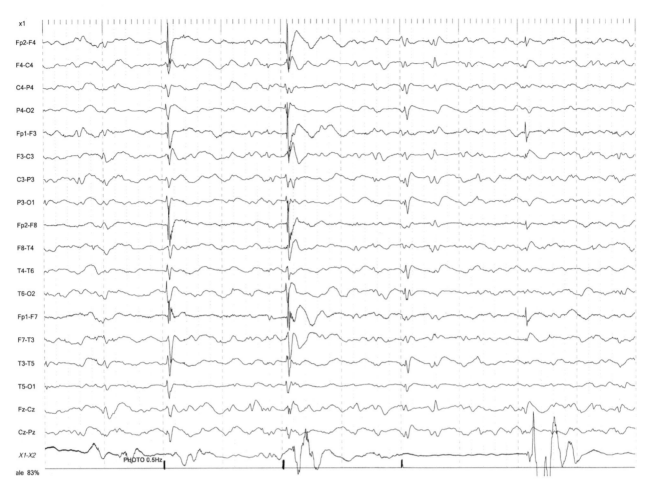

4-jähriges Mädchen erschrickt immer beim Anknipsen des Lichtes, globale Retardierung. EEG: bipolare Längsreihenschaltung. Reduktion der Verstärkung auf 300 µV zeigt die isoliert provozierten singulären Spikes auf Reizfrequenz 0,5/Sek

EEG bei Zeroidlipofuszinose CLN 2 – Jansky-Bielschowsky

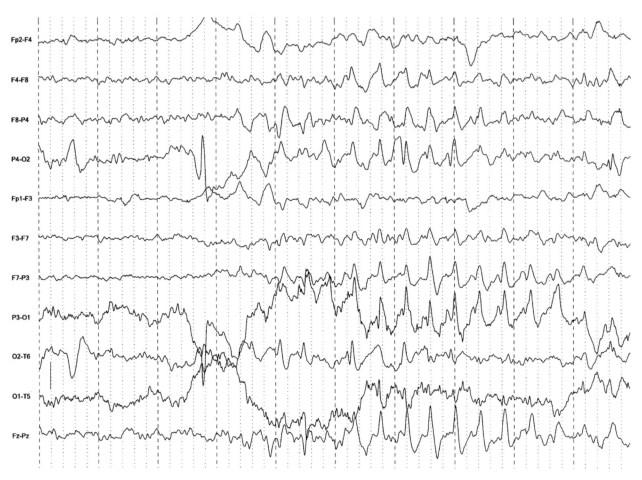

12

EEG bei Angelman-Syndrom

3-jähriger Knabe ohne altersentsprechende expressive Sprache, freundlich, gut führbar, erhebliche Schlafstörungen, keine epileptischen Anfälle. EEG: bipolare Längsreihe, Augen geschlossen, okzipital bds. ohne altersentsprechende Grundaktivität, paroxysmale amplitudenhohe Spikes mit Ausbreitung bis parietal. In Clustern. „Running Spikes". Angelman-Syndrom: Chromosom 15q11-q13, Deletion maternal, uniparentale Disomie 15, Mutation im UBE3A-Gen auf dem maternalen Chromosom

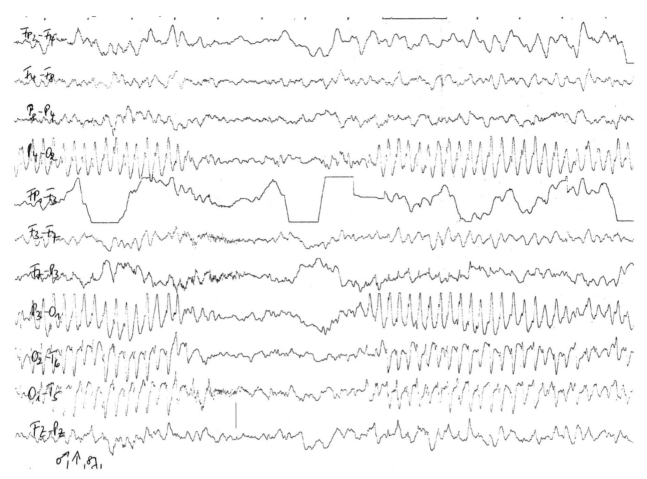

8 Jahre alter retardierter Junge ohne aktive Sprache, EEG: bipolare Längs-reihe, Augen geöffnet, okzipital bds. Rhythmische Thetaaktivität mit Ein-kerbung im aufsteigenden Anteil, Grundaktivität bei geöffneten Augen nicht bestimmbar; okzipitale Runnings-Spikes; Angelman-Syndrom

EEG bei Angelman-Syndrom

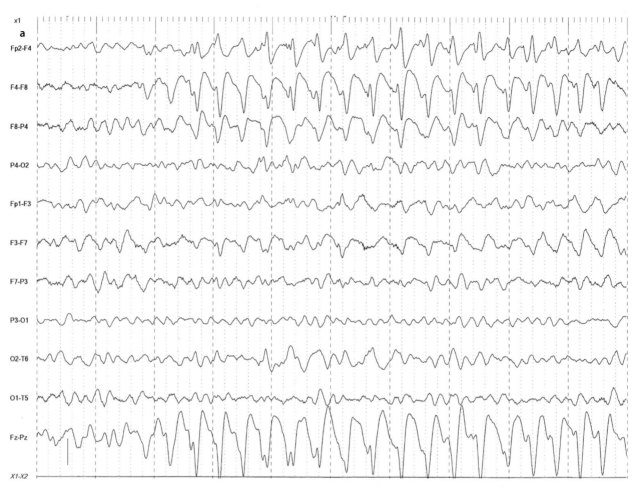

12

EEG bei Angelman-Syndrom

EEG: bipolare Längsreihe, Augen geschlossen, okzipital bds. Thetahintergrundaktivität, für das Alter zu langsam, rhythmische paroxysmale frontal betonte Spike Waves, frontale Runnings-Spikes; Angelman-Syndrom; DD Ringchromosom 14/20

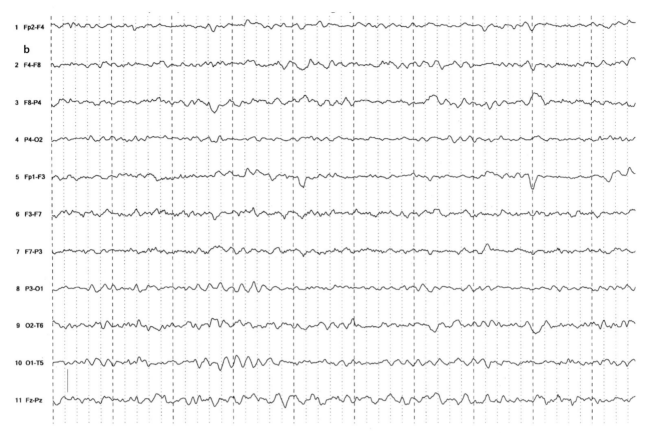

jetzt 19 Jahre alt. EEG: bipolare Längsreihe, Augen geschlossen, Theta-Alphawellenmischaktivität okzipital bds, leichte Verlangsamung der Grundaktivität, keine Running-Spikes mehr. Angelman-Syndrom, 80 % der Patienten haben postpubertär keine „Running Spikes" mehr.

Das EEG bei Angelman-Syndrom

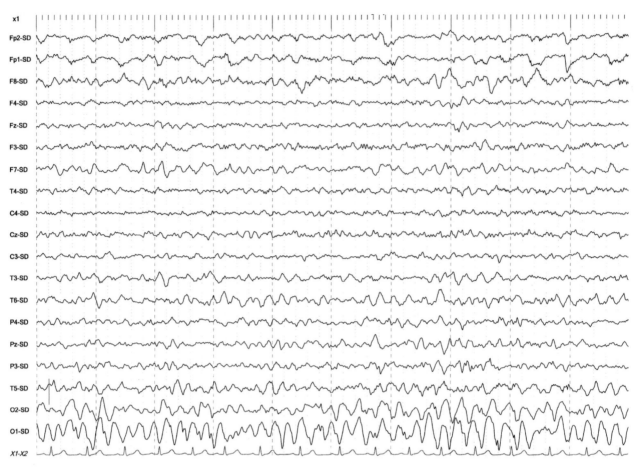

12

EEG bei Mitochondriopathie – POLG1 Mutation

6-jähriges Kind mit rezidivierendem Erbrechen ohne Ursache, langanhaltende Kopfschmerzattacken; Augen geschlossen, EEG: Referenzableitung, okzipital bds. 5 Hz Grundaktivität bis 100 µV, symmetrischer Spannungsabfall nach frontal, frontale Augenbewegungsartefakte, okzipital links Spike-Waves DD OIRDA

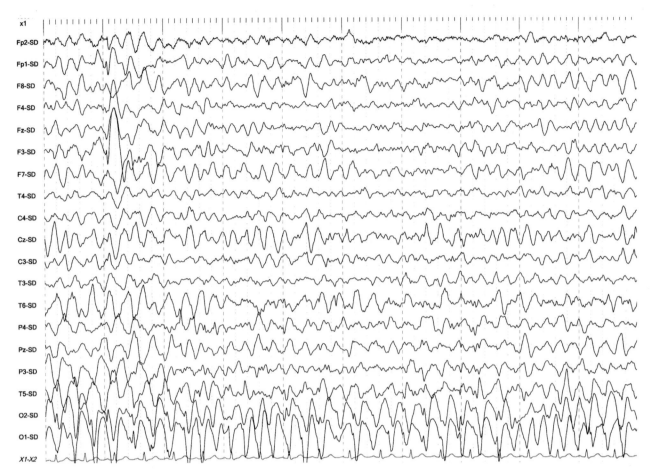

Gleicher Patient wie Abb. zuvor, EEG: Referenzableitung: mit zunehmender Ableitedauer okzipital bds. rhythmische amplitudenhohe Thetaaktivität mit spike waves ohne Ausbreitung, links frontaler Spike Wave. Mitochondriopathie-POLG1-Mutation

EEG bei Mitochondriopathie – POLG1 Mutation

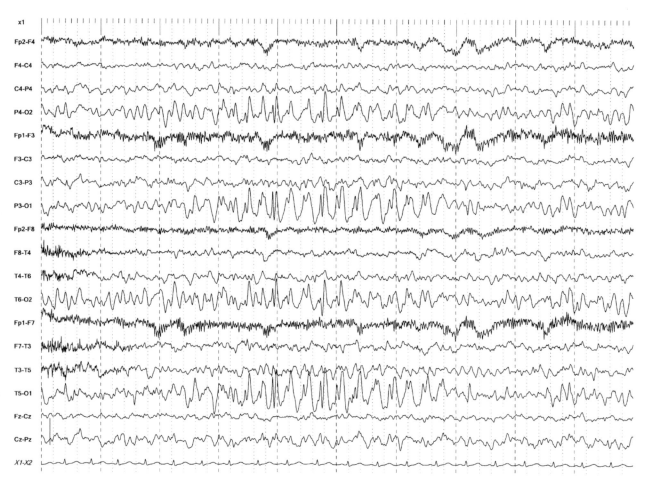

**EEG bei Mitochondriopat-
hie-POLG1-Mutation**

9-jähriges Mädchen, normale Sprache, Augen geschlossen, leichte Ataxie; EEG: bipolare LR: okzipital bds paroxysmale Spike-Wave Ketten ohne Ausbreitung. POLG-1 Mutation, DD Angelman-Syndrom, bei normaler Sprache unwahrscheinlich. Merke: frühe Diagnose wichtig zur Vermeidung eine Valproatbehandlung.

12

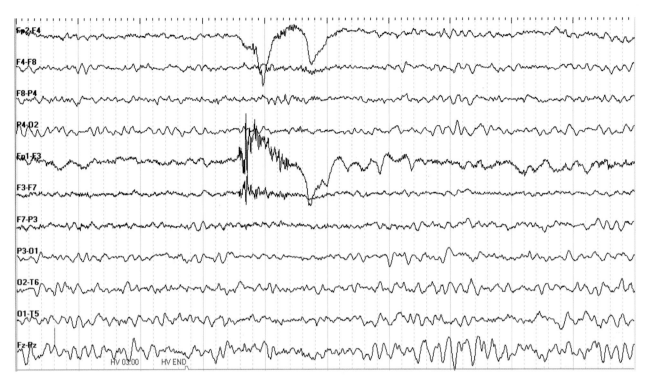

6-jähriger Junge mit rezidivierenden Migräneanfällen und paroxysmalen alter-
nierenden Hemiparesen, Augen geschlossen, EEG: bipolare Längsreihe, okzipital bds. 6 Hz-Grundaktivität nach HV-Ende-3 Minuten

EEG bei Moya-Moya-Syndrom

a

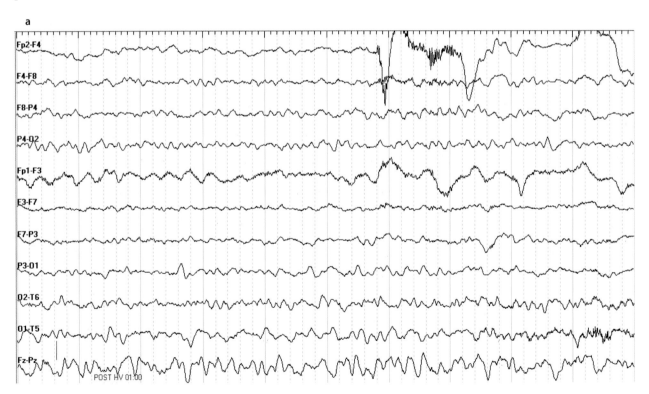

Gleicher Patient wie Abb. zuvor, EEG: bipolare Längsreihe, jetzt 1 Min. nach
HV-Ende, Augen geschlossen; links parietookzipital und über dem Vertex beginnende Verlangsamung mit Wellen aus dem Thetawellenfrequenzband

EEG bei Moya-Moya-Syndrom

b

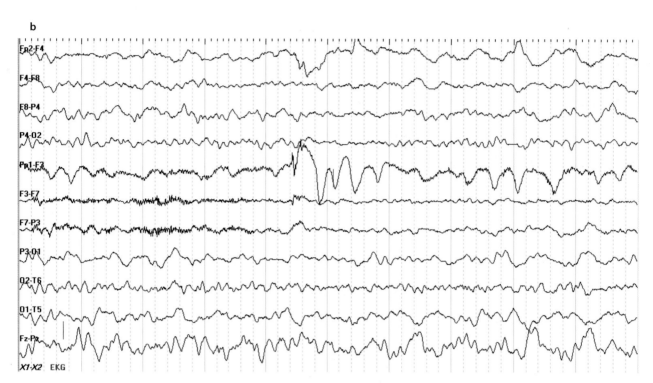

EEG bei Moya-Moya-Syndrom   Gleicher Patient wie Abb. zuvor, EEG: bipolare Längsreihe, jetzt 3 Min. nach HV-Ende, Augen geschlossen; Zunahme einer Theta-Deltaaktivität mit Amplitudenzunahme links okzipital und im Vertexbereich.

12

c

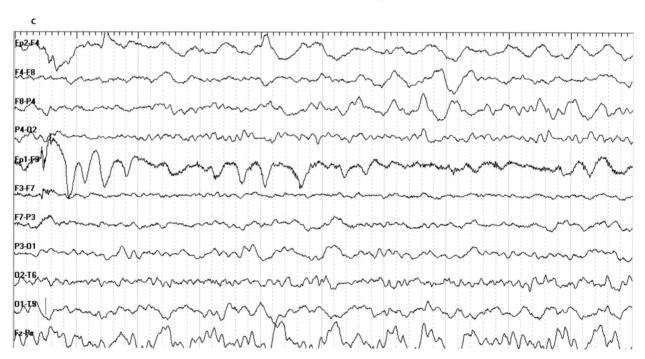

EEG bei Moya-Moya-Syndrom   Gleicher Patient wie Abb. zuvor, EEG: bipolare Längsreihe, jetzt 5 Min. nach HV-Ende, Augen geschlossen; weitere Zunahme der Theta-Deltaaktivität mit Amplitudenzunahme links okzipital, rechts frontal und im Vertexbereich.

d

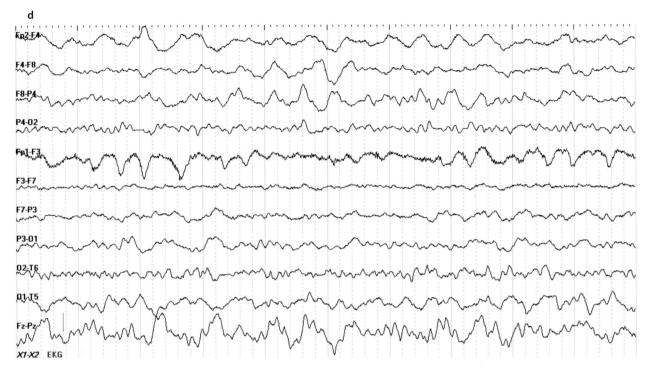

Gleicher Patient wie Abb. zuvor, EEG bipolare Längsreihe, jetzt 6 Min. nach   **EEG bei Moya-Moya-Syndrom**
HV-Ende, Augen geschlossen; weitere Zunahme der Theta-Deltaaktivität mit
Amplitudenzunahme links okzipital, rechts frontal und im Vertexbereich, be-
ginnend auch links frontal

e

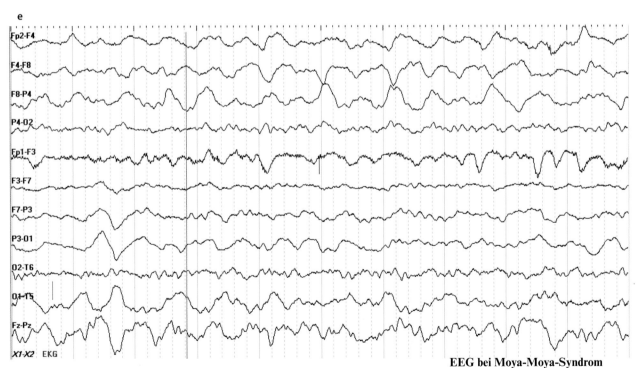

EEG bei Moya-Moya-Syndrom

Gleicher Patient wie Abb. zuvor, EEG: bipolare Längsreihe, jetzt 8 Min. nach
HV-Ende, Augen geschlossen; weitere Zunahme der Deltaaktivität mit
Amplitudenzunahme links okzipital, rechts frontal und im Vertexbereich, links
frontal

f

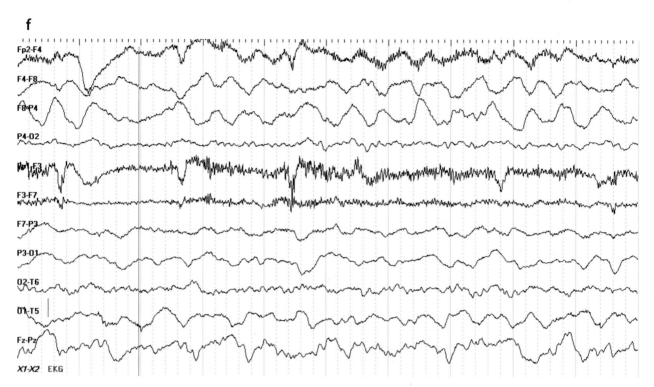

EEG bei Moya-Moya-Syndrom   Gleicher Patient wie Abb. zuvor, EEG: bipolare Längsreihe, 9 Min. nach HV-Ende; Augen geöffnet: annähernd generalisierte Amplitudenaktivierung und Frequenzverlangsamung, keine klinischen Symptome

g

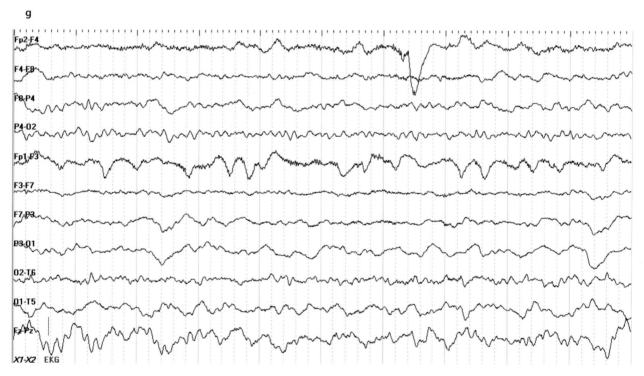

EEG bei Moya-Moya-Syndrom   Gleicher Patient wie Abb. zuvor, EEG: bipolare Längsreihe, 12 Min. nach HV-Ende: rechtshemisphärisch: deutlicher Rückgang der Verlangsamung und Amplitudenabnahme, links parietookzipital noch deutliche Verlangsamung; Re-build-up-Phänomen bei Moya-Moya-Syndrom, nur im Kindesalter nachweisbar. Merke: HV-Versuch nie am EEG-Ende durchführen!

a

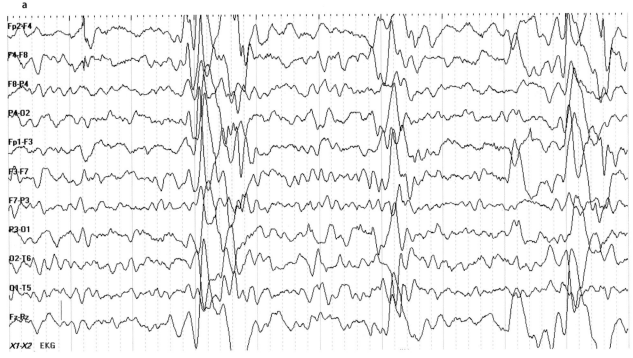

EEG bei SSPE

12-jähriger Patient (gleicher Patient wie Abb. zuvor) mit periodischen schulter-gürtelbetonten Myoklonien; EEG: bipolare Längsreihe, Wach, Augen geschlossen, bipolare Längsreihenschaltung: alle 3–4 Sek. auftretende generalisierte hochamplitudige Thetawellen mit frontaler Spitzenvorlagerung, normaler Seitenvorschub: 10 Sek/Seite: Rademecker-Komplexe bei SSPE

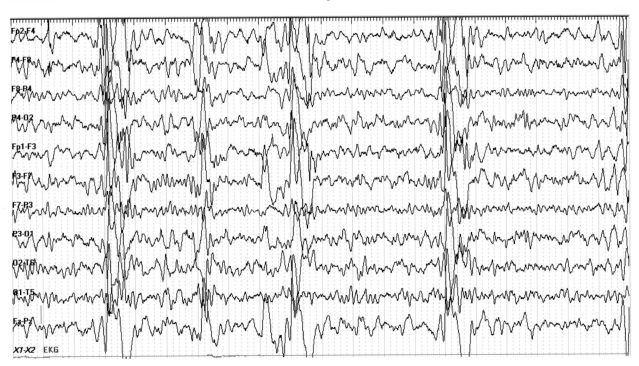

Gleicher Patient wie Abb. zuvor, EEG: bipolare Längsreihenschaltung, Seitenvorschub: 20 Sek/Seite, verdeutlicht die Periodizität der Entladungen

EEG bei SSPE

b

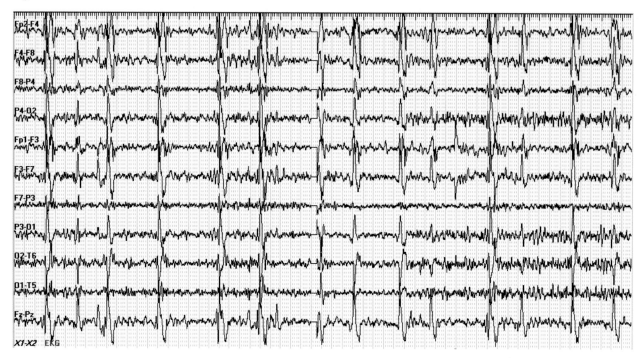

EEG bei SSPE

Gleicher Patient wie Abb. zuvor, bipolare Längsreihenschaltung, Seitenvorschub: 60 Sek/Seite, verdeutlicht die Periodizität der Entladungen

12

c

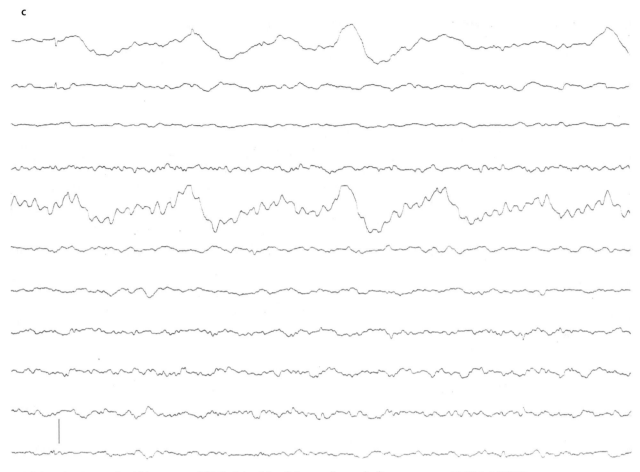

Gleicher Patient wie Abb. zuvor, EEG: bipolare Längsreihenschaltung, normaler Seitenvorschub: Augen geschlossen, frontale Schwitzartefakte, Fehlen der Rademecker-Komplexe, präfinaler Status mit vegetativen Krisen

EEG bei SSPE

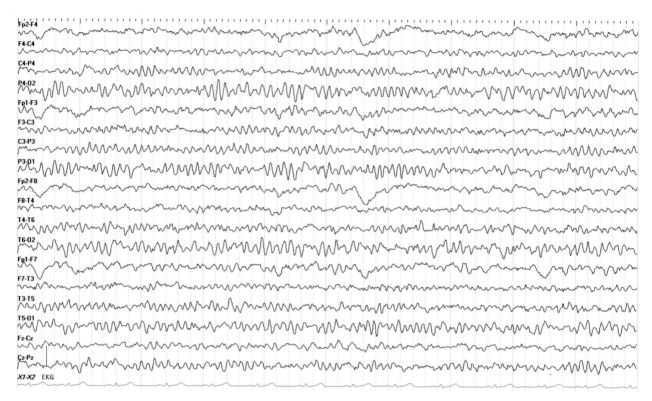

EEG bei Kleine-Levin-Syndrom im Schub

8-jähriges Mädchen mit unklaren Halluzinationen und Heißhunger, wach, Augen geschlossen; EEG: bipolare Längsreihenschaltung: okzipital bds. amplitudenmodulierte 9 Hz-Grundaktivität, symmetrischer Spannungsabfall nach frontal, altersphysiologischer Befund im beschwerdefreien Intervall

12

a

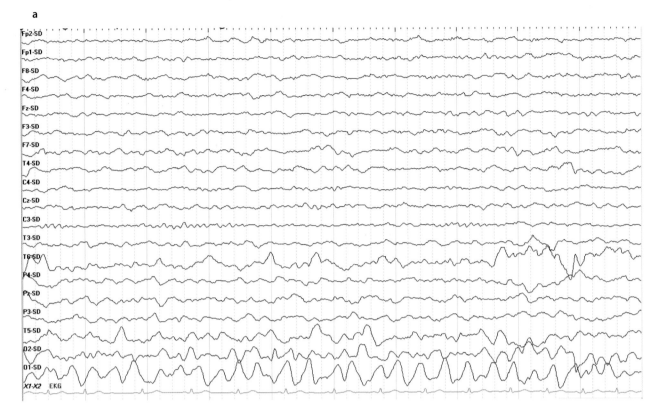

Gleicher Patient wie Abb. zuvor, halluziniert, Augen geöffnet; EEG: Referenzableitung; parietotemporookzipitale Verlangsamung und Amplitudenaktivierung links >> rechts

**EEG bei Kleine-Levin-Syndrom im
Schub**

b

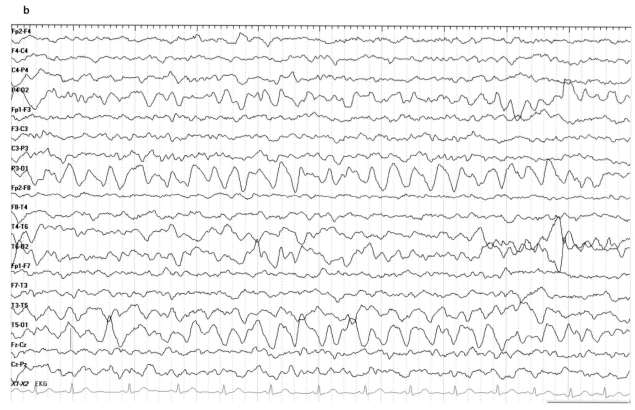

EEG bei Kleine-Levin-Syndrom im Schub

Gleicher Patient wie Abb. zuvor, halluziniert, Augen geöffnet; EEG: bipolare Längsreihenschaltung; temporookzipitale Frequenzverlangsamung und Amplitudenaktivierung links >> rechts

12

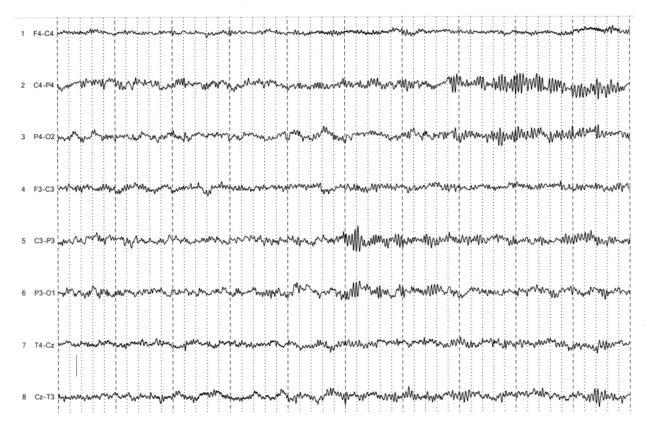

3 Monate alter Säugling, keine AEDs, keine Lissenzephalie Typ 1, anhaltende Myoklonien; wach, Augen geöffnet, EEG: bipolare LR: generalisierte β-Aktivität, z. T. spindelförmig.

EEG bei 15q11q13-Duplikationssyndrom

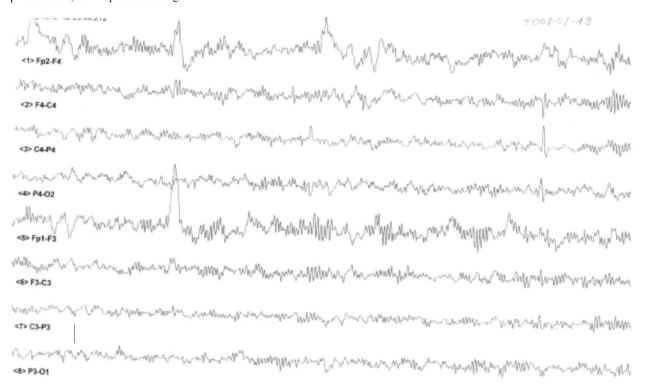

8-jähriger retardierter Junge mit therapieresistenter Epilepsie, Wach, EEG: bipolare Längsreihenschaltung, Augen geöffnet; β-Aktivität mit frontalem Maximum.

EEG bei 15q11q13-Duplikationssyndrom

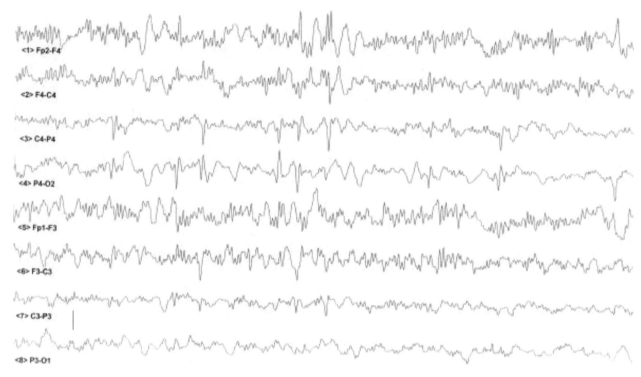

EEG bei 15q11q13-Duplikationssyn-drom

Gleicher Patient wie Abb. zuvor, EEG: bipolare Längsreihenschaltung, Schlaf: Persistenz der β-Aktivität, Generierung multifokaler Spikes; jetzt im Alter von 11 Jahren

12

Kurvenquiz

© Springer-Verlag GmbH Deutschland, ein Teil von Springer Nature 2021
G. Kurlemann, H. Kursawe, *Übungsbuch EEG bei Kindern und Jugendlichen*,
https://doi.org/10.1007/978-3-662-62749-5_13

Kurvenquiz

Im folgenden Kapitel finden Sie die ◻ Abb. 13.1, 13.2, 13.3, 13.4, 13.5, 13.6, 13.7, 13.8, 13.9. 13.10, 13.11. 13.12, 13.13, 13.14, 13.15, 13.16, 13.17, 13.18, 13.19, und 13.20.

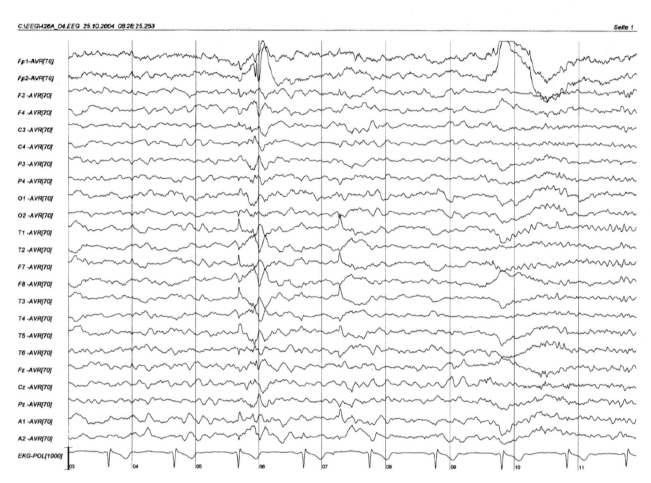

◻ **Abb. 13.1**   20-jähriger Patient zur Anfallsdiagnostik nach unklarem morgendlichen Ereignis

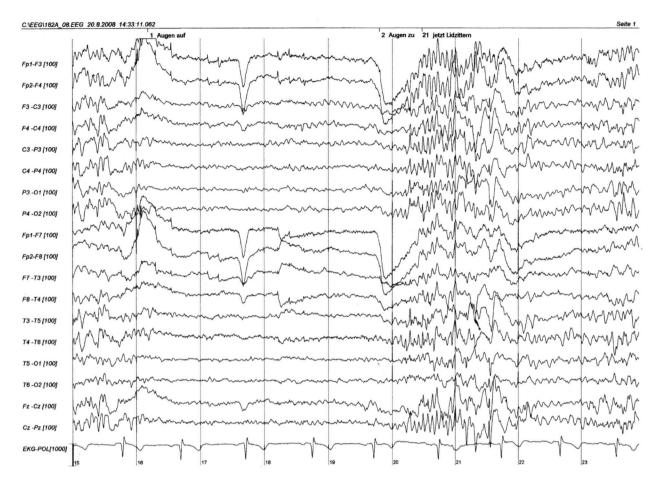

■ **Abb. 13.2**   21-jährige Patientin mit Verdacht auf generalisierte Idiopathische Epilepsie

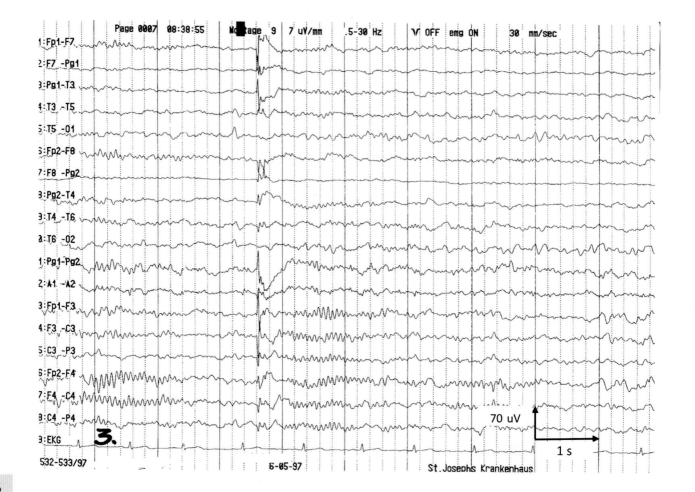

◘ Abb. 13.3   17-jährige Patientin mit Muskelzuckungen der Arme

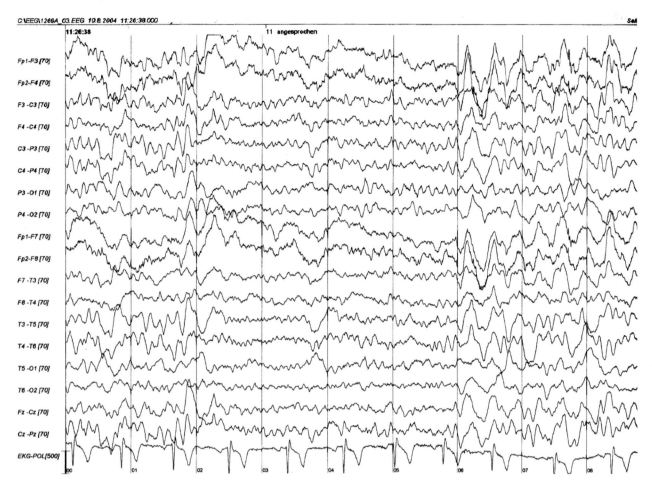

◻ Abb. 13.4   20-jährige Patientin mit Kopfschmerzen

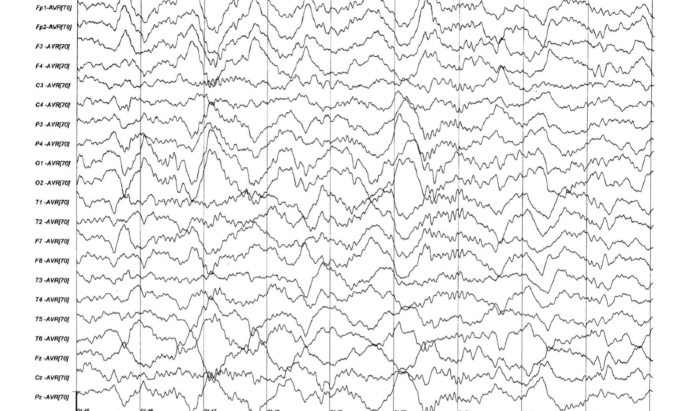

◘ **Abb. 13.5**   15-jähriger Patient in Ruheableitung zur Anfallsdiagnostik

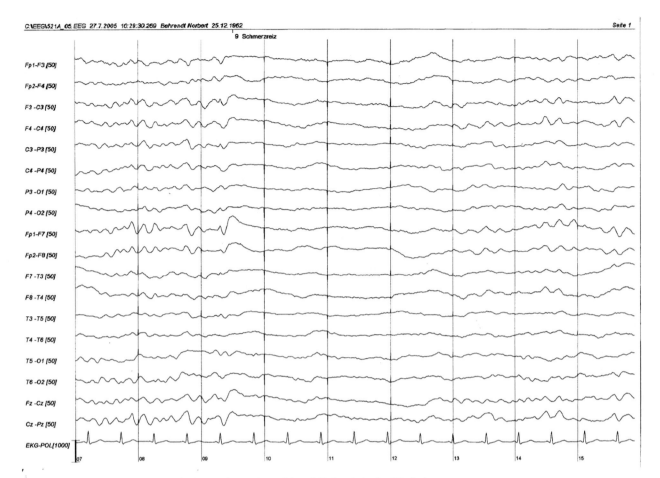

C:\EEG\521A_05.EEG 27.7.2005 10:29:30.269 *Behrendt Norbert 25.12.1962*   *Seite 1*

9 Schmerzreiz

Fp1-F3 [50]

Fp2-F4 [50]

F3 -C3 [50]

F4 -C4 [50]

C3 -P3 [50]

C4 -P4 [50]

P3 -O1 [50]

P4 -O2 [50]

Fp1-F7 [50]

Fp2-F8 [50]

F7 -T3 [50]

F8 -T4 [50]

T3 -T5 [50]

T4 -T6 [50]

T5 -O1 [50]

T6 -O2 [50]

Fz -Cz [50]

Cz -Pz [50]

EKG-POL[1000]

07   08   09   10   11   12   13   14   15

▫ Abb. 13.6   Jugendlicher Patient in der Narkose mit „unklarer" Epilepsie in der Kindheit

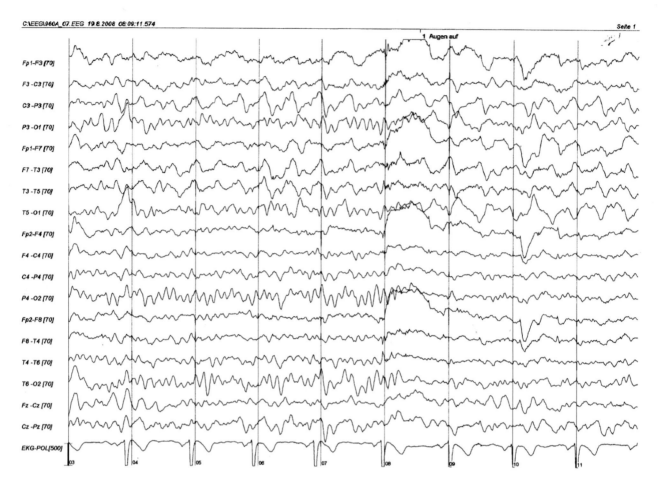

□ Abb. 13.7   24-jähriger Patient mit nonkonvulsivem Status nach frontotemporaler Kontusionsblutung links

13

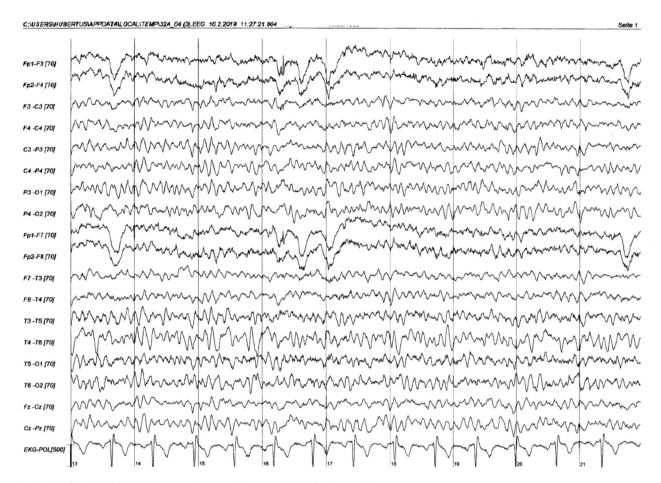

Abb. 13.8   16-jährige Patientin zur Diagnostik wegen „Muskelzuckungen"

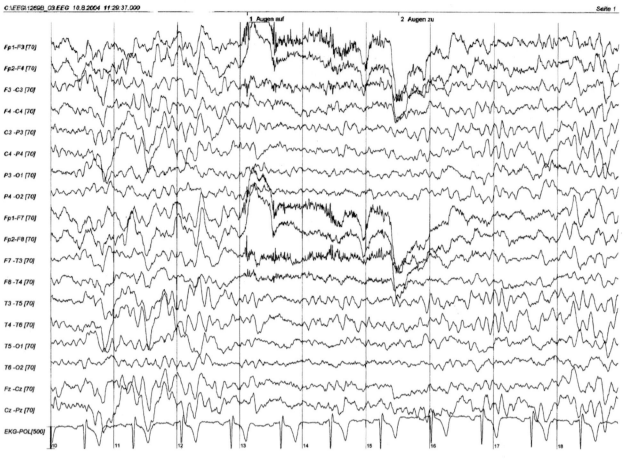

Abb. 13.9 21-jähriger Patient im Verlauf einer Meningitis

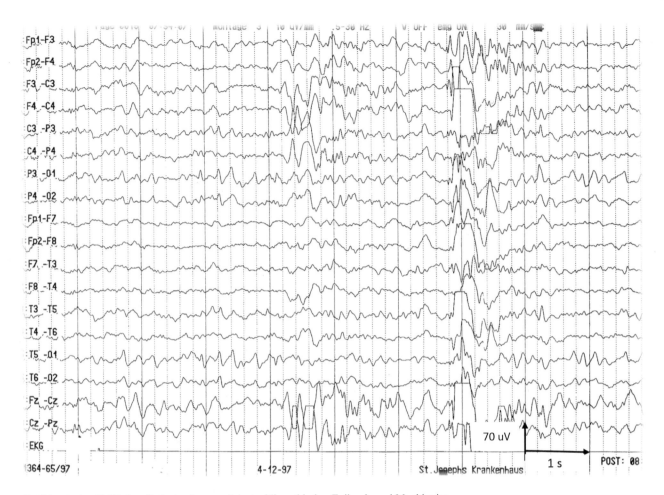

▪ **Abb. 13.10** 12-jähriger Patient mit generalisierter idiopathischer Epilepsie und Myoklonien

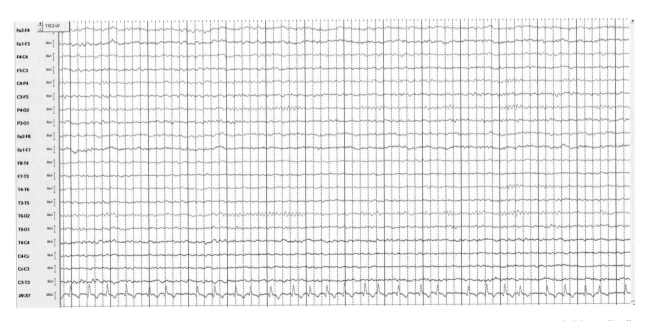

▪ **Abb. 13.11** 14-Jähriger, Synkopenabklärung aus dem Sitzen, Augen geschlossen, bipolare Längsreihe, okzipital bds. niedrigamplitudie altersphysiologische α-Grundaktivität, symmetrischer Spannungsabfall nach frontal

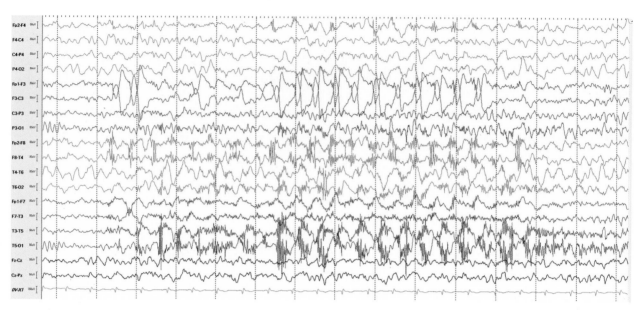

■ **Abb. 13.12**   9-Jährige, wach, Augen geschlossen

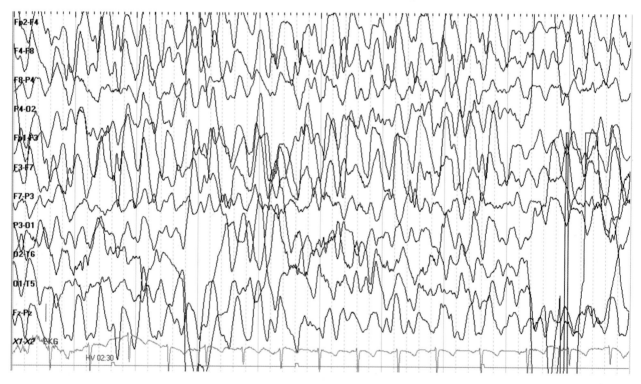

■ **Abb. 13.13**   6-jähriges Kind: bipolare Längsreihe

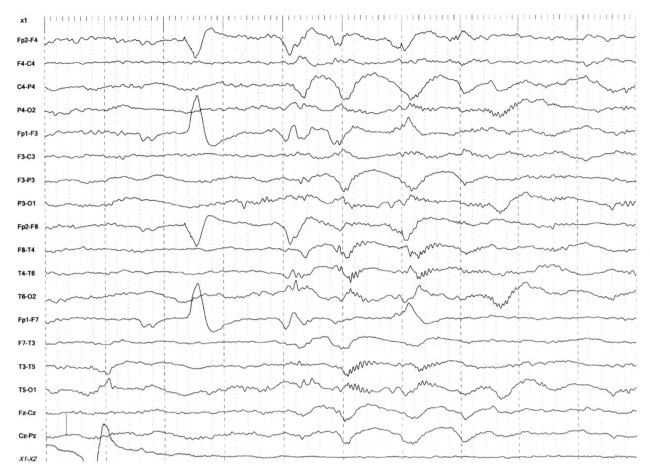

Abb. 13.14 Reifes Neugeborenes, Zustand nach postpartaler Asphyxie, jetzt 6. Lebenstag

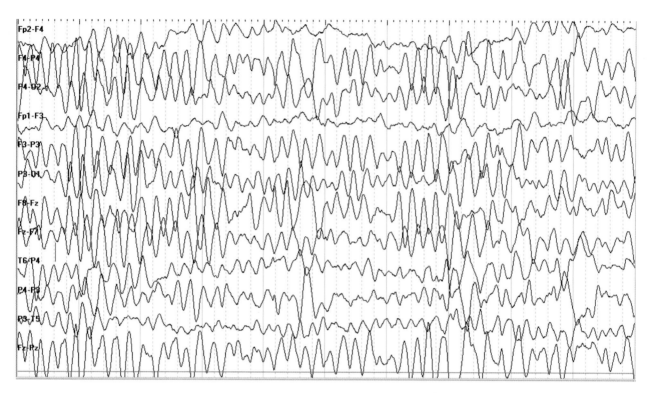

◨ **Abb. 13.15**   3-jähriges Mädchen, klinisch neurologisch gesund, Augen geschlossen; frühkindliche Selbststimulation

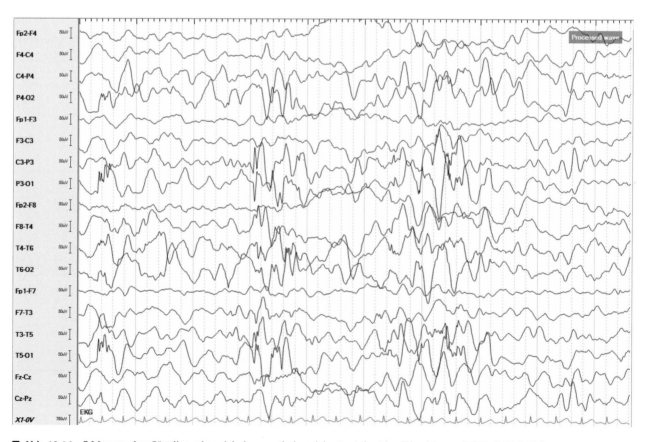

◨ **Abb. 13.16**   7 Monate alter Säugling mit molekular genetisch gesicherten tuberösen Hirnsklerose (TSC), Schlafableitung

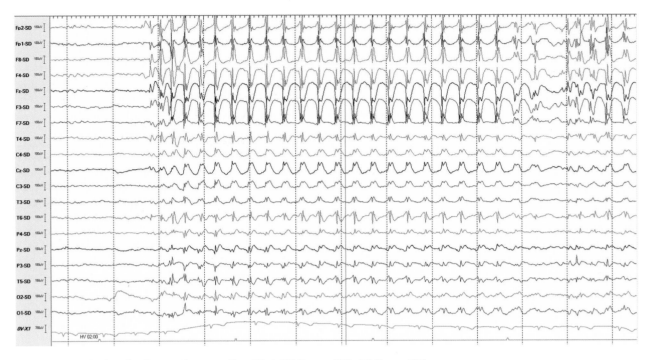

▶ Abb. 13.17 6 Jahre alter Junge, träumt tagsüber, Wach-EEG unter HV – 2 Minuten HV

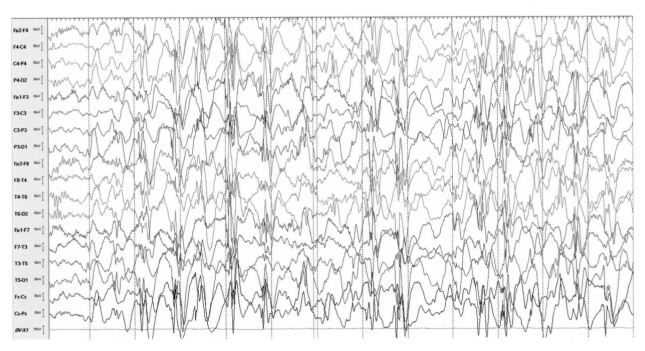

▶ Abb. 13.18 11 Monate alter weiblicher Säugling, wach, Augen geöffnet, klinisch: Stürze

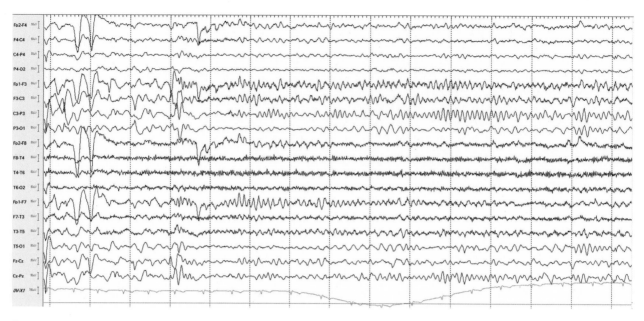

◻ **Abb. 13.19**   15-jähriger Junge mit kompensiertem Hydrozephalus

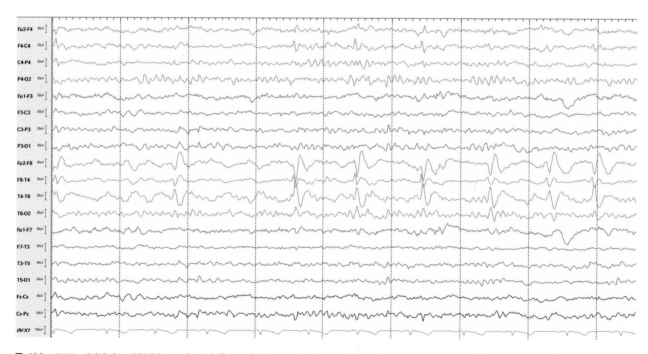

◻ **Abb. 13.20**   9-jähriges Mädchen mit nächtlichen fokal motorischen Anfällen der rechten Gesichtshälfte, immer selbstlimitierend, kognitiv nicht eingeschränkt

Auflösung des Kurvenquiz

© Springer-Verlag GmbH Deutschland, ein Teil von Springer Nature 2021
G. Kurlemann, H. Kursawe, *Übungsbuch EEG bei Kindern und Jugendlichen*,
https://doi.org/10.1007/978-3-662-62749-5_14

Abb. 13.1 20-jähriger Patient zur Anfallsdiagnostik nach unklarem morgendlichen Ereignis. Ableitung gegen die Mittelwertreferenz im Kurzschlaf mit T1 und T2-Elektroden: Okzipitale Theta-Dominanz des Schlafstadiums 1. Links temporal von T1 bis T5 benigne epileptiforme Transienten des Schlafs (BETS), die nach Eintritt der Alpha-Tätigkeit nicht mehr nachweisbar sind. Bei Fp2 SW-Komplex als einziger Hinweis für eine mögliche Epilepsie.

Abb. 13.2 21-jährige Patientin mit Verdacht auf generalisierte idiopathische Epilepsie.

EEG mit Berger-Reaktion nach Hyperventilation (Empfindlichkeit reduziert auf 100 µV/D): Initial fast vollständige Berger-Reaktion, dann durch Augenschluss provozierte generalisiert 15/s-Spikes mit nachfolgender Delta-Welle, die mit Lidmyoklonien korrelieren. Keine kognitive Einschränkung.

Abb. 13.3 17-jährige Patientin mit Muskelzuckungen der Arme: Bewegungsartefakt.

EEG-Ruheableitung in temporaler Längsreihenschaltung mit T1 und T2 (hier alsPg1 und Pg2): Okzipitale Mischaktivität mit Theta-Dominanz, frontale Schlafspindel von 14/s. Schlafstadium 2. Spitze Wackelartefakte ohne „epileptisches Feld", d. h. bds. sind linksbetont vorwiegend frontotemporale Elektroden einbezogen. Auch fehlt die Hemmwelle der Elemente.

Abb. 13.4 20-jährige Patientin mit Kopfschmerzen.

EEG: Posteriore Theta-Dominanz von 7/s mit Delta-Einlagerungen. Auf Ansprache Blockade der Theta-Wellen und Alpha-Dominanz, nachfolgend Ausbrüche von fast generalisierten Delta-Gruppen (2–3/s). Insgesamt leichte bis mäßige diffuse Funktionsstörung und damit Hinweis auf mögliche enzephalitische Beteiligung.

Abb. 13.5 15-jähriger Patient in Ruheableitung zur Anfallsdiagnostik.

EEG-Ableitung gegen die Mittelwertreferenz: Kein Grundrhythmus, über 50 % der Epoche dominierende generalisierte Delta-Tätigkeit, die streckenweise von Beta-Aktivität um 15/s überlagert ist. In Anbetracht dieser Schlafspindeln ist trotz Delta-Dominanz der Schlaf als Stadium 3 zu definieren.

Abb. 13.6 Jugendlicher Patient in der Narkose mit „unklarer" Epilepsie in der Kindheit.

EEG am 15.Tag: Initial für 2 s Dominanz von flacher Theta-Aktivität, die durch Schmerzreiz vollständig blockiert wird. Nachfolgend kein Grundrhythmus, nur frontotemporale flache Theta-Delta-Aktivität. Insgesamt mäßige diffuse Funktionsstörung. Nach 3 s einmalig steile Negativität bei Fp1 und F3 mit nachfolgender langsamer Welle.

Abb. 13.7 24-jähriger Patient mit nonkonvulsivem Status nach frontotemporaler Kontusionsblutung links.

EEG in temporaler Reihenschaltung: Rechtsseitig regulärer Alpha-Grundrhythmus von 8–9/s, der durch Berger-Reaktion vollständig blockiert wird. Linksseitig Alpha-Reduktion und monomorphe zentrotemporal betonte kontinuierliche Delta-Tätigkeit (2–3/s) mit steiler Konfiguration, die nicht blockiert wird und das Korrelat eines fokalen nonkonvulsiven Status darstellt.

Abb. 13.8 16-jährige Patientin zur Diagnostik wegen „Muskelzuckungen".

EEG: Okzipitaler Alpha-Grundrhythmus um 9/s. Nach 1 s Lidschlagartefakt, nach 4 s Bulbusartefakte mit links vorgelagerter Muskelspitze (Rectus lateralis-spike). Keine ETP. Zusätzlich Verspannungsartefakte.

Abb. 13.9 21-jähriger Patient im Verlauf einer Meningitis.

EEG: Okzipitale Alpha-Theta-Dominanz (meist 7/s) mit frontozentralen Delta-Einlagerungen (2/s). Nach Augenöffnen regelrechte Blockade mit 8/s-Tätigkeit und frontaler Verspannungsartefakten. Nach Augenschluss wieder meist 7/s-Aktivität. Zusammenfassend leichte und stärkere intermittierende Verlangsamung als Ausdruck einer enzephalitischen Mitbeteiligung.

Abb. 13.10 12-jähriges Kind mit generalisierter idiopathischer Epilepsie und Myoklonien.

EEG als Schlafableitung: Initial links betonte POSTS bei P3-O1 und P4-O2. Okzipitale Alpha-Theta-Mischaktivität, dann nach 4 s reguläre Vertex-Wellen (Phasenumkehr Cz) mit überlagerter Beta-Tätigkeit, nach 6 s modifizierter K-Komplex mit vorgelagerten „Spikes" und nachfolgender Beta-Überlagerung. Schlafstadium 1–2.

Abb. 13.11 Altersphysiologisches Alpha-Wach – EEG. Im mitabgeleiteten EKG Vorhoffrequenzpathologie: Vorhofflattern. Merke: Das mitabgeleitete EKG kann wichtige Hinweise für eine Rhythmusstörung geben, mit ansehen! Nicht nur zur EKG-Artefakterkennung dienlich!

Abb. 13.12 9-Jährige, wach, Augen geschlossen, bipolare Längsreihe, EEG: Kind beißt die Zähne aufeinander, bds. Artefakt durch Muskelaktivität beider Mm. temporalis und Kaubewegungen.

Abb. 13.13 6-jähriges Kind: bipolare Längsreihe

HV induzierte seitengleiche generalisierte Amplitudenaktivierung und Frequenzverlangsamung als Zeichen eines kräftigen Hyperventilationsversuches. Elektrodenartefakte rechts okzipital. Merke: je jünger das Kind, desto eindrucksvoller kann die HV-Reaktion ausfallen.

Abb. 13.14 Reifes Neugeborenes, Zustand nach postpartaler Asphyxie, jetzt 6. Lebenstag, bipolare Längsreihe. Kind schläft; Delta-Brushes temporookzipital bds. Normalbefund für das Alter.

Abb. 13.15 3-jähriges Mädchen, klinisch neurologisch gesund, Augen geschlossen; frühkindliche Selbststimulation, bipolare Längsreihe; bis 130 µV parietookzipitale seitengleiche rhythmisierte Thetaaktivität, symmetrischer Spannungsabfall nach frontal, Ermüdung, hypnagoge Synchronie; Normalbefund.

Abb. 13.16 7 Monate alter Säugling mit molekular genetisch gesicherten tuberösen Hirnsklerose (TSC), Schlafableitung; bipolare Längsreihe: keine Schlafspindeln, synchronisierte paroxysmale amplitudenhohe Spike-Waves und Thetawellen zentroparietookzipital. Hypsarrhythmie: West Syndrom, BNS-Epilepsie.

Abb. 13.17 6 Jahre alter Junge, träumt tagsüber, Wach-EEG unter HV – 2 Minuten HV; generalisierte 3/Sek. Spike waves frontal betont mit Innehalten und Augen öffnen; kindliche Absence-Epilepsie.

Abb. 13.18 11 Monate alter weiblicher Säugling, wach, Augen geöffnet, klinisch: hinfallen; bipolare Längsreihe, generalisierte Poly-Spike-Waves hoher Amplitude, z. B. Doose-Syndrom.

Abb. 13.19 15-jähriger Junge mit kompensiertem Hydrozephalus; bipolare Längsreihe, Augen geschlossen; frontale symmetrische Bulbusartefakte, paroxysmale linkshemisphärische monotone 9 Hz Aktivität; links hemisphärischer subklinischer Anfall.

Abb. 13.20 9-jähriges Mädchen mit nächtlichen fokal motorischen Anfällen der rechten Gesichtshälfte, immer selbstlimitierend, kognitiv nicht eingeschränkt; bipolare Längsreihe: altersphysiologische symmetrische Alphagrundaktivität okzipital bds.; symmetrischer Spannungsabfall nach frontal, links frontotemporale in Clustern auftretende Sharp-Waves. Klinik und EEG-Befund passend zur Rolandischen-Epilepsie.

14

Literatur

[1]   Hoppe M (2017) EEG-Befundung einschließlich Darstellung des normalen EEG. Neurophysiol Lab. ▶ https://doi.org/10.1016/j.neulab.2017.11.002

[2]   Doose H (2002) Das EEG bei Epilepsien im Kindes- und Jugendalter. Desitin Arzneimittel GmbH, Hamburg

[3]   Gibbs FA, Gibbs EL (1952) Atlas of electroencephalography: epilepsy. Addison Wesley, Cambridge, MA

[4]   Kubicki SK, Ehlert-Spieweg I, Herrmann WM (1997) Das Westend-Schlaf-Glossar. Z EEG-EMG 28:218–253

[5]   Kurlemann G (2014) Metabolische Epilepsien in der Neonatalperiode. Z Epileptol 27:162–169

[6]   Kurlemann G (2014) Richtungsweisende EEG – Muster im Kindesalter. Erkennung von Erkrankungen außerhalb der Epilepsie und Epilepsie-syndrome. Z Epileptol 27:195–207

[7]   Kursawe H (2018) Übungsbuch Klinisches EEG, 1. Aufl. Springer, Heidelberg

[8]   Lombroso CT (1985) Neonatal polygraphy in full-term and premature infants: a review of notmal and abnormal findings. J Clin Neurophysiol 2:105–155

[9]   Lüders HO, Noachtar S (1994) Atlas und Klassifikation der Elektro-enzephalografie. CIBA-GEIGY, Wehr

[10]   Niedermeyer E, Lopes da Silva F (Hrsg) (1998) Electroencephalography: basic principles, clinical applications and related fields, 4. Aufl. Lippincot Williams & Wilkins, Philadelphia

[11]   Noachtar S, Binnie C, Ebersole J, Maugulière F, Sakamoto A, Westmore-land B (2004) Glossar der meistgebrauchten Begriffe in der Klinischen Elektroenzephalografie und Vorschläge für die Befunderstellung. Klin Neurophysiol 35:5–21

[12]   Staudt F (2014) Kinder – EEG, 1. Aufl. Georg Thieme Stuttgart, New York

[13]   Tekgul H, Bourgeois BF, Gauvreau K et al (2005) Electroencephalogra-phy in neonatal seizures: comparison of a reduced and a full 10/20 mon-tage. Pediatr Neurol 32:155–161

[14]   Vigevano F, Fusco L, Pachatz C (2001) Neurophysiology of spasms. Brain Dev 23:467–472

[15]   Waltz S, Christen HJ, Doose H (1992) The different patterns of the photo-paroxysmal response – a genetic study. In: Electroencephalography and clinical neurophysiology 83:138–145

[16]   Zschocke S, Hansen H-C (2011) Klinische Elektroenzephalografie, 3. Aufl. Springer, Heidelberg

15

Serviceteil

Quellenverzeichnis

Die EEG-Kurven entstammen aus folgenden Laboren:

- Kurven aus dem EEG-Labor des Alexianer St. Josefs-Krankenhaus Potsdam und EEG-Labor der Charite (H.K.Kursawe) mit den EEG-Geräten der Fa. Medelc und der Videometrieanlage Brainstar der Fa. Schwind abgeleitet
- Kurven aus dem EEG-Labor der Universitäts-Kinderklinik Münster bis 2018
- Kurven von Dr. B. Fiedler, EEG-Labor der Universitäts-Kinderklinik Münster 2019
- Kurven von Dr. H. Kaiser, Kinderklinik Lippstadt, Neuropädiatrie und EEG-Labor 2019
- EEG-Kurven aus dem EEG-Labor der Kinderklinik Bonifatius Hospital Lingen ab 2018

Stichwortverzeichnis